儿科病
中医特色诊疗与处方

谢 静 | 主编　　何清湖 | 主审

全国百佳图书出版单位

化学工业出版社

·北京·

本书第 1~3 章介绍了中医儿科学基础知识、诊治概要。在诊治概要中突出了中医儿科的特色诊疗手段，详细论述了中医儿科的外治方法，并配有图片说明，增强了本书的临床指导性。第 4~11 章按疾病分系统介绍了中医儿科临床常见疾病如肺系疾病、脾系疾病、心肝系疾病、肾系疾病等，并在治疗部分详细介绍了辨证处方。列举了临床常用的中成药、外治方药、单方验方等。附录部分介绍了儿科常用方剂、儿童体格生长的正常值。

本书内容适合中医儿科临床医务工作者阅读参考。

图书在版编目（CIP）数据

儿科病中医特色诊疗与处方／谢静主编 . —北京：
化学工业出版社，2019.6
ISBN 978-7-122-34232-4

Ⅰ.①儿⋯　Ⅱ.①谢⋯　Ⅲ.①中医儿科学—诊疗②中
医儿科学—处方　Ⅳ.①R272

中国版本图书馆 CIP 数据核字（2019）第 059473 号

责任编辑：陈燕杰　　　　　　　　文字编辑：赵爱萍
责任校对：杜杏然　　　　　　　　装帧设计：关飞

出版发行：化学工业出版社（北京市东城区青年湖南街 13 号　邮政编码 100011）
印　　刷：北京京华铭诚工贸有限公司
装　　订：三河市振勇印装有限公司
787mm×960mm　1/16　印张 18　字数 369 千字　2019 年 8 月北京第 1 版第 1 次印刷

购书咨询：010-64518888　　　　　　售后服务：010-64518899
网　　址：http://www.cip.com.cn
凡购买本书，如有缺损质量问题，本社销售中心负责调换。

定　　价：88.00 元　　　　　　　　　　　　　　　　版权所有　违者必究

本书编审人员

主 编
谢 静

副主编
帅云飞　李 英　周 姗　胡 燕　黄 婷

编写人员
谢 静　帅云飞　李 英　周 姗　胡 燕　黄 婷
王 丹　兰 春　何星星　杨 惠　饶 慧　荀春铮
陶 洪　麻玲霞　彭昕欣　潘 蕊

主 审
何清湖

编写说明

　　中医儿科学是中医学的重要组成部分，在儿童健康事业中发挥着巨大的作用。为了使中医儿科临床工作者能够通过系统、规范的途径准确地学习中医儿科知识，指导临床辨证处方，我们编写了本书，结合高等学校教材，精简教学内容，强调临床实用性，供儿科临床医师学习使用。

　　本书编写分工如下：主编为谢静；中医儿科学发展简史、中医儿科学基础由李英编写；中医儿科学诊治概要由胡燕编写；肺系疾病由帅云飞编写；脾系疾病由周姗、黄婷编写；心肝系疾病由杨惠、彭昕欣编写；肾系疾病由陶洪、饶慧编写；传染病由王丹、潘蕊编写；寄生虫病由何星星编写；其他疾病由荀春铮、兰春编写；新生儿疾病由麻玲霞编写。

目录

第一章　中医儿科学发展简史 / 001

第二章　中医儿科学基础 / 005

    第一节　小儿年龄分期 / 005

    第二节　小儿生长发育 / 007

    第三节　小儿生理病理病因特点 / 012

    第四节　儿童保健 / 017

第三章　中医儿科诊治概要 / 028

    第一节　中医儿科学常用诊法 / 028

    第二节　中医儿科学常用治法 / 039

第四章　肺系疾病 / 053

    第一节　感　冒 / 053

    第二节　乳　蛾 / 058

    第三节　咳　嗽 / 063

    第四节　肺炎喘嗽 / 068

    第五节　哮　喘 / 075

第五章　脾系疾病 / 083

    第一节　口　疮 / 083

    第二节　鹅口疮 / 088

    第三节　呕　吐 / 092

    第四节　腹　痛 / 097

    第五节　泄　泻 / 103

第六章　心肝系疾病 / 110

    第一节　夜　啼 / 110

    第二节　汗　证 / 114

    第三节　注意力缺陷多动障碍 / 119

    第四节　多发性抽搐症 / 124

    第五节　惊　风 / 128

    第六节　癫　痫 / 137

第七章　肾系疾病 / 145

　第一节　急性肾小球肾炎 / 145
　第二节　肾病综合征 / 152
　第三节　尿　频 / 162
　第四节　遗　尿 / 167
　第五节　五迟五软 / 172
　第六节　性早熟 / 177

第八章　传染病 / 181

　第一节　麻　疹 / 181
　第二节　幼儿急疹 / 191
　第三节　风　疹 / 195
　第四节　水　痘 / 199
　第五节　手足口病 / 203
　第六节　流行性腮腺炎 / 208

第九章　寄生虫病 / 214

　第一节　蛔虫病 / 214
　第二节　蛲虫病 / 219

第三节　绦虫病 / 222

第十章　其他疾病 / 226

　第一节　夏季热 / 226
　第二节　皮肤黏膜淋巴结综合征 / 231
　第三节　过敏性紫癜 / 236
　第四节　免疫性血小板减少性紫癜 / 242
　第五节　维生素 D 缺乏性佝偻病 / 247
　第六节　婴儿湿疹 / 252

第十一章　新生儿疾病 / 256

　第一节　胎　怯 / 256
　第二节　胎　黄 / 260
　第三节　脐部疾病（脐湿、脐疮、脐血、
　　　　　脐突）/ 266

附录　小儿推拿常用穴位 / 271

参考文献 / 279

第一章
中医儿科学发展简史

　　中医儿科学是以中医药学理论体系为指导，以中药、针灸、推拿等治疗方法为手段，研究小儿生长发育、预防保健和疾病诊治的一门临床医学学科。

　　中医儿科学的发展历史，一般划分为四个时期。

一、中医儿科学的萌芽期（远古至南北朝）

　　我国儿科医学源远流长，远在春秋战国时期就有"小儿医"。从秦汉到两晋南北朝时期，儿科已经有了最早的医案记载，东汉末年，张仲景著《伤寒杂病论》，以六经辨证治疗外感病，以脏腑辨证论治杂病，对后世儿科学辨证论治体系的形成产生了深远的影响。这一时期，儿科医学虽未形成专业学科，但却孕育着儿科的萌芽。

二、中医儿科学的形成期（隋朝至宋朝）

　　隋代巢元方主编的《诸病源候论》是我国最早的一部病因、证候学专著，书中将小儿外感病分为伤寒、时气两大类，内伤病以脏腑辨证为主，为钱乙建立中医儿科学辨证体系奠定了良好的基础。唐代杰出医学家孙思邈所著《备急千金要方》，将小儿病证分门别类叙述，总结了唐代以前的儿科诊疗经验，是儿科的重要文献。流传至今的最早儿科专著《颅囟经》首次提出三岁以下小儿体属"纯阳"的观点，并对小儿脉法、囟门诊法以及惊、痫、疳、痢、火丹等疾病的证治加以阐述。

　　北宋钱乙，字仲阳，是中医儿科学发展史上一位有杰出贡献的医家，著有《小儿药证直诀》，该书将小儿生理特点概括为"脏腑柔弱""成而未全……全而未壮"，病理特点概括为"易虚易实、易寒易热"，对儿科临床具有重要指导意义。钱乙首创了儿科五脏辨证体系，提出"心主惊""肝主风""脾主困""肺主喘""肾主虚"的辨证纲领，提出肝常有余，有泻无补；肾常不足，有补无泻的观点。他善于化裁古方（如六味地黄丸），研制新方（如异功散、泻白散、导赤散、七味白术散等），许多方剂至今仍为临床医师所习用。钱乙对中医儿科学体系的形成作出了突出贡献，因而被誉为"儿科之圣"。

北宋时期，各地天花、麻疹等时行疾病流行，名医董汲撰写了《小儿斑疹备急方论》，为天花、麻疹类专著之始。南宋刘昉等编著《幼幼新书》记载了宋代以前各医家察看小儿虎口三关指纹的方法，该书是当时世界上最完备的儿科学专著，有较高的学术及文献价值。《小儿卫生总微论方》提出了烧灼法断脐的预防方法。南宋陈文中著《小儿痘疹方论》，主张治疗痘疹宜用温补法，是治痘温补学派的创始人，其与钱乙、董汲两种主张寒凉的学术思想的争鸣，促进了中医儿科学的发展，为儿科疾病辨证论治提供了全面的理论依据和丰富的治疗方法，形成了中医儿科学系统、完整的学术体系。

三、 中医儿科学的发展期 （元朝至中华人民共和国成立前）

金元时期是中医学百花齐放、百家争鸣的繁荣时期，当时名医辈出，学术方面各有所长，从而促进了中医儿科学的发展。

元代名医曾世荣编著的《活幼心书》《活幼口议》，详论初生诸疾，是中医新生儿学较早的集中论述，其"惊风三发便成痫"以及"瘀血成痫"等理论很有科学价值。

明代薛铠、薛己父子著《保婴撮要》，书中内治、外治、手术兼备，对中医小儿外科学的形成作出了重大贡献。明代儿科医家万全著有《育婴家秘》《幼科发挥》《痘疹心法要诀》《万氏秘传片玉心书》《万氏秘传片玉痘疹》等。他倡导"育婴四法"，即"预养以培其元，胎养以保其真，蓐养以防其变，鞠养以慎其疾"，形成了中医儿童保健学的系统观点。他系统提出了阳常有余，阴常不足，肝常有余，脾常不足，心常有余，肺常不足，肾常不足，即"三有余，四不足"的小儿生理病理学说，治疗方面提出"首重保护胃气"，将推拿疗法用于儿科。这些学术观点和临床经验，丰富了中医儿科学的学术内容。

清代儿科医家夏禹铸著《幼科铁镜》，尤其重视望诊，主张望形色，审苗窍，从外知内，辨别脏腑的寒热虚实；他运用"灯火十三燋"治疗脐风、惊风等证，有其独到之处；重视推拿疗法在儿科的应用。《医宗金鉴·幼科心法要诀》一书广泛搜集了清代以前有关儿科的证治经验，内容丰富，方法多效，既适用于临床，又适用于教学。谢玉琼《麻科活人全书》是一部麻疹专著，详细阐述了麻疹各期及合并症的辨证和治疗。陈复正著有《幼幼集成》，他对指纹诊法颇有见地，将指纹辨证概括为"浮沉分表里、红紫辨寒热、淡滞定虚实""风轻、气重、命危"，现概括为"三关测轻重"，至今为临床所采用。吴瑭撰写了《温病条辨·解儿难》，提出了"小儿稚阳未充，稚阴未长者也"的生理特点；易于感触、易于传变的病理特点；稍呆则滞、稍重则伤的用药特点；其中的六气为病、三焦分证、治病求本等观点，对儿科外感、内伤疾病辨证论治具有指导意义。

明清时期，由于天花、麻疹等时行疾病的流行，涌现了大量的痘疹专著。这一时期应用人痘接种预防天花的方法已广泛传播，成为世界免疫学发展的先驱。清代随着温病学说的兴起，温病学体系的建立，外感温热疾病的疗效提高了，更进一步促进了中医儿科学向成熟完善的方向发展。近代儿科名医徐小圃擅用温阳药回阳救逆，救治了许多时行病危重变证患儿，至今被广泛学习应用。

四、 中医儿科学的新时期 （中华人民共和国成立后）

中华人民共和国成立后，中医儿科学进入了快速发展的新时期。王伯岳、江育仁主编了《中医儿科学》，是现代第一部大型中医儿科学术专著。张奇文主编的《儿科医籍辑要丛书》全面整理了历代中医著作。江育仁、张奇文主编的《实用中医儿科学》，分基础篇、临床篇、治法篇，是一部紧密结合临床、具有实用价值的学术著作。汪受传主编的《中医药学高级丛书·中医儿科学》，全面反映了现代中医儿科临床进展，介绍了中医儿科学科研方法，适用于中医儿科学专业研究生教学和继续教育。

历代中医儿科重要著作简表见表1-1。

表1-1　历代中医儿科重要著作简表

书　名	年代	作者	书　名	年代	作者
颅囟经	约唐末宋初	佚名	小儿按摩经	1604	四明陈氏
小儿斑疹备急方论	1093	董汲	幼科指南	1661	周震
小儿药证直诀（阎季忠编集）	1119	钱乙	景岳全书·小儿则	1624	张介宾
幼幼新书	1150	刘昉	幼科折衷	1641	秦昌遇
小儿卫生总微论方	约1150	佚名	证治准绳·幼科	1607	王肯堂
小儿痘疹方论	1241	陈文中	幼科铁镜	1695	夏禹铸
小儿病源方论	1254	陈文中	种痘新书	1741	张琰
活幼心书	1294	曾世荣	医宗金鉴·幼科心法	1742	吴谦等
全幼心鉴	1468	寇平	麻科活人全书	1748	谢玉琼
婴童百问	1506	鲁伯嗣	幼幼集成	1750	陈飞霞
保婴撮要	1555	薛铠、薛己	幼科要略	1764	叶天士
博集稀痘方论	1577	郭子章	幼科释谜	1773	沈金鳌
育婴家秘	1579	万全	温病条辨·解儿难	1811	吴瑭
幼科发挥	1579	万全	保赤汇编	1879	金玉相

书　名	年代	作者	书　名	年代	作者
保赤新书	1936	恽铁樵	实用中医儿科学	1995	江育仁、张奇文等
中医儿科学	1984	王伯岳、江育仁等	中医药学高级丛书·中医儿科学	1998	汪受传等
儿科医籍辑要丛书	1990	张奇文等	医原·儿科论	1861	石寿棠

第二章 中医儿科学基础

第一节　小儿年龄分期

　　小儿机体始终处在生长发育的动态变化过程中。不同年龄的小儿，其形体、生理、病理方面各有其不同特点，因而对养育、保健、疾病防治等都有着不同的要求。现代将18岁以内的孩子均划分到儿科就诊范畴。为了儿科临床工作的方便，根据小儿生长发育的特点，将整个小儿时期划分为7个阶段，以便于更好地指导儿童养育和疾病防治。

一、胎儿期

　　从受孕至分娩共40周，称为胎儿期。

　　胎儿完全依靠母体气血供养，在胞宫内生长发育。这一时期既受到父母体质强弱、遗传因素的影响，又受孕母之营养、心理、精神状况、卫生环境等条件的影响。在整个妊娠期内，尤其在妊娠早期12周的胚胎期，从受精卵细胞至基本形成胎儿，最易受到各种病理因素，如感染、药物、劳累、物理、营养缺乏以及不良心理因素等伤害，造成流产、死胎或先天畸形。妊娠中期15周，胎儿各器官迅速成长，功能也渐成熟。妊娠晚期13周，胎儿以肌肉发育和脂肪积累为主，体重增长快。后两个阶段若胎儿受到伤害，易发生早产。因此，做好妇女妊娠期保健，不仅是为了保护孕妇，更是为了保护未出生，易受伤害的胎儿，保障胎儿健康孕育成长。古代医家为此提倡护胎、养胎、胎教，这些论述至今对于做好胎儿期保健仍具有指导意义。

　　目前国内还将胎龄满28周至出生后7足天，定为围生期。这一时期小儿死亡率最高，因而应特别强调围生期的保健。围生期保健包括胎儿及新生儿的生长发育观察和疾病防治，孕母产妇的生理卫生和适当处理，分娩时胎儿的监测技术，高危新生儿的集中监护和治疗，某些先天性疾病的筛查和及早治疗等，形成了"围生期医学"。

二、 新生儿期

从出生后脐带结扎开始，至出生后满 28 天，称为新生儿期。

新生儿脱离母体而独立生存，需要在短时期内适应新的内外环境变化。但是，此期小儿体质尤其稚嫩，五脏六腑皆成而未全、全而未壮，因此新生儿对外界的适应能力和防御能力都较差，加上胎内、分娩及生后护理不当等原因损伤胎儿，导致的产伤、窒息、硬肿、脐风等疾病。因此应高度重视新生儿保健，予以细心养护，才能降低其发病率和死亡率。

三、 婴儿期

出生 28 天后至 1 周岁为婴儿期。

婴儿期婴儿已初步适应了外界环境，显示出蓬勃的生机，生长发育特别迅速。1 周岁时与初生时相比，小儿体重增至 3 倍，身高增至 1.5 倍，头围增大 1/3 左右，脏腑功能也在不断发育完善。这一时期处于乳类喂养并逐渐添加辅食的阶段，机体发育快，营养需求高。但是，婴儿脾胃运化能力弱，肺卫娇嫩未固，受之于母体的免疫能力逐渐消失，自身免疫力尚未健全，容易发生肺系病证、脾系病证及各种传染病。必须加强这一时期好发疾病的预防和保健工作，因此要按时预防接种，增强抗病能力。同时要多晒太阳，防止佝偻病的发生。

四、 幼儿期

1 周岁后至 3 周岁为幼儿期。

这一时期小儿体格增长较婴儿期减慢，但是，学会了走路，接触周围事物的机会增多，智力发育迅速，语言、思维和感知、运动的能力增强。尽管乳牙渐次出齐，但因断乳后食物品种转换，脾胃功能比较薄弱，容易发生吐泻、疳证等脾系病证；随着小儿年龄的增大，户外活动逐渐增多，接触面扩大，故多种小儿传染病如水痘、流行性腮腺炎、猩红热等发病率增高；幼儿识别危险和自我保护能力差，故易发生中毒、烫伤等意外事故。因此，要有针对性地做好幼儿期保健工作。

五、 学龄前期

3 周岁后到 7 周岁（进入小学前）为学龄前期。

学龄前期的小儿体格发育稳步增长，智力发育渐趋完善。这一时期已确立了不少抽象的概念，如数字、时间等，能跳跃、登楼梯、唱歌、画图，开始认字并用较复杂的语言表达自己的思维和感情，模仿兴趣高，好奇心强，是小儿性格特点形成的关键时期。因此，要加强思想品德教育，养成良好的卫生习惯，以保障儿童的身心健康。根据该年龄段儿童的智力发育特点开展早期教育。学龄前期儿童容易发生溺水、烫伤、坠床、错服药物以致中毒等意外，应注意防护。学龄前期由于自身抗病能力的增强，因而疾病也相对减少，但也要注意加强该年龄段好发疾病的防治，如反复呼吸道感染、哮喘、厌食等，应抓紧调治，以免迁延至学龄期，影响学习。

六、 学龄期

7周岁后至青春期来临（一般为女12岁、男13岁）称学龄期。

学龄期儿童体格发育仍稳步增长，乳牙脱落，换上恒牙，脑的形态发育已基本与成人相同，智力发育更成熟，自控、理解分析、综合等能力均进一步增强，已能适应学校、社会的环境。对各种时行疾病的抗病能力增强，所患疾病的种类及症状表现基本接近成人。此期需要注意的是：端正坐、立、行的姿势，注意保护视力，要安排好起居作息，保证充足的营养和休息；注意情绪和行为变化，减少精神行为障碍的发病率。学龄期是接受教育、增长知识的重要时期，家长应与学校配合，因势利导，使他们在各方面得到全面发展。

七、 青春期

青春期受地区、气候、种族等因素的影响，有一定差异，一般女孩自11～12岁至17～18岁，男孩自13～14岁至18～20岁。女孩比男孩青春期开始与结束的年龄早2年左右。青春期个体差异较大，可相差2～4岁。近几十年来，小儿进入青春期的平均年龄有提早的趋势。

青春期是从儿童向成人过渡的时期，其生理特点是肾气盛、天癸至、阴阳和，生殖系统发育趋于成熟。体格生长出现第二次高峰，体重、身高增长幅度加大。由于青春期生理变化大，社会接触增多，应及时进行生理卫生教育，加强教育与引导，帮助他们树立正确的人生观，促进身心健康成长。

第二节　小儿生长发育

生长发育是小儿不同于成人的重要特点。一般以"生长"表示形体的增长，主要反映为量的变化；"发育"表示各种功能的进步，主要反映为质的变化。生长和发育两者密切相关，"形"与"神"同步发展，因此，生长发育通常相提并论。掌握小儿生长发育规律，对于指导儿童保健、做好儿科疾病防治，具有重要意义。

一、体格生长

关于小儿体格生长，有各项生理常数。这些生理常数，是通过大规模实际测量的数据加以统计得出的，可应用于临床，来衡量和判断儿童生长发育水平，并为某些疾病诊断和临床治疗用药提供依据。

（一）体重

体重是小儿机体量的总和，是代表体格生长，尤其是营养状况的重要指标，也是临床计算用药量的主要依据。测量体重，应在晨起空腹、排空大小便、脱去衣裤、鞋袜的状态下进行。

小儿体重的增长不是匀速的，在青春期之前，年龄愈小，增长愈快。出生时体重约为3千克，出生后的前半年平均每月增长约0.7千克，后半年平均每月增长约0.5千克，1周岁以后平均每年增长约2千克。可用以下公式推算小儿体重：

≤6个月　　体重（千克）= 3 + 月龄 × 0.7

7～12个月　体重（千克）= 7 + 0.5 × （月龄 − 6）

1岁以上　　体重（千克）= 年龄 × 2 + 8

同年龄段小儿体重有一定的个体差异，其波动范围不超过正常均值的10%。体重增长过快常见于肥胖症，体重低于正常均值的85%者为营养不良。

（二）身高（长）

身高是指从头顶至足底的垂直长度。一般3岁以下小儿立位测量不准确，应仰卧位以量床测量，称身长。立位与仰卧位测量值相差1～2厘米。测量身高时，应脱去鞋袜，摘帽，取立正姿势，枕、背、臀、足跟均紧贴测量尺。

出生时身长约为50厘米。出生后第一年身长增长最快，约增长25厘米，其中前3个月约增长12厘米。第二年身长增长速度减慢，约10厘米。2周岁后至青春期身高（长）增长平稳，每年约7厘米。进入青春期，身高增长出现第二个高峰，其增长速率约为学龄期的2倍，持续2～3年。临床可用以下公式推算2岁后至12岁儿童的身高：

身高（厘米）= 7 × 年龄 + 75

身高（长）增长与种族、遗传、体质、营养、运动、疾病等因素有关，身高的显著异常是疾病的表现，如身高低于正常均值的70%，应考虑侏儒症、克汀病、营养不良等。

此外，身高（长）还有上部量和下部量的测定。从头顶至耻骨联合上缘的长度为上部量，从耻骨联合上缘至足底的长度为下部量。上部量与脊柱增长关系密切，下部量与下肢长骨的生长关系密切。12 岁以前上部量大于下部量，12 岁以后下部量大于上部量。上部量可用坐高来表示，被测儿童坐于坐高计的坐板或高度合适的板凳上，先身体前倾，骶部紧贴立柱或墙壁，然后端坐挺身，使躯干与大腿、大腿与小腿成直角，两脚向前平放于地面，下移测量板与头部顶点接触，精确到 0.1 厘米。

（三）囟门

囟门有前囟、后囟之分。前囟是额骨和顶骨之间的菱形间隙，后囟是顶骨和枕骨之间的三角形间隙。前囟的大小是指囟门对边中点间的连线距离。

前囟应在小儿出生后的 12～18 个月闭合。后囟在部分小儿出生时就已闭合，未闭合者正常情况下应在出生后 2～4 个月闭合。

囟门反映小儿颅骨间隙闭合情况，对某些疾病诊断有一定意义。囟门早闭且头围明显小于正常者，为头小畸形；囟门迟闭及头围大于正常者，常见于解颅（脑积水）、佝偻病等。

囟门凹陷多见于阴伤液竭之失水；囟门凸出多见于热炽气营之脑炎、脑膜炎等。

（四）头围

自双眉弓上缘处，经过枕骨结节，绕头一周的长度为头围。

足月儿出生时头围为 33～34 厘米，出生后前 3 个月和后 9 个月各增长 6 厘米，1 周岁时约为 46 厘米，2 周岁时约为 48 厘米，5 周岁时约增长至 50 厘米，15 岁时接近成人，为 54～58 厘米。

头围的大小与脑的发育有关。头围小者常提示脑发育不良。头围增长过速则常提示为脑积水。

（五）胸围

平乳头下缘经肩胛角下缘平绕胸 1 周为胸围，胸围代表肺和胸廓的生长。新生儿胸围约 32 厘米，1 周岁时约 44 厘米，接近头围，2 周岁后胸围渐大于头围。一般营养不良或缺少锻炼的小儿胸廓发育差，胸围超过头围的时间较晚；反之，营养状况良好的小儿，胸围超过头围的时间较早。

（六）牙齿

人一生有两副牙齿，即乳牙（20 颗）和恒牙（32 颗）。出生后 4～10 个月乳牙开始萌出，出牙顺序是先下颌后上颌，自前向后依次萌出，唯尖牙例外。乳牙在 2～2.5 岁出齐。出牙时间推迟或出牙顺序混乱，常见于佝偻病、呆小病、营养不良等。6 岁左右开始萌出第 1 颗恒牙，自 7～8 岁开始，乳牙按萌出先后逐个脱落，代之以恒牙，最后一颗恒牙（第三磨牙）一般在 20～30 岁时出齐，也有终生不出者。

2 岁以内乳牙颗数可用以下公式推算：

乳牙数 = 月龄 − 4（或 6）

（七）呼吸、脉搏

呼吸、脉搏的检测应在小儿安静时进行。对小儿呼吸频率的检测可观察其腹部的起伏状况，也可将少量棉花纤维放置于小儿的鼻孔边缘，观察棉花纤维的摆动次数；对小儿脉搏的检测可通过寸口脉或心脏听诊完成。各年龄组小儿呼吸、脉搏的正常值见表 2-1。

表 2-1　各年龄组小儿呼吸、脉搏次数　　　　　　单位：次/分钟

年　　龄	呼　　吸	脉　　搏	呼吸:脉搏
新生儿	40～45	120～140	1:3
≤1 岁	30～40	110～130	1:（3～4）
2～3 岁	25～30	100～120	1:（3～4）
4～7 岁	20～25	80～100	1:4
8～14 岁	18～20	70～90	1:4

（八）血压

测量血压时应根据不同年龄选择不同宽度的袖带，袖带宽度应为上臂长度的 2/3，袖带过宽测得的血压值较实际血压值为低，过窄测得的血压值较实际血压值为高。小儿年龄愈小血压愈低。

不同年龄小儿血压正常值可用公式推算：（注：1 千帕 = 1 毫米汞柱 × 7.5）

收缩压（毫米汞柱）= 80 + 2 × 年龄

舒张压 = 收缩压 × 2/3

二、智力发育

智力发育与体格生长一样，是反映小儿发育正常与否的重要指征。智力发育指神经心理发育，包括感知、运动、语言、性格等方面。智力发育除与先天遗传因素有关外，还与后天所处环境及受到的教育等密切相关。

（一）感知发育

视感知的发育：新生儿视觉在 15～20 厘米距离处最清晰，可短暂地注视和反射性地跟随近距离内缓慢移动的物体；3 个月时头眼协调一致；6 个月时能转动身体，协调视觉；9 个月时出现视深度感觉，能看到小物体；1 岁半时能区别各种形状；2 岁时能区别垂直线与横线，目光跟踪落地的物体；5 岁时可区别各种颜色；6 岁时视深度已充分发育。

听感知的发育：新生儿出生 3~7 天听觉已相当良好；3 个月时头可转向声源；4 个月时听到悦耳声音会微笑；5 个月时对母亲语声有反应；8 个月时能区别语声的意义；9 个月时能寻找来自不同方向的声源；1 岁时能听懂自己的名字；2 岁时能听懂简单的吩咐；4 岁时听觉发育完善。

（二）运动发育

小儿运动发育有赖于视感知的参与，与神经、肌肉的发育有着密切的联系。发育顺序是由上到下、由粗到细、由不协调到协调。新生儿仅有反射性活动（如吮吸、吞咽等）和不自主的活动；1 个月时小儿睡醒后常做伸欠动作；2 个月时扶坐或侧卧时能勉强抬头；4 个月时可用手撑起上半身；6 个月时能独坐片刻；8 个月时会爬；10 个月时可扶走；1 岁时能独走；1 岁半时可跑步和倒退行走；2 岁时可双足并跳；3 岁时会骑三轮车。

手指精细运动的发育过程为：新生儿时可双手握拳；3~4 个月时可自行玩手，并企图抓东西；5 个月时眼与手的动作协调，能有意识地抓取面前的物品；5~7 个月时出现换手与捏、敲等探索性的动作；9~10 个月时可用拇指、食指拾东西；12~15 个月时学会用汤匙，乱涂画；1 岁半时能摆放 2~3 块方积木；2 岁时会粗略地翻书页；3 岁时会穿简单的衣服。

（三）语言发育

语言是表达思维、意识的一种方式。小儿语言发育要经过发音、理解与表达三个阶段。新生儿已会哭叫；2 个月时能发出和谐喉音；3 个月时发出咿呀之声；4 个月时能发出笑声；7~8 个月时会发复音，如"妈妈""爸爸"等；1 岁时能说出简单的生活用语，如吃、走、拿等；1 岁半时能用语言表达自己的要求；2 岁后能简单地交谈；5 岁后能用完整的语言表达自己的意思。

（四）性格发育

性格是指人在对事、对人的态度和行为方式上所表现出来的心理特点，如英勇、刚强、懦弱、粗暴等。从人的个体性格发展过程来看，小儿性格的形成、变化是在社会生活和教育条件的影响下，经过不断的量变和质变而发展起来的。小儿的性格表现在新生儿期就有相应的反映，比如每当母亲将小儿抱在怀里时，小儿会有积极地探寻母乳的表现；在出生后的第 2 个月，就能对照顾他的人发出特有的"天真快乐反应"，注视照顾者的脸，手脚乱动，甚至表现出微笑的样子。这种最初的性格表现是多变而不稳定的，个体特征也是不鲜明的。随着小儿不断的生长发育，小儿性格的个体特征逐渐鲜明稳定。

由于每个人的生活环境、心理特征不同，因而表现在对人、对事的兴趣、能力、适应程度等方面的性格特点也各不相同。小儿性格特征的形成和建立，是随着小儿的生长发育逐步完成的。婴儿时期由于一切生理需要必须依赖于成人的照顾，因而随之建立的是以相依情感为突出表现的性格。2~3个月的小儿以笑、停止啼哭、伸手、眼神或发出声音等表示见到父母的愉快；3~4个月会对外界感到高兴的事情表现出大笑；7~8个月会对不熟悉的人表现出认生；9~12个月会对外界不同的事情作出许多不同的面部表情反映；18个月的小儿逐渐建立了自我控制能力，在成人附近可以较长时间独自玩耍。幼儿时期由于已经能够行走，并且具备了一定的语言表达能力，性格的相依性较前减弱。但由于幼儿的行为能力和语言表达能力都非常有限，仍对成人有很大的依赖性，因此表现为相依情感或行为与自主情感或行为交替出现的性格特征。小儿在2岁左右就表现出对父母的依赖性减弱，不再认生，较前易与父母分开；3岁后可与小朋友做游戏，能表现出自尊心、害羞等。

三、 变蒸学说

变蒸是古代医家阐述婴幼儿生长发育规律的一种学说。变蒸的日数，是由出生之日算起，32日为一变，64日再变，变且蒸，即两变一蒸，合320日为十变五小蒸。小蒸之后，又64日一大蒸，大蒸后，又64日复大蒸，复大蒸后，又128日再复大蒸，计256日三大蒸。至此，小蒸320日，大蒸256日，共计576日，1岁零7个月左右，变蒸完毕。

变蒸学说总结出婴幼儿生长发育具有这样一些规律：小儿生长发育在婴幼儿时期最快；婴幼儿生长发育是一个连续不断的变化过程；每经过一定的时间周期，显示出显著的生长发育变化；在小儿周期性生长发育显著变化中，形、神是相应发育、同步发展的；变蒸周期是逐步延长的，显示婴幼儿生长发育随着年龄增长而逐步减慢；一定年龄（576日）后，不再有变蒸，小儿生长发育趋于平缓。变蒸学说揭示的婴幼儿生长发育规律是符合实际的，对于我们认识小儿的生长发育特点、研究当代儿童的生长发育规律有重要的借鉴价值。

现代美国儿科专家盖泽尔（Gesell）通过对大样本小儿活动的连续摄像观察分析，提出了盖泽尔发育进程表（Gesell developmental schedules），认为不同周龄阶段（每4周为一个阶段）小儿的运动、适应、语言、个人—社会四个方面显示出飞跃发展，由此提出了"枢纽龄（Key age）"的概念。"变蒸"与"枢纽龄"学说的内容相似，只是由于两者的研究观察对象不同，"变蒸"观察的是中国古代儿童，"枢纽龄"观察的是美国现代儿童，因而所观察到的显著性变化基本周期略有差别，但两者所阐述的小儿生长发育的阶段性显著变化的规律是基本一致的。

第三节　小儿生理病理病因特点

小儿时期处于不断的生长发育过程中，年龄越小，生长发育越快。小儿无论是在形体、生理方面，还是在病因、病理及其他方面，都与成人有着显著的不同。

一、 生理特点

(一) 脏腑娇嫩，形气未充

脏腑，指五脏六腑；娇嫩，指娇弱柔嫩，不耐攻伐；形，指形体结构、四肢百骸、精血津液等；气，指各种生理功能；充，指充实旺盛。脏腑娇嫩，形气未充，概括地说明小儿处于生长发育时期，其机体脏腑的形态尚未成熟、各种生理功能尚未健全，尤以肺、脾、肾三脏不足更为突出。一方面是由于小儿出生后肺脏、脾脏、肾脏皆成而未全、全而未壮所致；另一方面是因为小儿不仅与成人一样，需要维持正常的生理活动，而且处于生长旺盛，发育迅速的阶段，对水谷精气的需求较成人相对迫切，必须满足这一特殊的需求。所以，小儿对肾气生发、脾气运化、肺气宣发的功能要求更高。因此，相对于小儿的生长发育需求，经常会出现肾、脾、肺气之不足，表现出肺脏娇嫩、脾常不足、肾常虚的特点。

形气未充，又常常表现为五脏六腑的功能状况不够稳定、未臻完善。如小儿肺脏娇嫩，卫外不固，则表现为呼吸较促、息数不匀，易患感冒、咳喘；小儿脾常不足，表现为运化力弱，摄入的食物要软而易消化，饮食乳哺要有节制，否则易患食积、吐泻；小儿肾常虚，表现为肾精未充，肾气不盛，婴幼儿二便不能自控或自控能力较弱，青春期前的女孩无"月事以时下"、男孩无"精气溢泻"等。不仅如此，小儿心、肝两脏同样未臻充盛，功能尚不健全。小儿心气未充、心神怯弱，表现为脉数，易受惊吓，思维及行为的约束能力较差；小儿肝气尚未充实，经筋刚柔未济，表现为好动，易发惊惕、抽搐等症。

清代医家吴鞠通运用阴阳理论，将小儿的生理特点概括为"稚阳未充，稚阴未长"。这里的"阴"，指机体的精、血、津液及脏腑、筋骨、脑髓、血脉、肌肤等有形之质；"阳"指脏腑的各种生理功能；"稚"指幼嫩尚未成熟。稚阴稚阳包括了机体柔嫩、气血未盛、脾胃薄弱、肾气未充、腠理疏松、神气怯弱、筋骨未坚等特点。吴鞠通的稚阴稚阳理论，从阴阳学说方面进一步阐明了小儿时期的机体，无论在形体方面还是生理功能方面，都处于相对不足的状态，都需要随着年龄的不断增长而不断生长发育，才能逐步趋向完善和成熟。

(二) 生机蓬勃，发育迅速

小儿的机体，无论是在形态结构方面，还是在生理功能方面，都在不断地、迅速地发育成长。如小儿的身长、胸围、头围随着年龄的增加而增长，小儿的思维、语言、动作能力随着年龄的增加而增强。小儿的年龄越小，这种蓬勃的生机就越明显。

《颅囟经·脉法》中说："凡孩子3岁以下，呼为纯阳……"将小儿这种蓬勃生机、迅速发育的生理特点概括为"纯阳"。这里的"纯"指小儿先天所禀赋的元阴元阳未曾耗散，"阳"指小儿的生命活力，犹如旭日之初生，草木之方萌，蒸蒸日上，欣欣向荣。对于小儿

"纯阳"之体的理解，应从小儿生理方面去认识，理解为生机蓬勃、发育迅速。若将小儿"纯阳"之体理解为生理上阳亢阴亏或纯阳无阴则是不恰当的。

二、病因特点

引起小儿发病的病因多数与成人相同，先天因素则是小儿特有的病因。同时，由于小儿自身具有的生理特点，因而小儿对不同病因致病的情况和易感程度与成人有明显的差别。小儿病因，以外感、食伤和先天因素居多，情志、意外和其他因素也值得注意。就小儿群体而言，不同年龄对不同病因的易感程度也不同，如年龄越小对六淫邪气的易感程度越高，年龄越小因乳食而伤的情况越多等。

（一）外感因素

外感六淫邪气与疫疠之气，均易于伤害小儿而致病。

六淫邪气是风、寒、暑、湿、燥、火六种外感病邪的统称。风、寒、暑、湿、燥、火在正常情况下称为"六气"，是自然界六种不同的气候变化。"六气"发生太过或不及的改变，或非其时而有其气，便成为导致人体患病的原因，称为"六淫"。由于小儿为稚阴稚阳之体，脏腑娇嫩，又寒温不知自调，因而与成人相比，小儿更易被"六淫"邪气所伤。

小儿"肺脏娇嫩"，卫外功能较成人为弱，最易被风热、风寒邪气所伤，产生各种肺系疾病；小儿脏腑娇嫩，气血津液尚不充盛，又易被燥邪、暑邪所伤，形成肺胃阴津不足、气阴两伤等病证；小儿为纯阳之体，六气易从火化，小儿感受外邪以热性病证为多。

疫疠是一类具有强烈传染性的病邪，其引发的疾病有起病急骤、病情较重、症状相似、易于流行等特点。小儿之体为"稚阴稚阳"，形气未充，御邪能力较弱，是疫疠邪气传染的易感群体，容易形成疫病的发生与流行。

（二）乳食因素

小儿"脾常不足"，且乳食不知自节，易为乳食所伤。小儿乳食贵在有序、有时、有节。由于家长喂养不当，初生缺乳，或未能按期添加辅食，或任意纵儿所好，饮食营养不均衡，皆能使小儿脾气不充，运化失健，产生脾胃病证。又常因小儿幼稚，不能自调、自控饮食，易于造成挑食、偏食，过食寒凉者伤阳，过食辛热者伤阴，过食肥甘厚腻者伤脾等；小儿易见饥饱不均，乳食食入量偏少可导致气血生化不足，乳食食入量过多又可导致脾胃受损。饮食不洁也是小儿发病的一个常见原因，小儿缺乏卫生知识，易于误食一些被污染的食物，引发肠胃疾病，如吐泻、腹痛、寄生虫病等。

（三）先天因素

先天因素即禀赋胎产因素，是指小儿出生之前已作用于胎儿的致病因素。遗传病因是小儿先天因素中的主要病因，父母的基因缺陷可导致小儿先天畸形、生理缺陷或代谢异常等。妇女受孕以后，不注意养胎护胎，也是导致小儿出现先天性疾病的常见原因，如妊娠妇女饮食失节、情志不调、劳逸失度、感受外邪、房事不节等，都可能损伤胎儿而为病。诚如《格致余论·慈幼论》所说："儿之在胎，与母同体，得热则俱热，得寒则俱寒，病则俱病，安则俱安。"

（四）情志因素

小儿对外周环境认识的角度不同于成人，因而导致小儿为病的情志因素与成人有着一定的区别。小儿心神怯弱，最常见的情志所伤是惊恐。当小儿乍见异物或骤闻异声时，容易导致惊伤心神，出现夜啼、心悸、惊惕、抽搐等病证；长时间的所欲不遂，缺少关爱，容易导致忧思，思虑损伤心脾，出现厌食、呕吐、腹痛、孤独忧郁等病证；家长对子女的过度溺爱，使儿童心理承受能力差，或者学习负担过重，家长期望值过高，都易于产生精神行为障碍类疾病。

（五）意外因素

小儿年少无知，缺乏生活经验及对周围环境安全或危险状况的判断能力，不知利害关系，因而容易受到意外伤害。例如：溺水、触电、烫伤，以及跌打扑损的外伤、误食毒物的中毒、不慎吸入异物的窒息等。

（六）其他因素

环境及食品污染或残留农药、激素含量超标等，已成为当前人们普遍关心的致病因素。放射性物质损伤，也包括了对胎儿和儿童的伤害，引起了广泛的重视。医源性疾病，包括治疗、护理不当及院内感染等，有增多的趋势，需要特别引起儿科工作者的注意。

三、病理特点

（一）发病容易，传变迅速

小儿发病容易，突出表现在肺、脾、肾系统疾病及传染病方面。小儿肺常不足，藩篱不固，易感受外邪，易患感冒、咳嗽、肺炎喘嗽、哮喘等肺系病证，使肺系疾病成为儿科发病率最高的一类疾病。小儿"脾常不足"，脾胃的功能状态与小儿快速生长发育的需求常常不相适应，故因乳食失节、食物不洁、脾运失健等因素导致的呕吐、泄泻、腹痛、积滞、厌食等脾系病证较为常见，其发病率仅次于肺系病证而居第 2 位。小儿"肾常虚"，肾藏精，主骨，为先天之本。肾精不足直接影响小儿骨、脑、发、耳、齿的功能及形态，从而影响生长发育和性功能成熟。因而临床多见肾精失充、骨骼改变的肾系疾病，如五迟、五软、解颅、遗尿、水肿等。小儿形气未充，抗御外邪的能力较弱，易于感受各种时邪疫毒。邪从鼻入，肺卫受袭，形成麻疹、风疹、水痘等传染病；邪从口入，脾胃受邪，导致痢疾、霍乱、肝炎等传染病。传染病一旦发生，又易于在儿童间相互感染，造成流行。小儿病理特点的另一方面表现为"心常有余""肝常有余"，这是指儿科临床上极易见心惊，又易见肝风的病证。小儿生理上心神怯弱、肝气未盛，病理上易感外邪，各种外邪均易从火化，因此，易见火热伤心生惊、伤肝引动肝风的证候。

小儿疾病传变迅速的病理特点，主要表现在寒热虚实的迅速转化方面较成人尤为突出，也即易虚易实、易寒易热。虚实是指小儿机体正气的强弱与导致疾病的邪气盛衰状况而言。易虚易实即指小儿一旦患病，则邪气易实，正气易虚，实证可迅速转化为虚证，虚证也可转化为实证，或虚实并见之证。如小儿肺炎喘嗽，初起因肺气闭塞，可见发热、咳嗽、痰壅、气急、鼻煽之实证，若失治误治，则可迅速出现面白唇紫、肢冷色青、大汗淋漓、心悸等正虚邪陷、心阳虚衰之虚证。又如小儿泄泻，病起多因内伤乳食，或感受湿热之邪，可见脘腹胀满、泻下酸腐、小便短少、舌红苔腻、脉滑有力之实证，若失治误治，泄泻不止，则可迅速出现气阴两伤或阴竭阳脱之变证。寒热是指疾病病理表现两种不同性质的证候属性。"易寒易热"是指在疾病的过程中，由于小儿"稚阴未长"，故易见阴伤阳亢，表现为热证；又由于小儿"稚阳未充"，故易见阳气虚衰，表现为寒证。小儿的易寒易热常常与易实易虚交错出现，在病机转化上，形成寒证、热证迅速转化或夹虚、夹实。如小儿风寒外束的（表）寒实证，易转化为外寒里热，甚至邪热入里的实热证，失治或误治也易转变成阳气虚衰的虚寒证，或阴伤内热的虚热证等。

综上所述，小儿不仅发病容易，而且患病之后，虚实寒热的变化，较成人更为迅速，且错综复杂。所以，诊治小儿疾病，必须明察小儿病理特点、病情演变规律，及时诊断，预见其可能的病机变化，才能提高治疗效果。

（二）脏气清灵，易趋康复

与成人相比，小儿体禀纯阳，生机蓬勃，脏腑清灵，活力充沛，对各种治疗反应灵敏；小儿宿疾较少，病因相对单纯，疾病过程中情志因素的干扰和影响相对较少。因此，小儿虽有发病容易、传变迅速的不利一面，但一般说来，只要诊断无误，辨证准确，治疗及时，处理得当，用药合理，护理适宜，病情好转的速度较成人快、疾病治愈的可能性也较成人大。例如：小儿感冒、咳嗽、泄泻等病证多数发病快好转也快，小儿哮喘、癫痫、肾病等病证虽病情缠绵，但其预后较成人相对为好。正如张景岳在《景岳全书·小儿则》中所说："小儿之病……其脏气清灵，随拨随应，但能确得其本而撮取之，则一药可愈，非若男妇损伤，积痼痴顽者之比。"对于儿科的一般常见病证，固然要有信心，即使是重病顽证、危急病症也应有信心，要充分发挥中西医结合综合治疗之优势，充分应用各种治疗手段，调动小儿机体自身的抗病康复功能，去争取最佳的治疗效果。

第四节　儿童保健

一、 胎儿期保健

　　生命的起源在于精，男女媾精，阴阳相合，受精怀孕，新的生命就产生了。胎儿期保健，我国古代称之为"养胎护胎""胎养胎教"，历来被认为是儿童保健的第一步。先天之本，是一生的根基，胎儿保健，对于后天体质强弱、智力高下、疾病寿夭，有着深远的影响。胎儿期间，母体与胎儿以脐带相连，气血相通，息息相关，胎儿期保健，必须依靠胎前及妊娠期孕妇的保健来实现。孕母的体质、精神、营养、起居、疾病、用药、环境等因素，均会影响胎儿的生长发育。胎儿保健，首先要从择偶婚配开始。近亲之间，血缘相近，不可通婚，否则会使后代体弱而且患遗传性疾病的机会增多。男女双方应在适当的年龄结婚生育，男子三八，女子三七，肾气平均，发育完全成熟，所以，男子 24～32 岁，女子 21～28 岁，才是婚育的合适年龄。结婚之前，应作婚前检查，查明有无不宜婚育、可能影响后代健康的疾病。男女在身体健康，阴阳和谐的情况下婚配受孕，才能为胎儿健康打下良好的基础。胎儿期保健包括以下主要内容。

（一）饮食调养

　　胎儿的生长发育，全赖母体的气血濡养。孕妇的饮食，应当富于营养，清淡可口，易于消化，进食按时、定量。胎儿正常生长发育所必需的最重要的营养素是蛋白质、矿物质（铁、锌、钙等）和维生素（维生素 D 等），必须保证供给。禁忌过食大冷、大热、甘肥黏腻、辛辣炙煿等食物，以免酿生胎寒、胎热、胎肥等病证。孕妇应戒烟酒。

（二）寒温调摄

　　妇女怀孕之后，气血聚以养胎，卫气不足，卫外不固，多汗而易感外邪。孕妇要更加注意寒温的调摄，顺应气温的变化，同时，也要注意居室内空气流通，保持空气新鲜，勿去空气污浊、环境污染的场所，避免为其所害。孕妇的衣着以宽松为宜，以棉织品为优。

（三）防感外邪

　　孕妇在调摄寒温的同时，更要注意防止感受外邪。现代研究表明，各种感染性疾病，尤其是病毒感染，包括风疹病毒、流感病毒、巨细胞病毒、单纯疱疹病毒、水痘病毒、肝炎病毒等，都可能导致先天性畸形、流产或早产。例如，孕妇妊娠早期感染风疹病毒，可造成小儿先天性白内障、先天性心脏病、先天性耳聋、小头畸形及智力发育障碍等，称为先天性风疹综合征。

（四）避免外伤

妊娠期间，孕妇要防止各种有形和无形的外伤，以保护自己和胎儿。孕妇要谨防跌扑损伤，如攀高涉险、提挈重物、摸爬滚打、跳跃颠簸等。要注意保护腹部，避免受到挤压和冲撞。另外，环境污染，大气中的臭氧、一氧化碳、粉尘，水源里的汞、铅、镉，以及有机磷农药污染等，都可以通过孕妇的呼吸道、消化道或皮肤接触等途径进入体内，经血液运行到胎盘，使胎儿的组织器官和神经系统等遭受损害。噪声会损害胎儿的听觉，放射线能诱发基因突变，造成染色体异常，都可能产生流产或胎儿发育畸形。妊娠期间要控制房事，节欲保胎，特别是妊娠头 3 个月和最后 1.5 个月，应当停止房事。

（五）劳逸结合

生命在于运动，孕妇也必须保持经常而适度的活动，才能使全身气血流畅，胎儿得以长养，生产顺利。当然，孕妇也不可过劳，不能从事繁重的体力劳动和剧烈的体育运动，以免损伤胎元，引起流产或早产。孕妇应当动静相兼，劳逸结合。一般说来，妊娠第 1~3 个月应适当静养，谨防劳伤，以稳固其胎。第 4~7 个月可增加一些活动量，以促进气血运行，适应此期胎儿迅速生长的需要。妊娠后期只能做较轻的工作，体力劳动者要有工间休息，不上夜班，脑力劳动者要保证每天仍有一定的体力活动。足月之后，又转入以静为主，安待分娩，每天只安排一定时间的散步。分娩前 2 周应停止工作。

（六）调节情志

孕妇应当精神内守，情绪稳定，喜怒哀乐适可而止，避免强烈的精神刺激，才能安养胎儿。可以聆听优雅的音乐，进行健康的娱乐活动，这样，不仅可以陶冶孕妇的情操，更有利于胎儿的孕育成长。现代研究表明，胎儿具有听觉、感知和反应的能力，胎儿可以对音乐产生反应。现代已经推广胎教音乐的实际应用。

（七）谨慎用药

孕妇用药应当十分审慎，无病不可妄投滋补品，有病也要谨慎用药，中病即止。对患有心肾疾病、糖尿病、甲状腺功能亢进症、结核病等慢性疾病的孕母应在医生指导下进行治疗，对高危产妇应定期产前检查，必要时终止妊娠。妊娠禁忌中药主要分为以下 3 类：毒性药类（如乌头、附子、天南星、野葛、水银、轻粉、铅粉、砒石、硫黄、雄黄、斑蝥、蜈蚣等）、破血药类（如水蛭、虻虫、干漆、麝香、瞿麦等）、攻逐药类（如巴豆、牵牛子、大戟、芫花、皂荚、藜芦、冬葵子等）。西药方面如四环素类、链霉素、卡那霉素，激素类如黄体酮、甲基睾丸素、己烯雌酚、可的松，激素拮抗剂如丙基硫氧嘧啶、他巴唑，抗肿瘤药如氨甲蝶呤、环磷酰胺、苯丁酸氮芥，抗惊厥药如盐酸氯丙嗪、苯妥英钠、丙咪嗪等，都可能损伤胎儿。

二、 新生儿期保健

新生儿脱离母腹，经历了环境的巨大变化，对外界环境变化的适应性和调节能力差，抵抗力弱，易患各种疾病，且病情变化快。新生儿发病率和死亡率均为一生最高峰，婴儿死亡中约2/3是新生儿，小于1周的新生儿死亡数又占新生儿死亡总数的70%左右，因而，新生儿期保健，尤其围生期的保健值得高度重视。

新生儿有几种特殊生理状态，不可误认为病态。新生儿上腭中线和齿龈部位有散在黄白色、碎米大小隆起颗粒，称为"马牙"，会于数周或数月自行消失，不需挑刮。女婴生后3~5天乳房隆起如蚕豆到鸽蛋大小，可在2~3周后消退，不应处理或挤压。女婴生后5~7天阴道有少量流血，持续1~3天自止者，是为假月经，一般不必处理。新生儿两侧颊部各有一个脂肪垫隆起，称为"螳螂子"，有助吮乳，不能挑割。还有新生儿生理性黄疸等，均属于新生儿的特殊生理状态。

（一） 拭口洁眼

小儿出腹，必须立即做好体表皮肤黏膜的清洁护理。应用消毒纱布探入口内，轻轻拭去小儿口中秽浊污物，包括黏液、羊水、污血及胎粪等，以免小儿啼声一发咽入腹内，甚至呛入气道。同时，要轻轻拭去眼睛、耳朵中的污物。新生儿皮肤上的胎脂有一定的保护作用，不要马上拭去，但皮肤皱褶处及二阴前后应当用纱布蘸消毒植物油轻轻擦拭，去除多余的污垢。

（二） 断脐护脐

胎儿在腹，脐带是母体与胎儿气血经络相通的纽带。婴儿降生，啼声一发，口鼻气通，百脉流畅，小儿开始独立生存。婴儿出生后随即需要断脐。处理时必须无菌操作，脐带残端要用干法无菌处理，然后用无菌敷料覆盖。若在特殊情况下未能保证无菌处理，则应在24小时内重新消毒、处理脐带残端，以防止感染及脐风。

断脐后还需护脐。脐部要保持清洁、干燥，让脐带残端在数天后自然脱落。在此期间，要注意勿让脐部为污水、尿液及其他脏物所浸，洗澡时勿浸湿脐部，避免脐部污染，以预防脐风、脐湿、脐疮等疾病。

（三） 洗浴衣着

出生之后，一般当时用消毒纱布拭去体表的血迹，次日给小儿洗澡。洗澡水要用开水，待降温至比小儿体温略高时使用。洗浴时将小儿托于左手前臂，右手持纱布，蘸水后轻轻擦拭小儿体表。不要将小儿没入水中，以免浸湿脐部。第3天再给小儿洗浴，称为"三朝浴儿"，浴毕将全身拭干，尤其皮肤皱褶处需保持干燥。洗浴时注意动作要轻柔，防止感受风寒。臀部经常清洗，保持皮肤清洁干燥，防止红臀。小儿刚出生，必须注意保暖，室内温度保持在 22～24℃，湿度保持在 55%～65%，对于早产儿或遇寒冷季节可以采用暖气、热水袋、辐射式保暖床、暖箱等保暖方法。夏季要防暑降温，环境温度不能过高，或衣被过厚、包裹过严，引起中暑。新生儿衣着要适宜，应用柔软、浅色、吸水性强的棉布制作；衣服式样简单，容易穿换，宽松而不妨碍肢体活动；不用纽扣、松紧带，以免损伤娇嫩的皮肤。临产前应将给婴儿准备的衣服取出吹晒，藏衣服的箱子里不可放樟脑丸。我国传统上夏季只给新生儿围一布肚兜，既凉爽又护腹。天冷时将婴儿包入襁褓，包扎松紧要适宜，过松易被婴儿蹬开，过紧则妨碍婴儿活动。尿布也要柔软而且吸水性强，有条件者使用一次性尿布最好，尿布外不可加用塑料包裹。

（四）生后开乳

产妇分娩之后，应将小儿置于母亲身边，给予爱抚。生后应尽早让小儿吸吮乳房，鼓励母亲按需哺乳。早期开乳有利于促进母乳分泌，对哺乳成功起重要作用。小儿出生后的 2～3 天乳汁分泌不多，但也可满足婴儿的需要。若婴儿有明显的饥饿表现或体重减轻过多，可在哺乳后补授适量糖水或配方乳，但切不可以糖水或牛奶取代母乳。为了保证母乳喂养成功，必须坚持哺乳，代乳法不利于泌乳的建立。只有在无法由母亲喂养的情况下才用购置的配方乳喂养。

（五）祛除胎毒

胎毒，指胎中禀受之毒，主要指热毒。胎毒重者，出生时常表现为面目红赤、多啼声响、大便秘结等，易于发生丹毒、痈疖、湿疹、胎黄、胎热、口疮等病证。自古以来，我国有给初生儿祛除胎毒的传统方法，给新生儿服用少量具有清热解毒作用的药液，可以减少发病。常用方法如下。

（1）金银花甘草法　金银花 6 克，甘草 2 克。煎汤。用此药液拭口，并以少量给儿喂服。

（2）豆豉法　淡豆豉 10 克。浓煎取汁。频频饮服。尤适用于脾胃薄弱者。

（3）黄连法　黄连 2 克。用水浸泡令汁出。滴汁入儿口中。黄连性寒，适用于热毒重者，胎禀气弱者勿用。

（4）大黄法　生大黄 3 克。沸水适量浸泡或略煮。取汁滴儿口中。胎粪通下后停服，脾虚气弱者勿用。

（六）预防疾病

新生儿的防病工作值得特别重视。要记录新生儿出生时评分、体温、呼吸、心率、体重与身长，注意啼哭、吮乳、睡眠、小便、大便、皮肤等情况，及时发现各种新生儿疾病的早期表现。

新生儿室定期开窗通风，保持室内空气清新。新生儿有专用食具，食具用后要消毒，母亲在哺乳和护理前应洗手。家人患感冒、肠炎等呼吸道、消化道感染，及其他传染病、皮肤病者，不要接触新生儿。尽量减少亲友探视和亲吻，避免交叉感染。按时接种卡介苗和乙肝疫苗。注意防止因包被蒙头过严、哺乳姿势不当、乳房堵塞新生儿口鼻等造成新生儿窒息。

三、 婴儿期保健

度过新生儿期，婴儿的自立能力已大为增强。婴儿期生长发育特别快，脾胃常不足，合理喂养显得特别重要。婴儿期保健，要做好喂养、护养和预防接种等工作。

（一）喂养方法

婴儿喂养方法分为母乳喂养、人工喂养和混合喂养三种。

1. 母乳喂养

生后 6 个月之内以母乳为主要食品者，称为母乳喂养。母乳喂养最能满足婴儿需要。母乳喂养的优点如下。①满足婴儿的营养需求：母乳中含有适合婴儿消化吸收的各种营养物质，且比例合适；母乳的质、量能随着婴儿生长发育和需要而变化，以满足婴儿的需求。②增强免疫：母乳中含有多种免疫因子，具有增进婴儿免疫力、减少疾病的作用。③喂哺简便：母乳的温度适宜，不易污染，省时、方便、经济。④增进母婴的情感交流：母乳喂养的婴儿频繁与母亲皮肤接触，接受爱抚，有利于促进婴儿心理与社会适应性的发育；又便于观察小儿变化，随时照料护理。⑤母亲产后哺乳可产生催乳素，促进子宫收缩而复原；可抑制排卵，有利计划生育；减少乳腺癌、卵巢癌的发病率。

每次哺乳前，应先做好清洁准备，包括给婴儿更换尿布，母亲洗手，清洁乳头。喂哺姿势宜取坐位，身体放松，怀抱婴儿，将小儿头、肩部枕于母亲哺乳侧肘弯部，另一手拇指和其他四指分别放于乳房上、下方，喂哺时将整个乳房托起，使婴儿口含乳头及大部分乳晕而不堵鼻。每次哺乳，尽量让婴儿吸空一侧乳房后再吸另一侧。哺乳完毕后将婴儿抱直，头靠母肩，轻拍其背，使吸乳时吞入胃中的空气排出，可减少溢乳。母乳喂养的方法，应由乳母细心观察婴儿的个体需要，以按需喂给为原则。一般说来，第 1～2 个月不需定时喂哺，可按婴儿需要随时喂。此后按照小儿睡眠规律可每 2～3 小时喂 1 次，逐步延长到 3～4 小时 1 次，夜间逐渐停 1 次。一般 2 个月以内每 3 小时喂 1 次，昼夜 7～8 次；3～4 个月约 6 次。每次哺乳时间 15～20 分钟。根据各个婴儿的不同情况，可适当延长或缩短每次哺乳时间，以吃饱为度。母亲患急慢性传染病如肝炎、结核病等，重症心、肝、肾脏疾病，或身体过于虚弱者，不宜哺乳。乳头皲裂、感染时可暂停哺乳，但要吸出乳汁，以免病后无乳。

随着婴儿长大，母乳已不能满足小儿生长发育的需要，同时婴儿的脾胃功能也已逐渐适应非流质食物。断奶时间视母婴情况而定，一般应从4～6个月添加辅食，以使婴儿脾胃逐渐适应普通饮食，减少哺乳次数，若母乳量多者也可适当延期，不可骤断。若正值夏季炎热或小儿患病之时，应适当推迟断奶。

2. 混合喂养

因母乳不足而且无法改善，需添喂牛、羊乳或其他代乳品时，称为混合喂养，或称部分母乳喂养。混合喂养的方法有两种：补授法与代授法。

（1）补授法　每日母乳喂养的次数照常，每次先哺母乳，将乳房吸空，然后再补充一定量代乳品，直到婴儿吃饱。这种喂养方法可因经常吸吮刺激而维持母乳的分泌，因而较代授法为优。

（2）代授法　每日有一至数次完全用乳品或代乳品代替母乳，称为代授法。使用代授法时，每日母乳哺喂次数最好不少于3次，维持夜间喂乳，否则母乳会很快减少。

3. 人工喂养

母亲因各种原因不能喂哺婴儿时，可选用牛、羊乳或其他兽乳，或别的代乳品喂养婴儿，称为人工喂养。

（1）乳制品　根据当地习惯和条件选用动物乳，其中牛乳最为常用。牛乳所含营养成分与人乳有差别。所含蛋白质较多，但以酪蛋白为主，在胃内形成凝块较大，不易消化；含乳糖较少，故喂食时最好加5%～8%的糖。婴儿每日约需加糖牛乳110毫升/千克，需水每日150毫升/千克。人工喂养也要按小儿食欲的强弱、体重的增减以及粪便的性状而调节数量。鲜羊乳成分近似于牛乳，使用方法可参照牛乳。全脂奶粉是由鲜牛乳灭菌、浓缩、喷雾、干燥制成，其成分与鲜牛乳相似。目前大多数人工喂养儿以配方奶粉喂养，其营养素成分接近于母乳，适合于婴儿的消化能力和肾功能，而且强化了婴儿生长所需的微量营养素如核苷酸、维生素A、维生素D、微量元素铁、锌等。使用时可按年龄选用。

酸乳是在煮沸冷却至60℃左右的鲜牛乳中加入食用乳酸杆菌，经发酵而成的。酸乳的凝块细小易于消化，又可减少胃酸消耗，并有一定的抑菌功能，可用于一般小儿，对消化不良小儿尤其适合。

（2）代乳品　大豆类代乳品营养价值较谷类代乳品为好。制备时应补足所缺成分，可用作3～4个月以上婴儿的代乳品。3个月以下婴儿因不易消化，最好不用豆类代乳品。

以豆浆为例，开始喂哺时可加1倍水稀释，如无消化不良可逐渐减少水分。米、面制品如乳儿糕、糕干粉等，大多含碳水化合物多，而蛋白质、脂肪过少，所含必需氨基酸也不完善，一般只宜作为辅助食品。使用时要加入一定量豆粉、蛋粉、鱼蛋白粉或奶粉及植物油，以增加其营养价值。

4. 添加辅食

无论母乳喂养、人工喂养或混合喂养的婴儿，都应按时于一定月龄添加辅助食品。单纯母乳喂养的小儿在 4 个月后应添加辅食，否则不能满足小儿生长发育的需要，也不利于小儿食欲的增进和脾胃功能的增强。添加辅助食品的原则：由少到多，由稀到稠，由细到粗，由一种到多种，在婴儿健康、消化功能正常时逐步添加。添加辅食的顺序可参照下表 2-2。

表 2-2　添加辅食顺序

月　　龄	添　加　的　辅　食
1～3 个月	鱼肝油制剂
4～6 个月	鲜果汁；青菜水；米糊、烂粥；蛋黄泥、鱼泥、豆腐、动物血；菜泥、水果泥
7～9 个月	烂面、馒头片、饼干；碎菜、鱼泥、蛋泥、肝泥、肉末
10～12 个月	稠粥、软饭、挂面、馒头、面包；碎菜、碎肉、油、豆制品等

（二）婴儿护养

婴儿期间脏腑气血未充，生长发育迅速，护养方面除了要合理喂养之外，必须根据这一时期儿童的生理特点作出妥善安排。

起居作息方面，阳光及新鲜空气是婴儿成长不可缺少的，要坚持带孩子到户外活动，才能增强小儿体质，增加对疾病的抵抗力。衣着要宽松，不可紧束而妨碍气血流通，影响发育。婴儿要有足够的睡眠，同时要掌握婴儿睡眠时间逐渐缩短的生理特点，在哺乳、戏耍等的安排上，注意使之逐步形成夜间以睡眠为主、白天以活动为主的作息习惯。要做好婴儿的清洁卫生，早晚洗脸、洗脚和臀部，有条件者每天沐浴，勤换衣裤。

早期教育方面，婴儿期是感知觉发育的重要时期，视觉、听觉及其分辨能力迅速提高，要结合生活的实践，教育、训练他们由近及远认识生活环境，促进感知觉发展，培养他们的观察力。家长应为婴儿提供运动的空间和机会，促进其动作的发展。利用一切机会对婴儿做好语言的培养。婴儿要注意精神调摄，避免暴受惊恐。婴儿无病者不必服药，以免被药毒所伤，或者以后患病治疗用药时效力下降。

（三）预防接种

婴儿时期脏腑娇嫩，卫外不固，从母体获得的免疫力逐渐消失，而自身后天的免疫力尚未产生，易于发生脾胃疾病、肺系疾病和传染病。要定期为婴儿做健康体检以便及早发现问题，采取措施，及时预防营养不良、肥胖症、营养性缺铁性贫血、维生素 D 缺乏性佝偻病等。要调节乳食，使婴儿的脾胃功能逐步增强，注意饮食卫生，降低脾胃病的发病率。要防止意外，如异物吸入、窒息、中毒、跌伤等。婴儿时期对各种传染病都有较高的易感性，必须切实按照我国卫生部制订的全国计划免疫工作条例规定的计划免疫程序，为 1 岁以内的婴儿完成预防接种的基础免疫。计划内疫苗（一类疫苗）是国家规定纳入计划免疫，属于免费疫苗，是从婴儿出生后必须进行接种的。计划免疫包括两个程序：一个是全程足量的基础免疫，即在1周岁内完成的初次接种；二是以后的加强免疫，即根据疫苗的免疫持久性及人群的免疫水平和疾病流行情况适时地进行复种。计划外疫苗（二类疫苗）是自费疫苗。可以根据婴儿自身情况、各地区不同状况及家长经济状况而定。如果选择注射二类疫苗应在不影响一类疫苗情况下进行选择性注射。要注意接种过活疫苗（麻疹疫苗、乙脑疫苗、脊灰糖丸）要间隔4周才能接种死疫苗（百白破、乙肝、流脑）及所有二类疫苗。

四、 幼儿期保健

进入幼儿期，小儿的神经心理发育迅速，活动能力增强，活动范围扩大，需要做好如下保健工作。

（一）饮食调养

幼儿处于以乳食为主转变为以普通饮食为主的时期。此期乳牙逐渐出齐，但咀嚼功能仍差，脾胃功能仍较薄弱，食物宜细、软、烂、碎。食物品种要多样化，以谷类为主食，每日还可给予1~2杯牛奶，同时进食鱼、肉、蛋、豆制品、蔬菜、水果等多种食物，荤素菜搭配，每日3次正餐，外加1~2次点心。食物的种类和制作方法应多样化，以增进小儿食欲。要培养小儿形成良好的饮食习惯，进餐按时，相对定量，不多吃零食，不挑食，不偏食，训练幼儿正确使用餐具和独立进餐的技能。就餐前15分钟让幼儿做好心理和生理上的准备，避免过度兴奋或疲劳。要保证充足的营养供给，既要满足小儿这一时期生长发育仍然很快的需要，又要防止食伤致病。

（二）起居活动

幼儿1~1.5岁学会走路，2岁以后能够并且喜欢跑、跳、爬高。与此同时，手的精细动作也发展起来，初步学会用玩具做游戏。幼儿学走路时要由成人牵着走，防止跌跤，又要为孩子保留一定的自主活动空间，引导孩子的动作发育。幼儿有强烈的好奇心、求知欲和表现欲，喜欢问问题、唱简单的歌谣、翻看故事书、观看动画片等，成人应给予满足，经常与之交谈，鼓励他多说话，促进幼儿的语言发育。

结合幼儿的年龄特点，培养其养成良好的生活习惯。每天保证睡眠时间，并将其从14小时渐减至12小时，夜间睡觉为主，日间午休1次1.5~2.5小时。平时注意观察小儿要解大小便时的表情，使小儿早日能够自己控制排便。2岁开始培养其睡前及晨起漱口刷牙的习惯，逐渐教孩子学会自己洗手洗脚、穿脱衣服。

（三）疾病预防

幼儿生活范围扩大，患病机会增加。要训练其养成良好的卫生习惯。日常生活中家长要耐心教育，纠正其不良习惯，如吮手、脏手抓食品、坐在地上玩耍等，饭前便后要洗手，腐败污染的食品不能吃，衣被经常换洗。幼儿的肺系疾病、脾系疾病发病率高，要防外感、慎起居、调饮食、讲卫生，才能减少发病。还要继续按计划免疫程序做好预防接种，以预防传染病。幼儿好奇好动，但识别危险的能力差，应注意防止异物吸入、烫伤、触电、外伤、中毒等意外事故的发生。

五、 学龄前期保健

学龄前期儿童活动能力较强，智识已开，求知欲旺盛。虽然此期发病率明显下降，但也要做好保健工作，保障儿童身心健康成长。

（一）体格锻炼

学龄前期小儿一般进入了幼儿园，也可能散居。此时期要加强体格锻炼，以增强小儿体质。安排适合该年龄特点的锻炼项目，如跳绳、跳舞、踢毽子、保健操，以及小型竞赛项目。各种活动和锻炼方法轮换安排。要保证每天有一定时间的户外活动，接受日光照射，呼吸新鲜空气。

（二）早期教育

学龄前期儿童好学好问，家长与保育人员应因势利导，耐心地回答孩子的提问，尽可能给予解答。要按照该年龄期儿童的智力发育特点，安排适合的教育方法与内容。培养其学习习惯，想象与思维能力，使之具有良好的心理素质。可在幼儿园接受有规范的学前教育，如唱歌、绘画、剪贴、搭积木、做模型，以及做游戏如"过家家"等；家庭中也可通过讲故事，看学前电视节目，接触周围的人和物，到植物园、动物园、博物馆参观游览等多种多样的形式使孩子增长知识。值得注意的是，不能强迫孩子过早地接受正规的文化学习，违背早期教育的规律，犯拔苗助长的错误。

（三）疾病预防

这一时期的儿童发病率下降，要利用孩子体质增强的时机，尽可能根治某些疾病。也要调摄寒温，不要给孩子衣着过暖，否则会降低小儿对气候变化的适应能力。这一时期仍然要调节饮食、避免意外、讲究卫生。对幼儿期患病未愈的孩子要抓紧调治，如对反复呼吸道感染儿童辨证调补，改善体质，减少发病；哮喘缓解期扶正培本，控制发作；厌食患儿调节饮食，调脾助运，增进食欲；疳证患儿食治、药治兼施，健脾开胃，促进生长发育等。每年要进行1~2次健康检查和体格测量，筛查与矫治近视、龋齿、缺铁性贫血、寄生虫等常见病，继续监测生长发育。

六、 学龄期保健

进入学龄期，儿童已经入学读书，生活规律和要求都发生了较大的变化。学龄期保健的主要任务是：保障身心健康，促进儿童的全面发展。

（一）全面发展

学龄期儿童处于发育成长的重要阶段，学校和家庭的共同教育是孩子健康成长的必要条件。家长和教师要言传身教，通过自己的言行举止引导孩子，实施正确的教育方法培养孩子，既不能娇生惯养姑息放纵，也不能操之过急打骂逼迫，要努力让孩子沿着正确的培养目标发展，造就其目标远大、道德高尚、有责任感、遵守纪律、团结友爱、自强自重的优良品质。

要保证孩子的膳食营养充分而均衡，以满足儿童体格生长、心理和智力发展、紧张学习和运动等需求。每天进行户外活动和体格锻炼，参加系统的体育活动和一定的劳动。要让孩子生动、活泼、主动地学习，促进其创造性思维的发展。要减轻过重的学习负担，给孩子留下自主学习的空间和必要的活动时间。培养不吸烟、不饮酒、不随地吐痰等良好习惯。加强素质教育，培养儿童成为德、智、体、美、劳全面发展的有用人才。

（二）疾病预防

学龄期儿童发病率进一步降低，但也有这一时期的好发疾病，须注意防治。要注意儿童情绪和行为的变化，避免思想过度紧张，减少精神行为障碍的发生。近年来，小学生中屈光不正、龋齿发病增多，有必要加强视力、口腔保健教育，矫正慢性病灶，端正坐、立、行姿势，养成餐后漱口、早晚刷牙、睡前不进食的习惯，配合眼保健操等锻炼方法，加以防治。一些免疫性疾病如哮喘、风湿热、过敏性紫癜、肾病综合征等在这一时期发病率高，要预防和及时治疗各种感染、避开污染环境、避免过敏原，减少发病。进行法制教育，学习交通规则，防范意外事故。

七、 青春期保健

青春期是一个特殊时期。青春期肾气充盛，进入第二次生长发育高峰，生理、心理变化大，保健工作也有专门的要求。做好青春期保健，对于顺利完成从儿童向成人的过渡，使之身心健康地走向社会，有着重要的意义。

（一）生理保健

青春期体格生长迅速，脑力劳动和体力运动消耗大，必须增加各种营养素的摄入。要指导他们选择营养适当的食物和保持良好的饮食习惯，不要多吃营养成分不均衡的流行快餐，女孩不要为了追求体形而偏食、节食。要保证足够的休息和必要的锻炼。既要学好知识，也要提高动手能力，手脑并用，劳逸结合，全面发展。

青春期女孩月经来潮，要加强经期卫生指导，如保持生活规律，避免受凉、剧烈运动和重体力劳动，注意会阴部卫生，避免坐浴等。男孩发生遗精，也要教孩子学会正确处理。对于这一时期的好发疾病，如甲状腺肿、痛经、月经不调、结核病、风湿病、意外创伤和事故等，要做好预防和及时检查与治疗。

（二）心理保健

青春期神经内分泌调节不够稳定，常引起心理、行为、精神方面的不稳定，同时，生理方面的不断变化可能造成不安或易于冲动，环境改变接触增多也会带来适应社会的心理问题，产生自卑、易冲动、冒险，甚至自杀等问题。要根据其生理、心理、精神方面的特点，加强教育与引导，使之认识自我，正确对待和处理青春期的生理变化。

向他们普及青春期保健知识，包括性生理知识，去除青少年对性的困惑，提倡男女同学的正常交往，劝导他们不谈恋爱，抵制黄色书刊、录像的不良影响。宣传吸烟、酗酒、吸毒及滥用药物的危害，使之认识社会，适应社会，正确处理好人际关系，增强识别能力，抵御社会不良风气的侵害；培养良好的思想素质，学好文化知识，使自己能够顺利地融入社会，成为对国家有用的人才。

第三章 中医儿科诊治概要

第一节　中医儿科学常用诊法

儿科诊断方法，与内科基本相同，仍以"四诊"方法诊断疾病。由于小儿在生理、病理上有自身的特殊性，与成人有较大的区别，导致诊断上的困难。小儿年幼不会讲话，不能自诉其苦；较大儿童，虽能讲话，但往往词不达意，语不足信；小儿气血未充，脉息不定，加上在就诊之时多烦躁啼哭，造成脉诊、闻诊困难。但经过历代儿科医家长期的探索和实践，找出了以望诊为主的诊察方法，解决了儿科诊断上的难题。小儿的望诊内容极其丰富，通过望神色、观形体、察苗窍、看指纹来诊断小儿的疾病。

一、望诊

（一）望神色

神指精神状态，色是指面部气色。望神色是小儿面部望诊中的重要内容。健康小儿应神情活泼、双目有神、面色红润等。精神状态往往表示小儿病情轻重。若小儿精神活泼，虽发高热，亦属病轻；若精神萎靡、嗜睡或昏迷，即使低热甚至不发热，亦属病重。

1. 五色主病

五色即指青、赤、黄、白、黑五种颜色，即按面色不同颜色表现来诊查疾病，可归纳为以下内容。

（1）白色　主寒、主虚（肺虚）、主吐泻。

（2）赤色　主热。

（3）黄色　主疳、主湿、主虚（脾虚）。

（4）青色　主惊、主风、主痛、主寒、主瘀。

（5）黑色　主寒、主痛、主瘀、主水饮、主中恶，为恶候。

2. 五部配五脏

　　根据小儿面部不同部位出现各种色泽变化来推断病变的部位与性质。五部是指左腮、右腮、额上、鼻部、颏部。小儿五部与五脏的关系最早见于《小儿药证直诀·面上证》："左腮为肝，右腮为肺，额上为心，鼻为脾，颏为肾。"颜面五部图见图3-1。五色在面部不同部位出现，可结合五脏所配为诊查不同病证提供参考。如鼻根色青为乳食积滞、印堂色黑为中恶（指肢体厥冷、突然昏不知人），在临床诊疗时也有一定的参考价值。

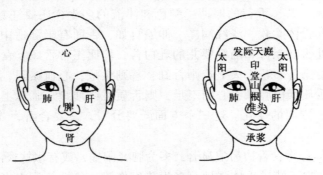

图 3-1　颜面五部图

　　总之，不论五色主病，或五部配五脏的面部望诊方法，都为诊断小儿疾病提供了参考资料，是古代医家长期观察的结果，它和四诊其他方法一样，都不能单独用来作为诊断小儿疾病的依据。五色主病和五部配五脏，二者相较，又以五色主病更有参考价值。

（二）望形态

　　形是指形体，态是指动态。小儿形体望诊包括头囟、躯体、四肢、肌肤、毛发、指（趾）甲，检查时应按顺序进行。凡发育正常、筋骨强健、肌丰肤润、毛发亮泽、神情活泼、活动正常，这是健康的表现。小儿头颅大小应适中，与其年龄相称。如头小顶尖，颅缝闭合过早，是为小头畸形；头方发稀，囟门宽大，当闭不闭，可见于五迟证；头大颌缩、前囟宽大，头缝开解，目睛下垂，见于解颅；前囟及眼窝凹陷，皮肤干燥，可见于婴幼儿泄泻阴伤液脱。腹部膨大，肢体瘦弱，发稀，额上有青筋显现，多属疳证；毛发枯黄、竖立稀疏，容易脱落，为气血亏虚之象。指甲菲薄，苍白质脆，多为营血亏虚之重症。指甲色紫或呈杵状指为气滞血瘀之象。睡喜俯卧者，多为乳食内积或肠道寄生虫。多卧懒动，为久病重症。两手捧腹，呼叫不宁，多为急性腹痛。颈项强直，四肢拘急，为惊厥抽搐或颅脑疾病。呼吸气急多为肺炎、哮喘及喉梗阻之候。

（三）审苗窍

苗窍是指口、舌、目、鼻、耳及前后二阴。苗窍与脏腑关系密切。舌为心之苗，肝开窍于目，肺开窍于鼻，脾开窍于口，肾开窍于耳及前后二阴。脏腑有病，能在苗窍上有所反映。

1. 察舌

舌为心之苗，心开窍于舌。察舌可以了解营卫气血和脾胃消化功能的病变，同时可以了解病之表里、寒热、虚实。小儿患病时，舌象的变化基本同成人，但亦有小儿特有的舌象。

察舌应注意有无舌苔，舌苔的厚薄、颜色和津液的多少，还要注意有无染苔等假象，以免误诊。正常小儿舌体柔软、淡红润泽、伸缩自如，舌面有干湿适中的薄苔。小儿舌质较成人红嫩。新生儿舌红无苔和哺乳婴儿的乳白苔，均属正常舌象。食后或服药后对舌苔有一定影响，应注意染苔。若心火上炎则舌红，甚则生疮；心血瘀阻，则舌质紫黯或有瘀斑；心阳不足，则舌质淡白胖嫩；心阴不足，则舌质红绛瘦瘪。临床上望舌，要注意观察舌体、舌质、舌苔三方面的变化。这三个方面既要分看，又要合看，才能结合其他诊法，作出正确的判断。

（1）舌体　舌体胖嫩，舌边齿痕显著，多为脾肾阳虚，或有水饮痰湿内停；舌体肿大，色泽青紫，可见于气血瘀滞；舌体强硬，多为热盛伤津；急性热病中出现舌体短缩，舌干绛者，则为热甚津伤，经脉失养而挛缩；舌体肿大，板硬不灵，甚则肿塞满口，不能转动吮乳，称为木舌，由心脾积热，火热循经上行所致；舌下红肿突起，形如小舌，称为重舌，属心脾火炽，上冲舌体所致；舌体不能伸出唇外，转动伸缩不灵，语音不清，称为连舌，因舌系带过短所致，需按合适尺寸以剪刀剪开即可；舌吐唇外，掉弄如蛇，称为弄舌，多为大病之后，心气不足或惊风之兆；若舌常吐唇外，伴见眼裂增宽，表情愚钝者，为智力低下之表现；舌吐唇外，缓缓收回，称吐舌，常为心经有热所致；吐舌不收，常为心气将绝；时时用舌舔口唇，以致口唇四周灰暗或有脱屑、作痒，称舔舌，多因脾经伏热所致。

（2）舌质　正常舌质淡红。若舌质淡白为气血亏虚；舌质绛红，舌有红刺，为温热病邪入营血；舌质红、少苔，甚则无苔而干，为阴虚火旺；舌质紫黯或紫红，为气血瘀滞；舌起粗大红刺，状如草莓者，常见于烂喉丹痧。

（3）舌苔　舌苔色白为寒，色黄为热。舌苔白腻为寒湿内滞或寒痰与积食所致；舌苔黄腻为湿热内蕴，或乳食内停；热性病后而见剥苔，多为阴伤津亏等。舌苔花剥，状如地图，时隐时现，经久不愈，多为胃之气阴不足所致。若舌苔厚腻垢浊不化，状如霉酱伴便秘腹胀者，为宿食内积，中焦气机阻滞。当出现异常苔色时，要询问是否吃过某种食物或药品，注意是否是染苔。如吃橄榄、乌梅、铁剂等可使苔色染黑；服青黛可使苔色染青；喝牛奶、豆浆可使苔色染白；吃橘子、蛋黄可使苔色染黄；吃有色糖果可染成糖果色，均不可误认为是病苔。观察舌象还应注意其动态变化。舌质由淡红转红转绛，是热证由浅入深；舌苔由白转黄转灰，是热证由轻转重；舌苔由无到有，说明胃气逐渐来复；舌苔由薄转厚，说明食积湿滞加重；舌苔由厚转薄，说明食积湿滞渐化。

2. 察目

目为肝之窍，五脏之精华皆上注于目，故目除与肝关系密切外，与其他脏腑亦有较密切的关系。察目包括眼睑、目珠及瞳仁等在内。眼的各部分分属各脏腑，眼睑为肉轮属脾、两眦为血轮属心、白睛为气轮属肺、黑睛为风轮属肝、瞳仁为水轮属肾。故察目之各部，可知各脏腑病变。黑睛等圆，目珠灵活，目光有神，开阖自如，是肝肾气血充沛之象；若眼睑水肿，多为水肿之象；眼睑开阖无力，是元气虚急；寐时眼睑张开而不闭，是脾虚气弱之露睛；平时眼睑不能闭，是气血两虚之睑废；两目呆滞，转动迟钝，是肾精不足，或为惊风之先兆；两目直视，瞪目不活动，是肝风内动；白睛黄染，多为黄疸；目赤肿痛，是风热上攻；目眶凹陷，啼哭无泪，是阴津大伤；瞳孔缩小或不等大或散大，对光无反应，病情危殆。

3. 察耳

耳为肾窍，上通于脑，部位属少阳，为宗脉之所聚。小儿耳壳丰厚，颜色红润，是先天肾气充沛的表现；耳壳薄软，耳舟不清，是先天肾气未充的证候；耳内疼痛流脓，为肝胆火盛之证；耳垂为中心的腮部漫肿疼痛，是痄腮（流行性腮腺炎）之表现。

4. 察鼻

鼻为肺窍，为呼吸通道的外端，邪气上受，首先犯鼻。察鼻主要观察鼻内分泌物和鼻形的变化。鼻塞流清涕，为风寒感冒；鼻流黄浊涕，为风热客肺；长期鼻流浊涕，气味腥臭，为肺经郁热；鼻孔干燥，为肺经燥热伤阴；鼻衄鲜红，为肺热迫血妄行；鼻翼煽动，伴气急喘促，为肺气郁闭。鼻孔黑如烟煤而干，多为热毒深重，伤及阴津；鼻尖冷如冰，多为正气将绝；麻疹患儿在鼻准部出现了疹点，为麻疹邪毒已经外透之顺证表现。

5. 察口

脾开窍于口，除舌诊外，还须观察口唇、齿、龈、咽喉、腮、腭等部位。察口主要观察口唇、口腔、齿龈、咽喉的颜色、润燥及外形变化。唇色淡白为气血不足；唇色淡青为风寒束表；唇色红赤为热；唇色红紫为瘀热互结；唇色樱红，为暴泻伤阴；唇白而肿，为唇风；面颊潮红，唯口唇周围苍白，是猩红热征象；唇内及舌出现白点，应注意有否虫积。

口腔破溃糜烂，为心脾积热之口疮；口内白屑成片，为鹅口疮；两颊黏膜有针尖大小的白色小点，周围红晕，为麻疹黏膜斑；上下白齿间腮腺管口红肿如粟粒，按摩肿胀腮部无脓水流出者为痄腮（流行性腮腺炎），有脓水流出者为发颐（化脓性腮腺炎）。

齿为骨之余，龈为胃之络。牙龈红肿，齿缝出血而疼痛，多为胃火上炎；牙龈淡白，多为血虚；牙龈淡红不肿而出血，多为脾虚不能统血，虚火伤络；牙齿萌出延迟，为肾气不足；齿龃龈痛，为胃火上炎；新生儿牙龈上有白色斑块、斑点，称为马牙，并非病态。

咽喉为肺胃之门户，是呼吸与饮食的通道。咽红恶寒发热是外感之象；咽红乳蛾肿痛为外感风热或肺胃之火上炎；乳蛾红肿溢脓，是热壅肉腐；乳蛾大而不红，多为瘀热未尽，或气虚不敛。咽痛微红，有灰白色假膜，不易拭去，为白喉之症。上腭红肿，见有点状溃疡的为疱疹性咽炎。

6. 察二阴

二阴指前后二阴，前阴为生殖器和尿道口，后阴为肛门。二阴属肾，为肾之窍。男孩阴囊紧缩，颜色沉着，是先天肾气充足的表现；若阴囊松弛，颜色淡白，则是先天肾气不足之征象。在患病过程中，阴囊紧缩者多寒；弛纵不收者多热；阴囊肿大透亮，为鞘膜积液；阴囊中有物下坠，时大时小，上下可移，为疝气；阴囊、阴茎均现水肿，常见于肾病水肿较重之象。女孩前阴部潮红灼热瘙痒，常见于湿热下注，亦须注意是否为蛲虫所致。小儿肛门潮湿红痛，多属尿布皮炎，亦称"红臀"；便后肛头脱出者是脱肛，其色鲜红，有血渗出者多属肺热下迫；其色淡而无血者，多属气虚下陷；肛门裂开出血，多因大便秘结，热迫大肠所致。

（四）辨斑疹

斑疹是小儿疾病中常见体征。一般而言，斑，点大成片，不高出皮肤，摸之不碍手，压之不褪色；疹，点小量多，高出皮肤，摸之碍手，压之褪色。斑疹在儿科多见于外感时行疾病，如麻疹、幼儿急疹、风疹、猩红热、水痘等，也见于杂病，如紫癜等。

斑有阳斑、阴斑之分。阳斑为温热毒邪发斑，多见于温病热入营血，其斑大小不一，色泽鲜红或紫红，常伴发热等症；阴斑多内伤或者伴有外感而发，色淡红者多为气不摄血，色淡紫者多系阴虚内热，色紫红者多属血热夹瘀，色青紫者多是瘀血停滞。

疹有丘疹、疱疹之别，以疹内是否有液体而区分。若发热3~4天出疹，疹形细小，状如麻粒，口腔黏膜出现"麻疹黏膜斑"者为麻疹；若低热出疹，分布稀疏，色泽淡红，出没较快，常为风疹；若发热3~4天后热退疹出，疹细稠密，如玫瑰红色，常为幼儿急疹；若壮热，肤布疹点，舌绛如草莓，常为猩红热或皮肤黏膜淋巴结综合征；若斑丘疹大小不一，如云出没，瘙痒难忍，常见于荨麻疹；若丘疹、疱疹、结痂并见，疱疹内晶莹清亮多为水痘；若疱疹相对较大，疱液混浊，疱壁薄而易破，流出脓水，常见于脓疱疮。

（五）察二便

正常小儿的大便色黄，干湿适中，日行1~2次。初生婴儿的胎粪，呈暗绿色或赤褐色，黏稠无臭；母乳喂养儿，大便呈卵黄色，稠而不成形，常发酸臭气；牛奶、羊奶喂养儿，大便呈淡黄白色，质地较硬，有臭气。一般而言，新生儿及较小乳儿大便可呈糊状，每日 3 次左右。大便燥结，为内有实热或阴虚内热；大便稀薄，夹有白色凝块，为内伤乳食；大便稀薄，色黄秽臭，为肠腑湿热；下利清谷，洞泄不止，为脾肾阳虚；大便赤白黏冻，为湿热积滞，常见于痢疾；婴幼儿大便呈果酱色，伴阵发性哭闹，常为肠套叠；大便色泽灰白不黄，多系胆道阻滞；大便黑色多为胃肠道上部出血，或服用铁剂等药物所致；豆腐渣样便，多为真菌性肠炎。

正常小儿的小便为淡黄色。若小便黄赤短少，或有刺痛，多为湿热下注之热淋；若小便黄褐如浓茶，伴身黄、目黄，多为湿热黄疸；若小便色红如洗肉水或镜检红细胞增多者为尿血，鲜红色为血热妄行，淡红色为气不摄血，红褐色为瘀热内结，暗红色为阴虚内热；若小便混浊如米泔水，为脾胃虚弱、饮食不调所致，常见于积滞与疳证。

（六）察指纹

查看指纹，是儿科独有的一种诊断方法，主要用于观察 3 岁以下小儿示指掌面靠拇指一侧的浅表静脉。察指纹也称看虎口三关，见图 3-2。

1. 查看指纹方法

医生以示、中两指夹住小儿指端，以拇指从命关向风关轻轻推按，使指纹容易显露，以便于观察。

2. 正常指纹

指纹可分为风、气、命三关，自虎口向指端，3 岁以下小儿第 1 节为风关，第 2 节为气关，第 3 节为命关，三关部位指纹图见图 3-2。指纹只有乳婴儿才比较明显，较大儿童已经不易显露。指纹是用来辨别乳婴儿疾病的病因、性质，以及估计预后好坏的一种辅助诊断方法。正常小儿的指纹大多淡紫隐隐在风关以内。

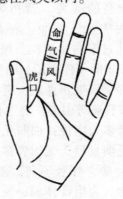

图 3-2　三关部位指纹图

3. 病理指纹

小儿若发生疾病则指纹随之发生变化，因而，察指纹对疾病的诊断辨证有一定的参考价值。指纹的辨证纲要，可以归纳为"浮沉分表里，红紫辨寒热，淡滞定虚实，三关测轻重"。

"浮"指指纹浮现，显露于外，主病邪在表；"沉"指指纹沉伏，深而不显，主病邪在里。纹色鲜红浮露，多为外感风寒；纹色紫红，多为邪热郁滞；纹色淡红，多为内有虚寒；纹色青紫，多为瘀热内结；纹色深紫，多为瘀滞络闭，病情深重。指纹色淡，推之流畅，主气血亏虚；指纹色紫，推之滞涩，复盈缓慢，主实邪内滞，如瘀热、痰湿、积滞等。纹在风关，示病邪初入，病情轻浅；纹达气关，示病邪入里，病情较重；纹进命关，示病邪深入，病情加重；纹达指尖，称透关射甲，若非一向如此，则示病情重危。

察指纹时，应结合患儿无病时的指纹状况，以及患病后的证候表现，全面分析。当指纹与病证不符时，当"舍纹从证"。病情轻者指纹的变化一般不著，也可"舍纹从证"，或"舍纹从脉"，不必拘泥。因此查看指纹必须和其他诊断方法结合起来使用，不能作为唯一的诊断依据。

二、 闻诊

闻诊是运用听觉和嗅觉来辅助诊查疾病的方法。闻诊主要包括听声音和嗅气味两个方面。

（一）闻声

1. 啼哭声

啼哭是婴儿的语言，正常健康小儿哭声都较洪亮而长，多伴有泪。小儿的啼哭，有属生理现象的，也有的是某种不适的表示，还可能是各种病态的表现。

新生儿刚离母腹，便会发生响亮的啼哭。若初生不啼，便属病态，需紧急抢救。婴幼儿有各种不适时，也常以啼哭表示。例如：衣着过暖、温度过高或过低、口渴、饥饿或过饱、要睡觉、要抚抱、包扎过紧妨碍活动、尿布潮湿、虫咬、受惊等，都可引起啼哭。不适引起的啼哭常哭闹不止，解除了原因后，啼哭自然停止。哭声绵长，伸头转动，口若吸吮，得乳食则止者，是饥饿啼哭；哭声急迫，臂若拥抱，可能是要求抚抱；哭声骤起而连续不止，可能是大小便或虫咬针刺等引起，要细心检查。

病理性啼哭，若声音洪亮有力者多为实证；细弱无力者多为虚证；哭声尖锐惊怖者多为剧烈头痛、腹痛等急重症；哭声低弱且目干无泪者多为气阴衰竭危证。哭声尖锐，阵作阵缓，弯腰屈背，多为腹痛；啼哭声嘶，呼吸不利，谨防急喉风；夜卧啼哭，睡卧不宁，为夜啼或积滞；哭声绵长，抽泣呻吟，为疳证体弱；哭声极低，或喑哑无声，须防阴竭阳亡。总之，小儿哭声以洪亮为实证，以微细而弱为虚证；哭声洪亮和顺为佳，哭声尖锐或细弱无力为重。

2. 呼吸声

正常小儿的呼吸均匀平稳。若乳儿呼吸稍促，用口呼吸者，常因鼻塞所致；若呼吸气粗有力，多为外感实证，肺蕴痰热；若呼吸急促，喉间哮鸣者，为邪壅气道，是为哮喘；呼吸急迫，甚则鼻煽，咳嗽频作者，是为肺气郁闭；呼吸窘迫，面青呛咳，常为异物堵塞气道；呼吸微弱及吸气如哭泣样，为肺气欲绝之状。

3. 咳嗽声

咳嗽是肺系疾病的主症之一，有声无痰为咳，有痰无声为嗽，有声有痰为咳嗽。从咳嗽声和痰鸣声可辨别其表里寒热。如干咳无痰或痰少黏稠，多为燥邪犯肺，或肺阴受损；咳声清高，鼻塞声重，多为外感；干咳无痰，咳声响亮，常为咽炎所致；咳嗽频频，痰稠难咳，喉中痰鸣，多为肺蕴痰热，或肺气闭塞；咳声嘶哑如犬吠状者，常见于白喉、急喉风；连声咳嗽，夜咳为主，咳而呕吐，伴鸡鸣样回声者为顿咳。

4. 语言声

对于会讲话的小儿，应将语言声列为闻诊内容之一。正常小儿的语言声应当清晰，语调抑扬顿挫有度，语声有力。呻吟不休，多为身体不适。妄言乱语，语无伦次，声音粗壮，称为谵语，多属心气大伤；语声过响，多言躁动，常属阳热有余；语声低弱，多语无力，常属气虚心怯；语声重浊，伴有鼻塞，多为风寒束肺；语声嘶哑，呼吸不利，多为毒结咽喉；小儿惊呼尖叫，多为剧痛、惊风；喃喃独语，多为心虚、痰阻；语声謇涩，多为热病高热伤津，或痰湿蒙蔽心包。

（二）嗅气味

口气臭秽，多属胃热；嗳气酸腐，多为伤食；口气腥臭，见于血证，如齿衄；口气如烂苹果味，为酮症酸中毒的表现；大便臭秽，是湿热积滞；大便酸臭而稀，多为伤食；小便气味臊臭，为湿热下注；小便清长少臭，为脾肾虚寒。吐物酸臭，多因食滞化热；吐物臭秽如粪，多因肠结气阻，秽粪上逆。

三、 问诊

问诊是医者了解病情的一个重要方法。《景岳全书》中提出的"十问"也基本适用儿科。由于婴幼儿不会说话，较大儿童也难以用语言正确表述自己的病情，因此，除年长儿可由自己陈述外，儿科问诊主要靠询问家长或保育员。小儿问诊的内容除与成人相同的外，要注意问年龄、个人史，还要结合儿科病的发展特点询问。

（一）问寒热

主要问寒热的微甚进退，发作时间与持续时间、温度高低，最好用体温计测量并记录。

为了辨别寒热性质，也需结合观察、触摸、询问等。

小儿恶寒发热无汗，多为外感风寒；发热有汗，多为外感风热；寒热往来，多为邪郁少阳；但热不寒为里热，但寒不热为里寒；大热、大汗、口渴不已为阳明热盛；发热持续、热势嚣张、身热不扬，午后热盛，面黄苔腻为湿热内蕴；夏季高热，持续不退，伴有无汗、口渴、多尿，秋凉后自平，常为夏季热；午后或傍晚潮热，伴盗汗者，为阴虚发热；夜间发热，腹壁、手足心热，胸满不食者，多为内伤乳食。

（二）问出汗

正常婴儿睡时头额有微微汗出，是正常现象。白天不活动或稍动即汗出，为自汗，是气虚所致；入睡后汗出，醒后汗止为盗汗，是阴虚或气阴两虚；热病中汗出热不解者，为表邪入里；若口渴、烦躁、脉大、大汗者，为里热实证；若大汗淋漓，伴呼吸喘促，肢冷脉伏者，为阳气将绝，元气欲脱之危象。

（三）问头身

婴幼儿头痛常表现为反常哭闹，以手击头或摇头，较大儿童能诉说头痛、头晕及身体其他部位的疼痛和不适。头痛而兼发热恶寒为外感风寒；头痛呕吐，高热抽搐，为邪热入营，属急惊风；头晕而兼面白乏力，多为气血不足；头痛如刺，痛有定处，多为瘀阻脑络。关节疼痛，屈伸不利，常见于痹证；肢体瘫痪不用，强直屈伸不利为硬瘫，多为风痰入络，血瘀气滞；痿软屈伸不能为软瘫，多因肝肾亏虚，筋骨失养。小儿有下肢关节疼痛阵作，发作为时短暂，关节肌肉无变化，亦无其他症状者，可能为生长阶段出现的暂时性络脉不和，俗称"生长痛"，不必认作病态。

（四）问胸腹

胸部不适，主要靠年长儿自诉。婴幼儿难以确认。胸部窒闷，喘鸣肩息，多为痰阻气道，肺失宣肃；胸闷胸痛，气短喘促，多为胸阳不振，痰阻气逆；胸闷·心悸，面青气短，多为心阳虚衰，血脉瘀滞；胸痛咳嗽，咯吐脓血，多为肺热壅盛，腐肉伤络。

婴儿腹痛，临床常表现为阵发性反常哭闹，屈腰啼叫，或双手捧腹，辗转不安。较大儿童主诉的腹痛，要通过腹部按诊并结合其他症状以确定部位、性质。若痛在脐周，发作短暂，别无他症，按诊亦无显著改变，反复发作而症状相似，能自行缓解，多为脾阳不足，中焦气滞；脘腹胀痛，嗳气酸馊，为伤食积滞；两胁胀痛，呕恶发热，为热结少阳；右上腹痛，剧如钻顶，时急时缓，呕恶吐蛔，为蛔扰入膈；脘痛隐隐，绵绵发作，嗳气吐酸，食欲缺乏，为中虚气滞；大腹疼痛，痛则欲便，里急后重，便下脓血，为湿热下痢。

（五）问二便

患儿大小便的数量、性状、颜色、气味及排便时的感觉等情况，有些可从望诊、闻诊中获悉，通常是通过问诊了解。主要是问大便是否干燥，有无便血，或是否下痢脓血，或大便是否稀薄，小便是否短赤、清长或混浊。

（六）问饮食

饮食包括纳食和饮水两方面。小儿能按时饮食，食量正常，不吐不泻者，为脾胃功能良好的表现。若食欲缺乏，腹部胀满，嗳气吞酸，为伤乳伤食；多吃多便，形体消瘦，多见于疳证中之胃强脾弱者；新生儿进乳后容易呕吐为"溢乳"；多饮多食，形瘦尿多，为阴虚燥热之消渴；多饮少食，舌干便秘，为胃阴不足之厌食。

（七）问睡眠

小儿年龄越小，睡眠时间越长。小儿白天如常，夜不能寐，啼哭不休，或定时啼哭者，为夜啼；睡卧不安，烦躁不宁，多属邪热内蕴；心经郁热；寐不安宁，多汗惊惕，常见于佝偻病脾虚肝旺证；睡中齘齿，或是虫积，或是胃热兼风；寐而不宁，肛门瘙痒，多为蛲虫；睡中露睛，多为久病脾虚；入夜心怀恐惧而难寐，多为心神失养或惊恐伤神；出现昏睡或嗜睡，在热病中多为邪入心包，或因痰蒙清窍所致。

（八）问现病史

按先后顺序，询问症状发生的时间、经过、部位和性质、已用过的治疗方法、药物和结果，对主要症状应详细询问。

（九）问既往史

问过去的健康情况及患病情况，尤其是与现在病证相关的应详细询问。

（十）问个人史和家族史

个人史包括胎产史、喂养史、发育、预防接种4个方面。胎产史包括胎次、产次、是否足月、顺产或难产、接生方式、出生情况等。喂养史包括喂养方式和辅助食品添加情况。发育史包括体格和智力发育。预防接种史主要问有无漏种及预防接种后的反应。家族史重点询问是否有传染病或遗传性疾病等。

四、切诊

切诊是医者运用手指切按患者体表以诊察疾病的方法。切诊包括脉诊和按诊两个部分。

（一）脉诊

小儿3岁以后可切脉，但由于部位短容不下成人三指，故采用"一指定三关"的方法。

即医者用示指或拇指同时按压寸、关、尺三部，并取轻、中、重三种不同指力，即浮、中、沉三候来体会脉象变化。健康小儿脉象平和，较成人软而稍数，年龄越小，脉搏越快。不同年龄的健康小儿，脉息的至数是不相同的，如按成人正常呼吸定息计算：初生婴儿每息 7~8 至，1~3 岁 6~7 至，4~7 岁约 6 至，8~14 岁约 5 至。若因啼哭、活动等而使脉搏加快，不可认作病脉。

小儿患病后脉象较成人简单。一般用浮、沉、迟、数、无力、有力这六种脉代表小儿基本脉象，分别表示疾病的表、里、寒、热、虚、实。同时，也应注意滑、弦、结、代、不整脉等病脉。

（二）按诊

1. 按头囟

小儿囟门逾期不闭或颅骨按之不坚而有弹性感者，为肾气不足，发育欠佳的表现，常见于佝偻病；囟门下陷成坑者为囟陷，多因严重吐泻、亡津液所致；囟门隆凸，按之紧张，为囟填，多为风火痰热上攻；颅骨开解，头缝四破，头大颌缩，囟门宽大者为解颅，多属先天肾气不足，或后天髓热膨胀之故。

2. 按颈腋

正常小儿在颈项、腋下部位可触及少数绿豆大小之臀核（淋巴结），可活动，不硬，不痛，不属病态。耳下腮部肿胀疼痛，咀嚼障碍者多是流行性腮腺炎；局部肿胀，质地稍硬，抚之灼热，多为热毒痄腮；触及质地较硬之椭圆肿块，推之可移，头面口咽有炎症感染者，属痰热壅结之臀核肿痛（淋巴结炎）；若仅见增大，按之不痛，质坚成串，则为瘰疬（淋巴结核）。若颈项及全身其他部位见多处臀核肿大，伴发热血虚出血，胁下痞块者，须防内伤恶症（白血病等）。

3. 按胸腹

胸骨高突，按之不痛者为"鸡胸"；脊背高突，弯曲隆起，按之不痛为"龟背"；胸胁触及串珠，两肋外翻，可见于佝偻病；若右上腹胁肋下触及痞块，或按之疼痛，为肝肿大；左上腹胁肋下触及痞块，为脾肿大，多为气滞血瘀之证。小儿腹部柔软温和，按之不痛为正常；腹痛喜按，按之痛减者为虚痛；腹痛喜热敷为寒痛；腹痛拒按，按之胀痛加剧为里实腹痛。剑突下疼痛多属胃脘痛。小儿多啼哭，脐外突，按之有声者是脐突；脐周疼痛，按之痛减，并可触及条索状包块者，多为蛔虫症；腹胀形瘦，腹部青筋显露，多为疳积；腹部胀满，叩之如鼓者为气胀；叩之音浊，按之有液体波动之感，多为腹水；右下腹按之疼痛，兼发热，右下肢拘急者多属肠痈。

4. 按四肢

四肢厥冷，多属阳虚；手足心热者，多属阴虚内热或内伤乳食；手背全身俱热者，多属外感表证；高热时四肢厥冷为热深厥深；四肢厥冷，面白唇淡者，多属虚寒；四肢厥冷，唇舌红赤者，多是真热假寒之象。四肢挛急抽动，为惊风之证；一侧或两侧肢体细弱，活动受限，可见于小儿麻痹症；暑温证（乙型脑炎）热退后，手足颤动或拘挛，并见肢体强直等，此为后遗症，属虚风内动。

5. 按皮肤

主要了解寒、热、汗的情况。肤冷汗多，为阳气不足；肤热无汗，为热炽所致；手足心灼热为阴虚内热。肌肤肿胀，按之随手而起，属阳水水肿；肌肤肿胀，按之凹陷难起，属阴水水肿。皮肤干燥而松弛，常属阴液大伤之候。

第二节　中医儿科学常用治法

在辨清证候、审明病因、分析病机之后，应针对性地施予治疗。小儿疾病的治疗，分药物治疗和非药物治疗两大类，治疗大法与成人基本相同，但小儿在治疗方法的选择以及药物的剂量、药物选择和各种方法的联合使用上，具有许多特点。

一、 基本原则

（一）治疗要及时、果断、正确、审慎

小儿体属"稚阴稚阳"，患病来势急骤、传变迅速、易虚易实、易寒易热、易于恶化，因此必须做到诊断及时、治疗正确果断，若是失治、误治，极易贻误病情，造成轻病转重、重病转危或损害脏腑功能。例如，患儿感冒初起只有发热咳嗽之表证，若治疗不当，邪气内侵，可演变为肺炎喘嗽；泄泻日久，或暴泻急迫，容易出现伤阴伤阳之变证。因此，当病邪在表，且有外解之机时，应因势利导，引邪外达，从表而解，不可凉遏而使表邪留恋，不可发汗太过耗损卫阳，也不可骤然固涩而闭邪留寇。

（二）治疗要中病即止

小儿生机旺盛，脏气清灵，其对药物反应较成人灵敏。因此，在治疗时处方用药应力求精简。抓住疾病的主要矛盾，使祛邪而不伤正，扶正而不留邪，随时顾护胃气，维护生机。特别是对大辛、大热、大苦、大寒、攻伐、有毒之品，更要审慎应用，且应"中病即止"或"衰其大半而止"，以防克伐小儿阳气或耗伤津液，甚至发生中毒反而变生他症。对于有损伤之治法，也要审慎使用。此外，无病或健康小儿，不宜滥用药物，也不能依靠药物进行补养，后者更可能导致肥胖或性早熟。

（三）选择适当的剂型和给药途径

由于小儿病证变化迅速，经口服药困难，选择适当的剂型和给药途径在治疗中显得更为重要。要选择便于服用、小儿容易接受的剂型，除了传统的汤剂与丸、散、膏、丹之外，急重症可选择使用注射液等方便易行、见效快的剂型，如清开灵注射液、痰热清注射液等肌注或静脉途径进行给药。昏迷者可鼻饲给药，但临床上必须辨证应用，以提高疗效。

（四）掌握小儿中药的用量

小儿中药剂量是一个比较复杂的问题，至今尚未完全统一。小儿中药的用药剂量，常随年龄大小、个体差异、病情轻重、医者经验而不同。由于小儿服用中药一般中病即止，用药时间较短，加上服药时多有浪费，所以小儿中药的用量相对较大，尤其是益气健脾、养阴补血、消食和中一类药性平和的药物，更是如此。但对一些辛热、苦寒、攻伐和药性较猛烈的药物，如麻黄、附子、细辛、乌头、大黄、巴豆、芒硝等，在应用时须予注意。为方便计算，临床上可采用下列比例用药：新生儿用成人量的1/6，乳婴儿为成人量的1/3 ~ 1/2，幼儿及幼童为成人量的2/3或用成人量，学龄期儿童用成人量。对于经加工制成的冲剂、糖浆、针剂等中成药，可按这些成药的具体说明使用。

（五）掌握小儿中药的煎服方法

汤剂仍是目前最常用的儿科剂型，小儿中药在煎煮时先煎、后入、包煎、烊化和冲服的处理与成人基本相同，但煎煮时间、次数特别是煎煮出的药量不同于成人。儿童用药量的控制可以根据病情需要和临床经验，分别通过精简药味或减少单味药用量来实现。每剂煎煮1~2次，煎出的药量，掌握在新生儿10~30毫升、婴儿50~100毫升、幼童150~200毫升、学龄儿童200~300毫升的范围内。小儿服药需少量多次，按照药物的性质、服药量和疾病特点灵活掌握服药时间，分2~5次不等，特殊情况下也可频服；要注意不同年龄的服药要求，掌握科学的服药方法，不可强行灌服。如果是中西药物并用时，要注意分开服用，西药的剂量也应严格掌握。

二、常用内治法

小儿为"纯阳""稚阴"之体，小儿病因最多的是外感六淫、疠气以及内伤饮食、惊恐所伤等，除先天禀赋、营养失调外，以肺脾病证及时行病证多见，病则易从阳化、热化及伤阴，患病后又传变迅速、易虚易实，故儿科的治法与内科不尽相同。总体上讲，小儿外感病多见，故汗法、清法以及和解法常用，小儿食滞、气滞也颇为多见，因此消法也为常用。儿科常见内治法则有以下几种。

（一）疏风解表法

疏风解表法主要适用于外邪侵袭肌表所致的表证，如感冒、咳嗽、咽喉肿痛等，由于外邪郁闭肌表，开阖失司，出现发热、恶风、汗出或无汗等症。可用疏散风邪的药物，使郁于肌表的邪毒从汗而解。小儿肌肤薄，腠理疏，卫外功能不固，故最易受到外邪的侵袭。表证可分为风寒外感和风热外感两个主要类型。风寒外感用辛温解表的药物，风热外感用辛凉解表的药物。小儿脾常不足，肝常有余，外感时每易夹滞、夹惊，故常需在疏风解表方中，适当加用消食导滞和息风镇惊的药物。辛凉解表常用方剂有银翘散、桑菊饮等，辛温解表常用荆防败毒散、葱豉汤等。另外解表法还适用于暑湿表证和麻疹初期。暑湿表证常用新加香薷饮，麻疹初期则常用宣毒发表汤。小儿选用解表剂时，不宜选用发散剧烈之品，以防汗出过多、伤阴耗阳。

（二）止咳平喘法

止咳平喘法主要适用于邪郁肺经、痰阻肺络所致的咳喘证。如哮喘、肺炎喘嗽等，其发病可分为寒痰内伏和热痰内蕴两类。寒痰内伏常为风寒之邪束于肺经，聚液生痰，阻滞肺络所致；热痰内蕴常为风热之邪犯肺，或寒痰内郁化热所致。寒痰内伏可用温肺散寒、化痰平喘的药物；热痰内蕴可用清热化痰、宣肺平喘药物。寒痰内伏常用小青龙汤、射干麻黄汤、麻杏二陈汤等；热痰内蕴常用定喘汤、麻杏石甘汤等。咳喘久病，易由肺及肾，出现肾虚证候，此时在止咳平喘的方剂中，可加入温肾纳气的药物，如参蛤散等。

（三）清热解毒法

清热解毒法主要适用于热毒炽盛的实热证，如温热病、湿热病、斑疹、血证、丹毒、疮痈、痄腮、黄疸、痢疾等。此法又可分为甘凉清热、苦寒清热、苦泄降热、咸寒清热等，应按邪热之在表、在里，属气、属血，入脏、入腑等，分别选方用药。病邪由表入里而表邪未尽解者，可用栀子豉汤、葛根黄芩黄连汤等清热解毒透邪；证属阳明里热者，可用白虎汤清热生津；湿热化火或湿热留恋，可用白头翁汤、茵陈蒿汤、甘露消毒丹等清热化湿；温热之邪入于营血，发为神昏、斑疹、血证，可用清营汤、犀角地黄汤、神犀丹等清热解毒凉血；出现丹毒、疮痈疔疖等火毒炽盛者，可用黄连解毒汤、五味消毒饮等清火解毒；肝胆火旺时，可用龙胆泻肝汤等清肝泻火。清热解毒药一般多系苦寒之品，易伤及小儿脾胃及阳气，所以在使用时应掌握好用药的时机、法度，注意配伍。

（四）消食导滞法

消食导滞法主要适用于小儿乳食不调、饮食内滞之证。如积滞、伤食吐泻、疳证、厌食症等。小儿脾胃薄弱，每易为乳食所伤，若饮食不节，恣食无度，则脾胃运化无权，轻则呕吐泄泻，厌食腹痛；重则为积为疳，影响生长发育。在消食导滞的药物中，麦芽能消乳食，山楂能消肉食油腻，神曲善化谷食积滞，莱菔子能消麦面之积，鸡内金则能消各种食积，还有开胃作用。消食化积常用保和丸、消乳丸；通导积滞常用枳实导滞丸、木香槟榔丸；消补兼施常用健脾丸、枳术丸等。

（五）利水消肿法

利水消肿法主要适用于水湿停聚，小便短少而水肿的患儿，可治水肿、小便不利以及泄泻、痰饮等证。其病因，若为湿邪内蕴，脾失健运，水湿泛于肌肤而成，则为"阳水"；若为脾肾阳虚，不能化气行水，水湿内聚为肿，则为"阴水"。治疗的主要方法，除了用茯苓、猪苓、车前子、泽泻、薏苡仁、滑石、川木通、赤小豆、金钱草等渗湿利尿外，还须视病情予以通阳化气药（如桂枝）、补气药（如黄芪）、健脾药（如白术）、温阳药（如附子）等作为方剂的主要组成部分。常用方剂，阳水可用麻黄连翘赤小豆汤、五皮饮、五苓散、越婢加术汤等，阴水可用防己黄芪汤、实脾饮、真武汤等。此外，中药如车前草、荠菜花、陈葫芦、玉米须等，也有较好的消肿利尿作用。

（六）凉血止血法

凉血止血法主要适用于小儿诸种出血证候，如鼻衄、齿衄、紫癜、血尿、便血等。血证发病之急性者多由于血热妄行、血不循经引起，用清热凉血法治疗居多。但是，气不摄血、脾不统血、阴虚火旺等其他原因引起的出血临床也不少见，因此，可与补气、健脾、养阴、清火等药配合应用。常用方剂如犀角地黄汤、玉女煎、小蓟饮子、槐花散等。常用成药如云南白药、参三七、白及粉等。

（七）镇惊开窍法

镇惊开窍法主要适用于小儿抽搐、惊痫之证，如高热惊厥、癫痫、小儿暑温等。小儿脏腑娇嫩，神气怯弱，感受病邪，每易邪热嚣张，热极生风，肝风内动而抽搐；或因痰热壅盛，上蒙清窍，而致惊痫。治疗的主要方法，除了用羚羊角、牛黄、天麻、钩藤、石决明、磁石、全蝎、蜈蚣等息风镇惊外，还需与豁痰开窍药同用，常用方剂如羚角钩藤汤、定痫丸、止痉散、安宫牛黄丸、至宝丹、紫雪丹、苏合香丸等。小儿暴受惊恐，神志不安，可用琥珀抱龙丸、朱砂安神丸、磁朱丸等安神镇惊；热极生风，项强抽搐，可用羚角钩藤汤等镇惊息风；热入营血而神昏、惊厥，可用安宫牛黄丸、至宝丹、紫雪丹等镇惊开窍、清热解毒；痰浊上蒙，惊风抽搐，可用苏合香丸等豁痰开窍；感受时邪秽浊之气而吐泻昏厥，可用行军散、玉枢丹等辟秽开窍。常用中成药还有清开灵注射液、醒脑静注射液等。

（八）活血化瘀法

活血化瘀法主要适用于各种血瘀之证。如肺炎喘嗽时见口唇青紫，肌肤有瘀斑瘀点以及腹痛如针刺，痛有定处、按之有痞块等。常用方剂如桃红四物汤、血府逐瘀汤、少腹逐瘀汤、桃仁承气汤等。基于"气为血之帅，气行则血行"，故活血化瘀方中，常辅以行气的药物。

（九）回阳救逆法

回阳救逆法主要适用于小儿元阳衰脱之危重证候，临床可见面色㿠白、神疲肢厥、冷汗淋漓、气息奄奄、脉微欲绝等。此时必须用峻补阳气的方剂加以救治。常用方剂如四逆汤、参附龙牡救逆汤等。

（十）益气养阴法

适用于气阴两伤之证。小儿"稚阴稚阳"，又多热病、吐泻、厌食，易于伤津耗气，出现形瘦、纳少、盗汗、倦怠、低热、便干、舌质红、少苔等证候，常用方剂如生脉散、人参五味子汤、沙参麦冬汤等，若属心之气阴不足可用炙甘草汤，属肾阴亏损可用左归饮。根据阴阳互根原理，在补阴药中可适当辅以补阳药。

（十一）培元补肾法

培元补肾法主要适用于小儿胎禀不足、肾气虚弱及肾不纳气之证，如解颅、五迟、五软、遗尿、哮喘等。小儿肾气未充，筋骨软弱，故初生婴儿颅囟不合，肾气随年龄增长而不断充裕。若胎禀不足，或疾病影响，均能导致肾气虚亏，如遗尿须培补肾气。常用方剂有六味地黄丸、金匮肾气丸、桑螵蛸散、参蛤散等。小儿时期常见肝肾同病、脾肾同病或肺肾同病，治疗时应配合养肝、健脾、补肺之品。

（十二）健脾开胃法

健脾开胃法主要适用于脾胃运化和受纳功能不足的患儿，如久泻、疳证及病后体虚等。盖胃主受纳水谷，脾主运化精微，若脾胃失调，生化之源不足，势必影响小儿的生长发育，且容易感邪而致病。气虚与脾虚关系密切，互为因果，治气虚时多从健脾着手，健脾时多借助补气，故健脾与补气常配合运用。常用方剂如参苓白术散、七味白术散、四君子汤、异功散、补中益气汤等。单味淮山药粉调服，有良好的健脾止泻作用。鉴于脾虚气弱的患儿运化失职，常出现食欲缺乏，消化不良，故健脾益气方药中可酌情佐以砂仁、藿香、陈皮、山楂、神曲、鸡内金等理气消导之品。

以上某一单纯的治法，多是针对病情发展的某一阶段，或是针对某些突出的证候所采取的措施，为适应复杂和千变万化的病情，上述治法临床上多为联合应用。

三、 药物外治

小儿药物治疗分口服和非口服两种途径，中药内服是儿科应用最多的治法，中药汤剂因为吸收迅速、生物利用度高、药物加减运用灵活等优点而最为常用；中成药及其他新型制剂，储存、运输方便，便于小儿使用，应用也越来越广泛。

非口服途径给药又称为药物外治，它运用各种方法让药物通过皮肤、黏膜、孔窍、俞穴向里透入或循经络传导，发挥疏通经络、调和气血、解毒化瘀、扶正祛邪等作用，达到治疗疾病的目的。药物外治可弥补内治的不足，适应证广，使用廉便，易于推广，安全且毒副作用少，易为患儿接受，是重要而有效的治疗手段，值得临床重视。儿科常用的药物外治法有以下几种。

（一）熏洗疗法

熏洗疗法是将药物煎成药液，熏蒸、浸泡、洗涤、沐浴患者局部或全身的治疗方法。熏蒸法用于麻疹、感冒的治疗及呼吸道感染的预防等，有疏风散寒、解肌清热、发表透疹、消毒空气等功效，如麻疹发疹初期，为了透疹，用生麻黄、浮萍、芫荽、西河柳煎水后，加黄酒擦洗头部和四肢，并将药液放在室内煮沸，使空气湿润，使体表亦能接触药气。浸洗法用于痹病、痿病、外伤、泄泻、脱肛、冻疮及多种皮肤病，有疏风通络、舒筋活血、驱寒温阳、祛风止痒等功效。熏洗疗法促进血液及淋巴的循环，提高白细胞吞噬功能，抗炎灭菌，改善局部组织营养和全身功能，抗过敏，并可通过皮肤吸收而发挥全身的药力效应。

（二）敷贴疗法

敷贴疗法是将药物制成软膏、药饼或研粉撒于普通膏药上，敷贴于局部的一种外治法。膏药用于痈疽疮疖、跌打损伤、筋骨酸痛、癥瘕瘰疬、腹痛泄泻等病证，具有消痈散结、活血生肌、舒筋活络、化瘀消癥、散寒温脾等功效，如暖脐膏贴脐治疗寒凝腹痛泄泻。药饼用于感冒、咳嗽、哮喘、厌食、泄泻、滞颐、盗汗等病证，具有解表宣肺、化痰平喘、温中健脾、摄涩敛汗等功效。如用炒芥子、面粉等份研末水调，纱布包裹，敷贴于背部第3～4胸椎处，每次15分钟，皮肤发红则去药，治疗肺炎后期湿性啰音经久不消；用丁香、肉桂等药粉，撒于普通膏药上贴于脐部，以治婴儿泄泻；在夏季三伏天，用延胡索、芥子、甘遂、细辛研末，以生姜汁捣成药饼，中心放少许丁香末，敷于肺俞、膏肓、百劳上，治疗寒性哮喘等。用电离子导入法，可缩短敷贴时间。敷贴疗法也是通过皮肤吸收生效，有促进血液、淋巴液循环，抗炎抑菌，促进炎症消散和吸收，促进损伤组织修复，以及调理脾肺等作用。

（三）涂敷疗法

涂敷法是将中药捣烂成药糊，或用药物研末加入水或醋调匀成药液，涂敷于体表局部或穴位处的一种外治法。药液用于发热、泄泻、暑疖、湿疹、药疹、烧伤等病证，具有清热解毒、温中止泻、活血消肿、燥湿收敛等功效。如复方湿疹液（马齿苋、连翘、百部、苦参、五倍子、生甘草、白芷煎液）涂敷患处治奶癣。药糊用于痄腮、口疮、哮喘、咳嗽、肺炎、泄泻、腹痛、湿疹、外伤等病证，具有安神定惊、解毒消肿、收敛生肌、止咳平喘、温中止痛等功效。如芥子、胡椒、细辛研末，生姜汁调糊，涂敷肺俞，治寒喘；鲜马齿苋、鲜乌梅、鲜芙蓉叶、鲜丝瓜叶等，任选一种，捣烂外敷腮部，治疗痄腮。

（四）热熨疗法

热熨疗法是将药物、器械或适用的材料经加热处理后，对机体局部进行熨敷的治疗方法。常用的是将药物炒熟后，用布包裹，以熨肌表。热熨疗法常用于腹痛、泄泻、积滞、癃闭、痹病、痿病、哮喘等病证，具有温中散寒、理气止痛、通阳利尿、温经通络、祛寒降气等功效。如炒热食盐熨腹部，以治腹痛；将生葱、食盐炒热，熨脐周围及少腹，以治尿闭；用葱白、生姜、陈皮，热炒后用布包好，熨腹部，治疗内寒积滞的腹部胀痛；用吴茱萸炒热，布包熨腹部，治风寒腹痛等。热熨疗法应用时应保持连续治疗，可两包药物轮流加热熨敷。热熨温度以 45～55℃为宜，过高可能灼伤皮肤，过低则影响疗效。热熨时湿润的热气不仅增加皮肤对药物的吸收，同时可使局部皮肤产生温热效应，使毛细血管扩张、血液和淋巴液循环加速，新陈代谢及抗炎能力增强，促进肠道、膀胱等相应器官的蠕动和收缩。

（五）雾化吸入法

雾化吸入法是通过蒸汽吸入器、超声雾化器或空气压缩泵，将药液雾化后吸入呼吸道治疗疾病的方法，常使用具有清肺利咽、化痰平喘功效的药物，用于治疗哮喘、肺炎喘嗽、鼻渊、咽炎等肺系疾病。这是近年来发展起来的治疗方法，有疗效好、全身反应少的优点。不过，临床雾化药物的选择，应当以专用的雾化吸入剂型为对象，以注射剂型或其他非雾化吸入剂型的药物来代替的做法是不可取的。

（六）滴药疗法

滴药疗法是将药液或新鲜药汁点滴于耳、鼻、眼等处治疗疾病的方法，常使用具有清热解毒、消肿散结、活血定痛、明目退翳功效的药物，用于脓耳、耳疔、鼻渊、鼻窒、天行赤眼等五官疾病。例如鱼腥草滴眼液治疗天行赤眼，鲜虎耳草捣汁滴耳治脓耳等。

（七）药袋疗法

药袋疗法是将药物研末装袋，给小儿佩戴或做成枕头、肚兜的外治法。用于佩戴常制成香囊，枕头制成药枕。药袋疗法在儿科用于预防和治疗。香囊常用于预防呼吸道感染，可辟秽免疫、祛风燥湿。如苍术、冰片、白芷、藁本、甘松等制成的防感香囊，有降低复感儿发病率的作用。药枕用于鼻渊、感冒、疰夏、暑疖、头痛等病证，有宣肺通窍、疏风散寒、清热祛暑等功效。如干绿豆皮、干菊花制成的豆菊药枕治疗疰夏。肚兜用于泄泻、腹痛、腹胀、呕吐、厌食等疾病，有温脾散寒、理气止痛、消食除胀、止吐止泻等功效，如茴香、艾叶、甘松、官桂、丁香等制成的暖脐肚兜治疗脾胃虚寒性腹痛吐泻。

（八）灌塞法

灌塞法是将中药药液灌肠，或将药物研成粉末加赋形剂，形成长圆形固体塞入肛门的治法。直肠给药治疗疾病，一定程度上避免了小儿服药困难的问题，可用于外感高热、肠胃疾病、消肿等。

（九）吹药疗法

吹药疗法是将药物研成粉末，用喷粉器或自制工具（细竹管、纸筒等），将药物吹于口腔、咽喉、耳、鼻、眼、皮肤创面等处，治疗相应局部疾病及某些全身性疾病，如鹅口疮、乳蛾喉风、耳疮脓耳、鼻塞鼻渊、目痒粟疮，以及白喉、丹痧、黄疸、惊风、癫痫、昏迷痰壅等疾病的方法。吹药疗法具有清热解毒、凉血消肿、燥湿祛痰、利气通窍、息风解痉等功效。如红棉散吹耳治慢性脓耳；西瓜霜喷咽治疗喉痹；苍耳子、辛夷研细末，每次少许吹鼻内，治疗副鼻窦炎等病症。吹药粉末应细，以能通过七号筛为要求。使用前要先用生理盐水或3%过氧化氢液将局部脓液等洗净。耳、鼻、眼部吹药剂量均不宜多，再次使用时要先将前次残留药末拭去。

（十）经皮透入法

经皮透入法是应用药物离子透入仪输出的直流电，施加于浸有中药药液衬垫的电极板上，使药物离子透入人体穴位，从而获得药物与刺激穴位双重治疗效果的方法。比如用川乌、草乌离子透入治疗小儿风湿痹痛。

四、非药物疗法

儿科非药物治法很多，可根据病种及患儿个体情况，单独或配合使用，常用的有以下几种。

（一）针灸疗法

针灸疗法包括多种针法和灸法，如体针、头针、耳针等。小儿针灸疗法，所用经穴和手法与成人基本相同，但小儿接受针刺的依从性较差，取穴要求少而精，一般用浅刺、速刺、不留针，常用于治疗遗尿、哮喘、泄泻、痢疾、痿病、痹病、小儿暑温后遗症等病证；小儿灸治常用艾条间接灸法，与皮肤保持适当距离，以皮肤微热微红为宜。耳穴压丸疗法可用于多种疾病治疗，常用橡皮膏粘王不留行子贴于耳穴处，每耳一般选用 6~10 个穴位，可治疗小儿厌食、失眠等病证。

刺四缝疗法是小儿针灸疗法中特殊的一种。四缝是经外奇穴，它的位置在示指、中指、环指及小指四指掌面第一指关节横纹的中央，是手三阴经所过之处。具有健脾开胃、清热除烦、止咳化痰、通畅百脉、调和脏腑的作用。常用于治疗小儿疳病、厌食、咳嗽、百日咳、咳喘等病证，5 岁以下，特别是婴幼儿效果更佳。刺四缝疗法的操作方法：皮肤局部消毒后，用三棱针或粗毫针针刺约一分深，刺后用手挤出黄白色黏液，每周刺 1~2 次，病重者可隔日刺 1 次，待病情好转后减为每周 1 次，10 天 1 次或 15 天 1 次，最多不超过 10 次。直到针刺后不再有黄白色黏液挤出为止。针刺四缝穴须注意避开小静脉，以防出血。刺后 24 小时内，两手避免接触污物，避免感染。治疗期间，患儿饮食不宜太甜或太咸，以免影响疗效。

（二）推拿疗法

小儿推拿疗法是运用各种手法作用于小儿身体一定部位或穴位上，达到治疗目的的一种传统方法。此法有促进气血流行、通畅经络、安定神气、调和脏腑的作用。小儿推拿手法操作时，一般来说以推法、揉法、运法次数为多，而按法次数宜少，摩法时间较长，掐法则重、快、少，在掐后常继用揉法，按法和揉法也常配合应用。在临床应用上，小儿推拿手法经常与具体穴位结合在一起，如补脾经、补肺经、清脾经、清肺经、揉一窝风、掐水沟等。在操作程序上，刺激较强的手法，一般应放在最后操作，以免刺激过强，使患儿哭闹，影响后面的操作治疗；同时在手法操作时，常用一些介质，如滑石粉、葱姜水、酒精等。用介质不仅有润滑作用，防止擦破皮肤，还有助于提高疗效。

1. 小儿推拿手法

小儿推拿临床常用的手法有推法、揉法、运法、捏法、掐法、摩法等。

（1）推法 在小儿推拿中，推法（图 3-3）是最常用的手法。如补脾、清肝、补肾、推小肠、推大肠、推七节骨、推三关等，都是运用的推法。推法动作要轻快、连续，手法频率每分钟 200~300 次。用拇指或示、中两指螺纹面附着于穴位上，做单方向的推动动作。推法主要包括直推、分推、旋推、合推 4 种。直推是在表皮进行操作，不要推挤皮下组织。直推法常用于线状穴位，旋推法主要用于面状穴位，旋推也是只作用于表皮，不得带动皮下组织。分推、合推可横如直线，也可弯曲如弧线。如分阴阳、合阴阳就是分别运用的分推、合推，是由中间点向两边分，或由两边向中间点合。分推、合推这两种手法很少用到。

（2）揉法 揉法（图 3-4）也是小儿推拿中常用的手法之一。是用手指的螺纹面、大鱼际或手掌作用于一定的部位或穴位上做环形揉动，一般以每分钟揉 160~200 次为宜。揉法最典型的特点是：带动该处的皮下组织一起揉动。操作要领是将手指或掌吸固于穴位点上，与皮肤紧密接触，不能离开，不要在皮肤上摩擦，要自然而然带动皮下组织一起揉动。揉法分为指揉法、掌揉法和鱼际揉法。用手指的螺纹面作用于穴位做环形揉动叫指揉法；用手掌的大鱼际作用于治疗部位做环形揉动叫鱼际揉法；用手掌（掌根）作用于治疗部位做环形揉动叫掌揉法。指揉适用于穴位点，如揉风池、揉太阳、揉劳宫、揉百会等；掌揉、鱼际揉适用于大面积的部位。掌揉又分为掌心揉和掌根揉。掌心揉力度轻，还有热力的作用，如揉中脘；掌根揉力度重，鱼际揉力度和缓。揉法常与掐法相结合，一般掐后即揉，如掐揉五指节、小天心、四横纹。

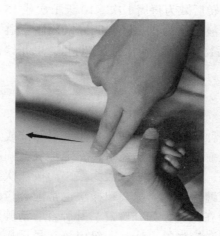

图 3-3　推法

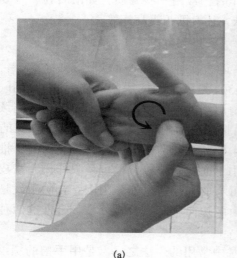

(a)

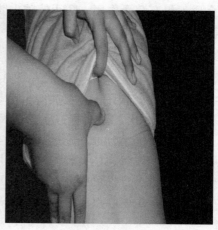

(b)

图 3-4　揉法

　儿科病中医特色诊疗与处方

（3）运法　运法在小儿推拿中也经常用到，用手指在穴位点做弧形或环形的推动，有旋推的意思。运法是小儿推拿中手法最轻的一种，连皮下组织也不能带动，力度宜轻不宜重，频率宜缓不宜急，每分钟80～100次。常用于头面部穴位或手部穴位，如运太阳、运耳后高骨、运八卦、运水入土、运土入水等。运法具有理气和血、舒筋活络的作用。

（4）捏法（捏脊）　捏法是用拇指、示指、中指三指轻轻捏拿肌肤，作用于背部正中，又叫捏脊（图3-5），尤其适用于小儿体质虚弱者，是保健要穴，在临床治疗消化不良、腹泻、疳积等病症也常用到。捏脊从长强到大椎成一直线，操作时应由下向上捏拿。捏脊有两种方法：一种是拇指桡侧缘顶住皮肤，示、中指前按，三指同时用力提拿皮肤，双手交替捻动向前（三指捏）；或示指屈曲，用示指中节桡侧顶住皮肤，拇指前按，两指同时用力提拿皮肤，双手交替捻动向前（二指捏），一般连续操作5～6遍。结合病情，对需加强手法刺激的患儿，常用捏三提一法，即先捏脊一遍，从第二遍起，每向前捏三次，双手在同一平面同时用力向上提拉一次。注意捏脊时要直线前行不要歪斜，不要忽左忽右，提捏的皮肤要均匀，不要忽多忽少。捏脊有调和阴阳，健脾和胃，增强食欲，增强体质，提高人体免疫力的作用，是小儿保健的要穴。在初次捏脊时，因皮肤较紧，弹性较差，所以有些痛，当经过3～5次的捏脊后，其不适感觉会随之消失，并且会有越捏越舒适的感觉。

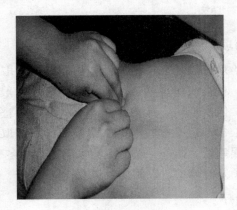

图3-5　捏脊

（5）摩法　摩法分指摩法（图3-6）和掌摩法，指摩法适宜点状部位，掌摩法适宜面状部位。摩法的典型特点是不带动皮下深层组织，只在皮肤体表摩擦，轻柔和缓，有节律，不宜过重，频率是每分钟120次左右。临床中主要用于摩腹。摩腹顺时针方向为泻法，逆时针方向为补法。急摩为泻，缓摩为补，因此治疗便秘时摩腹的速度宜快，治疗腹泻时摩腹的速度宜慢。摩腹适用的病症比较广泛，如消化不良、疳积、腹泻、便秘、腹痛、腹胀等都能用到。

（6）掐法　掐法（图3-7）是用拇指指尖着力重按穴位。运用掐法时要用指尖垂直用力按压重刺，不得抠动而掐破皮肤。掐法是强刺激手法之一，常用于点刺穴位，是以指代针之法。掐法很少单独使用，一般掐后即揉，以减缓局部不适。掐法不宜太多，5～10次即可，次数太少也会效果不佳。切忌突然用力，不能用蛮力，要逐渐用力，不要刺破小儿皮肤。临床常用到掐揉五指节、掐人中、掐小天心、掐十宣等。

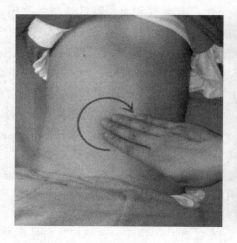
图 3-6　摩法

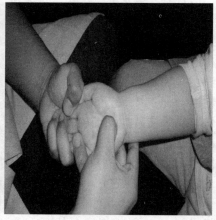
图 3-7　掐法

2. 小儿推拿的注意事项

小儿常见疾病的推拿治疗，也是在辨证的基础上进行的。取穴要以脏腑经络、阴阳气血、寒热虚实理论为指导，根据病情灵活选穴。推拿的顺序一般按先推四肢、头面，后推胸腹、脊背，或从上而下，依次推毕。推拿疗法亦有一些禁忌证，如急性出血性疾病、急性外伤、急腹症，皆不宜推拿。还有一些严重的传染病，应采取综合救治措施，而不能单独运用推拿疗法，以免贻误病情。此外，还应注意室温适宜，冬季须防感冒，并注意卫生，防止交叉感染。术者指甲须及时修剪，以防伤及患儿皮肤。

3. 常见疾病的推拿治疗

（1）发热

①治疗原则　以祛邪解表、调理脏腑、清热泻火为基本原则。针对不同分型，采用清热解表、清泻里热、滋阴清热等治法。

②治疗手法　外感发热：开天门 100 次，推坎宫 100 次，揉太阳 50 次，清肺经 300 次，清天河水 300 次。阴虚内热：补脾经 300 次，补肺经 300 次，揉二人上马 300 次，清天河水 300 次，运内劳宫 50 次，按揉足三里 300 次，推涌泉 100 次，打马过天河 30 次。肺胃实热：清肺经 300 次，清胃经 300 次，清大肠 300 次，揉板门 100 次，运内八卦 300 次，清天河水 300 次，退六腑 300 次，揉天枢 50 次，推下七节骨 30 次，清小肠 50 次。

③随证加减　风寒者，加推三关，掐揉二扇门，拿风池，以发汗解表、散风寒；风热

者，加捏脊，以清热解表；呕吐者，加推天柱骨，顺时针方向摩腹；不思乳食者，加揉中脘，以健脾和胃。

④注意事项　多饮水，慎饮食，防外感；病后注意营养，以免气血津液亏损；发热高而不退者，可每日推拿2～3次。

（2）咳嗽

①治疗原则　以止咳化痰为基本原则，针对不同分型，采用疏风解表、健脾养肺等治法。

②治疗手法　外感咳嗽：开天门、推坎宫、揉太阳、揉耳后高骨各50次，清肺经300次，运内八卦200次，推揉膻中100次，揉乳根、揉乳旁各50次，揉肺俞100次，分推肩胛骨200次。内伤咳嗽：补脾经、补肺经500次，运内八卦200次，推揉膻中100次，揉乳根、揉乳旁各50次，揉中脘300次，按揉足三里50次，揉肺俞100次，分推肩胛骨200次。

③随证加减　风寒者，加推三关、掐揉二扇门；风热者，加清天河水；痰多咳喘者，加揉丰隆；久咳体虚喘促者，加补肾经、推三关、捏脊；阴虚甚者，加揉二人上马。

④注意事项　注意休息，多饮水，忌食油腻及过咸、辛辣香燥食物，胸腹部注意保暖，防止外邪侵袭。

（3）泄泻

①治疗原则　以运脾化湿为基本原则，针对不同分型，采用温中散寒、清热利湿、消食导滞、健脾益气、温阳补肾等治法。

②治疗手法　寒湿泄泻：补脾经300次，补大肠200次，板门推向横纹100次，推三关100次，揉外劳宫50次，揉脐100次，逆时针方向摩腹2分钟，按揉足三里30次，揉龟尾50次，推上七节骨100次。湿热泄泻：补脾经300次，清胃经100次，清大肠200次，板门推向横纹100次，清天河水200次，揉脐与天枢100次，顺时针方向摩腹2分钟，揉龟尾50次，推上七节骨100次。伤食泄泻：补脾经300次，清胃经100次，揉板门100次，清补大肠200次，运内八卦100次，揉中脘100次，揉脐与天枢100次，分推腹阴阳50次，揉龟尾50次，推下七节骨50次。脾虚泄泻：补脾经300次，补大肠100次，推三关100次，揉外劳宫100次，揉脐100次，顺时针方向摩腹2分钟，按揉足三里50次，按揉脾俞100次，按揉大肠俞100次，揉龟尾50次，推上七节骨100次，捏脊10遍。

③随证加减　若身热明显，加退六腑、推三关；呕吐者，加推天柱骨；腹痛明显者，加拿肚角；腹胀者，加运内八卦；久泻不止者，加按揉百会。

④注意事项　饮食宜清淡，吐泻严重者，可暂禁食4～6小时。做好臀部护理，勤换尿布，防止红臀。如患儿出现小便极少、无尿或眼眶凹陷、吐泻频繁、饮食不进、精神萎靡等脱水现象时，应停止推拿治疗，采取相应针对性处理措施，在纠正脱水的情况下，可继续推拿治疗。

（三）拔罐疗法

拔罐疗法有促进气血流畅、营卫运行、祛风散寒止痛的功效，常用于肺炎喘嗽、哮喘、腹痛、遗尿等病证。儿科拔罐常用口径4～5厘米之竹罐或玻璃罐。六个月以内婴儿，一般不适用拔火罐疗法。高热抽搐、皮肤过敏、水肿、有出血倾向、有明显营养不良及皮肤感染者，均不宜拔罐。

（四）割治疗法

割治疗法是通过经穴的持久刺激，达到调和气血、促进脾胃运化功能等功效，一般取两手掌大鱼际处交替施术。本法常用于疳病、哮喘等病证，治疗期间要防止感染。

（五）灯火燋法

灯火燋法是用灯心草蘸麻油燃火，烧灼所选定的穴位或部位以治病的方法。本法具有疏风解表、行气化痰、醒脑定搐之作用。手法必须迅速，一触及皮肤随即离去。主要用于治疗流行性腮腺炎、新生儿腹胀、腹泻，以及脐风惊搐、风痰闭证等疾病，但对邪已入里的实热证、久病体弱、久热消渴、虚热、阴血亏虚等证，均禁用此法。

（六）饮食疗法

饮食疗法古称"食疗"，是利用食物或添加适宜的中药制成药膳，以防治疾病、养生健体的方法，可调节机体功能，促进病体康复，常用于小儿肺炎、泄泻、疳病等疾病。如用鸡内金粥治疗伤食症。应用时要注意饮食禁忌。

第四章

肺系疾病

第一节　感　冒

感冒是指感受外邪引起的肺系疾病，临床以发热、恶寒、鼻塞、流涕、喷嚏、咳嗽、全身酸痛为主要特征。本病俗称伤风，病名首见于《仁斋直指方·诸风》，《幼科释谜》曰："感者触也，冒其罩乎。"指感受外邪，触罩肌表全身，相当于西医的上呼吸道感染。

感冒一年四季均可发生，以冬春季节及气候骤变时多发。任何年龄皆可发病，婴幼儿更为常见，发病率占儿科疾病首位。小儿肺脏娇嫩，脾常不足，神气怯弱，感邪之后，易出现夹痰、夹滞、夹惊等兼证，如及时治疗，预后良好，但失治误治，则可发生多种变证。

感冒分为四时感冒和时行感冒，四时感冒是感受四时六淫之邪所致，临床症状较轻，没有传染性；时行感冒是感受时行疫疠之邪所致，临床症状较重，有传染性。

【病因病机】

小儿感冒发生的病因，以感受风邪为主，常兼夹寒、热、暑、湿、燥邪，也可感受时行疫毒致病。当气候变化、不慎受凉、调护不当时，机体抵抗力下降，外邪自皮毛或口鼻而入，客于肺卫，致卫阳被遏，肺气失宣，出现发热、恶风、鼻塞、流涕、喷嚏、咳嗽等症状。

感冒的病变部位主要在肺卫，病机关键为肺卫失宣。

1. 感受风寒

小儿藩篱疏薄，卫表不固，加之寒温不知自调，易为外邪侵袭。风寒之邪，由口鼻或皮毛而入，束于肌表，郁于腠理，卫阳不得宣发，而见发热、恶寒、无汗；寒邪束肺，肺气失宣，则致鼻塞、流清涕、咳嗽；寒邪郁于太阳经脉，寒主收引，经脉拘急，气血凝滞，则致头痛、身痛、肢体酸痛等。

2. 感受风热

风热之邪，由口鼻或皮毛而入，侵犯肺卫，上攻咽喉，肺气失宣，卫气不畅，则发热较重、恶风、微汗出；风热上扰，清窍不利则见头痛；热邪客肺，肺气失宣，可致鼻塞、流涕、喷嚏、咳嗽；风热上乘咽喉，则见咽喉红肿疼痛。

3. 感受暑湿

夏季暑湿当令，暑湿之邪郁于肌表，卫表失宣，则致发热、无汗；暑湿郁遏，清阳不升，则见头晕头痛；湿郁肌表，则身重困倦；湿困中焦，气机升降失司，可见胸闷、泛恶、食欲不振、呕吐、泄泻。

4. 感受时邪

时行疫毒，侵犯肺胃。疫毒之邪性烈，易于传变，故起病急、传变快、病情重。邪郁肌表，则初起发热、恶寒、肌肉酸痛；毒火上炎，则目赤咽红；邪毒侵犯脾胃，则可见呕吐、泄泻、腹痛等症。

小儿肺脏娇嫩，感邪之后，失于宣肃，津液输布不利，停聚成痰，临床可见咳嗽、痰鸣等夹痰证候；小儿脾常不足，乳食不知自节，感邪之后，脾失健运，乳食停滞，临床可见脘腹胀满、不思乳食、呕吐、泄泻等夹滞的表现；小儿神气怯弱，心常有余，肝常有余，感邪之后，热扰肝经，易致心神不安、烦躁不宁、睡卧不实，甚则见惊惕、抽搐等夹惊证候。

【临床表现】 →

1. 一般类型感冒

婴幼儿起病急，可有高热、咳嗽、纳差、恶心呕吐、泄泻、烦躁，甚则惊厥；年长患儿症状较轻，常以鼻塞、流涕、喷嚏、发热、咽痛不适，或有腹痛等症状为主。

2. 特殊类型感冒

①疱疹性咽峡炎：好发于夏秋季，急性起病，以发热、流涎、咽痛为主要表现，查体可见咽腭弓、悬雍垂、软腭处出现疱疹，周围有红晕，疱疹溃破后形成小溃疡。病程1周左右。由柯萨奇A组病毒所致。

②咽结合膜热：好发于春夏季，症见高热、咽痛、咽部刺痛；查体可见咽部充血，眼结膜充血，颈部、耳后淋巴结肿大。病程1~2周。由腺病毒3型、腺病毒7型所致。

3. 时行感冒

有流行病学史，高热、四肢酸痛、头痛等全身症状较重，上呼吸道卡他症状较轻。

【诊断与鉴别诊断】➡

1. 诊断

本病根据病史、临床症状、体征，诊断不难明确。

2. 鉴别诊断

（1）急性传染病早期　多种急性传染病早期有类似感冒的症状，如麻疹、水痘、幼儿急疹、传染性肺炎早期等，可根据流行病学史、临床表现、实验室检查及疾病演变的特点进行鉴别。

（2）急喉瘖　即急性感染性喉炎，本病初起仅表现为发热、微咳，声音嘶哑，病情较重时可闻及犬吠样咳嗽及吸气性喉鸣。

【辨证施治】➡

以下药物剂量以 3~5 岁小儿为参考。

（一）主证

1. 风寒感冒型

恶寒，发热，头痛，鼻塞，喷嚏，流清涕，咳嗽，口不渴，咽不红，舌淡红，苔薄白，脉浮紧或指纹浮红。

治法：辛温解表。

方药：荆防败毒散加减。

处方：荆芥 3 克，防风 3 克，羌活 3 克，紫苏叶 6 克，桔梗 3 克，前胡 5 克，白芷 3 克，葛根 6 克，甘草 2 克。

加减：咳嗽明显者，加白前、紫菀、款冬花；呕吐者，加半夏、砂仁；流清涕者，加辛夷。

2. 风热感冒型

发热，恶风，有汗或少汗，头痛，鼻流浊涕，喷嚏，咳嗽，咽喉红肿，口干口渴，舌红，苔黄，脉浮数或指纹紫。

治法：辛凉解表。

方药：银翘散加减。

处方：金银花 5 克，连翘 5 克，薄荷 3 克，桔梗 3 克，牛蒡子 3 克，大青叶 6 克，荆芥 3 克，淡豆豉 3 克，芦根 8 克，淡竹叶 3 克，生石膏 12 克。

加减：高热者，加青蒿、柴胡；咳嗽重者，加杏仁、瓜蒌皮、百部、浙贝母等；咽喉红肿疼痛者，加马勃、射干、玄参等。

3. 暑湿感冒型

发热，无汗或汗出不解，头身困重，胸脘满闷，呕恶心烦，纳食不佳，或有泄泻，小便短黄，舌红，苔黄腻，脉滑数，指纹紫滞。

治法：清暑化湿解表。

方药：新加香薷饮加减。

处方：香薷3克，金银花5克，连翘5克，厚朴3克，白扁豆3克，芦根8克，炒栀子3克，甘草2克。

加减：热重者，加黄连、栀子；湿重者，加藿香、佩兰；呕甚者，加竹茹、半夏；泄泻者，加葛根、黄连。

4. 时行感冒型

起病急骤，高热，恶寒，无汗或汗出热不解，头痛，心烦，目赤咽红，肌肉酸痛，腹痛，或有恶心呕吐，大便溏薄，舌质红，苔黄，脉数，指纹紫。

治法：清热解毒。

方药：银翘散合普济消毒饮加减。

处方：金银花5克，连翘5克，荆芥3克，羌活3克，贯众5克，炒栀子3克，黄芩3克，板蓝根5克，桔梗3克，牛蒡子3克，薄荷3克，生石膏12克。

加减：高热者，加柴胡；肌肉酸痛者，加葛根；目赤者，加菊花、夏枯草。

（二）兼证

1. 夹痰型

咳嗽较剧，喉间痰鸣。在解表的基础上，风寒者合用三拗汤或二陈汤，风热者合用桑菊饮。

2. 夹滞型

脘腹胀满，不思饮食，呕吐酸腐，口气秽浊，大便酸臭，或腹痛泄泻，或大便秘结，小便短黄，舌苔厚腻。在解表的基础上，合用保和丸或枳实导滞汤。

3. 夹惊型

高热，惊惕哭闹，睡卧不宁，甚则惊厥。在疏风解表的基础上，加用钩藤、僵蚕、蝉蜕清热镇惊。

【中成药】 ➡

（1）小儿豉翘清热颗粒　6个月至1岁，1~2克/次；1~3岁，2~3克/次；4~6岁，

3 ~ 4 克/次；7 ~ 9 岁，4 ~ 5 克/次；10 岁以上，6 克/次，每日 3 次。用于风热感冒或风热感冒夹滞型。

（2）小儿柴桂退热口服液　周岁以内 5 毫升/次；1 ~ 3 岁，10 毫升/次；4 ~ 6 岁，15 毫升/次；7 ~ 14 岁，20 毫升/次，每日 4 次。用于风热感冒型。

（3）小儿退热颗粒　5 岁以内，5 克/次；5 ~ 10 岁，10 ~ 15 克/次；10 ~ 14 岁，15 克/次，每日 3 次。用于风热感冒型。

【外用药】 ⟩

艾叶 15 ~ 20 克，路路通 15 ~ 20 克，荆芥 15 ~ 20 克，西河柳 15 ~ 20 克，川芎 5 ~ 10 克，薄荷 5 ~ 10 克，柴胡 15 ~ 20 克。煎水 3000 毫升，待水温 40℃ 左右泡浴。每日 1 次。用于感冒发热流涕。

【其他疗法】 ⟩

1. 灸法

主穴：大椎、风门、肺俞。

操作：用艾炷 1 ~ 2 壮，依次灸治，每穴 5 ~ 10 分钟，以表面温热为宜，每日 1 ~ 2 次。适用于风寒感冒型。

2. 推拿

基础方：推五经，即先清脾经 100 次，再补脾经 50 次，清肝经 250 次，清心经 150 次，清肺经 300 次，补肾经 100 次。

① 辨证加减：在基础方基础上加配穴，即运太阳 24 次，揉风池、按揉外劳宫、二扇门各 60 次，推三关 150 次，推六腑 50 次，推膻中 120 次，推肺俞至发红。捏脊 3 ~ 5 遍；按肩井 2 ~ 3 次。适用于风寒感冒。

② 辨证加减：在基础方基础上加配穴，即揉内劳宫 60 次，清天河水、推大椎各 30 次，推三关 50 次，推六腑 50 次，推六腑 150 次，推膻中 120 次，推肺俞至发红。捏脊 3 ~ 5 遍；按肩井 2 ~ 3 次。适用于风热感冒。

【单方验方】 ⟩

1. 解表消积散

组成：金银花 160 克，荆芥穗、杏仁各 120 克，薄荷叶、紫苏叶、蝉蜕各 80 克，山楂、神曲、麦芽各30克，麻黄、番泻叶各15克。将上述药材分别清洗干净，沥干水分，一同研成细末，备用。

功效：疏散风邪，消积导滞。

应用：适用于婴幼儿外感风邪兼夹积滞型。

来源：王和亿，《东方药膳》。

2. 葱白汤

组成：小葱葱白20支，生姜1~3片。

功效：散寒通窍。

应用：适用于婴幼儿外感风寒表证型。

来源：民间偏方。

【预防调护】

（1）加强三浴：空气浴、日光浴、水浴。

（2）注意顺应气候变化，及时增减衣物。

（3）避免到人多拥挤的公共场所，避免与感冒患者接触。

（4）居室保持空气流通。

（5）发热期间，多饮热水，饮食宜清淡易消化。

（6）定期进行空气消毒。

【临床心得】

（1）小儿感冒临床上总的治疗原则是疏风解表。可根据兼夹证的不同，在解表的基础上，分别佐以化痰、消积、镇惊之法。

（2）治疗用药应注意发汗不宜太过，以防津液耗损太过。

（3）小儿感冒易寒从热化，或热为寒闭，形成寒热错杂证，单用辛凉药易汗出不透，单用辛温药易助热化火，故当寒温并用。

第二节　乳　蛾

乳蛾是因邪客咽喉，喉核（腭扁桃体）内血败肉腐所致，临床以咽痛、喉核红肿，甚至溃烂化脓为主症。轻者可无全身症状，重者可出现发热、恶寒、头身疼痛、咳嗽等症，为儿科常见肺系疾病之一。因喉核肿大，状如乳头或蚕蛾，故名乳蛾。乳蛾之名，最早见于《儒门事亲·喉舌缓急砭药不同解二十一》："单乳蛾，双乳蛾……结薄于喉之两旁，近外肿作，以其形似，是谓乳蛾。"发生于一侧者，名单乳蛾；发生于双侧者，名双乳蛾；喉核溃烂者，名烂乳蛾。本病相当于西医学的扁桃体炎，通常由链球菌感染引起，也可由病毒感染引起。临床上按其起病与病程，又可分为急性扁桃体炎和慢性扁桃体炎。

本病一年四季均可发病，以冬春二季发病率最高，多见于 4 岁以上的儿童或少年。临床常伴有高热，多数经积极治疗可获痊愈，但婴幼儿病程较长，也可迁延不愈或反复发作发生；部分年长患儿因未及时或彻底治愈可导致肾炎、关节炎、心脏瓣膜病等病。

【病因病机】

乳蛾之病因，责之于风热邪毒从口鼻而入，侵袭咽喉；或素体肺胃热炽，复感外邪，邪毒上攻咽喉；或邪热伤阴、素体阴虚，虚火上炎；或肺脾气虚，卫表不固，反复不愈。乳蛾的病位主要在肺、胃，可累及于肾。病理因素为热毒，病机为热毒壅结于咽喉，气血壅滞，肌膜灼伤受损。

（1）风热犯咽　咽喉为肺胃之门户，风热邪毒从口鼻而入，咽喉首当其冲，风热外侵，肺气不宣，热毒结于咽喉，气血壅滞，脉络受阻，肌膜受灼，而发为乳蛾。

（2）肺胃热炽　小儿因嗜食辛辣炙煿之品，热炽胃腑，或先天禀受母体胃热，均可造成胃火内炽，上熏咽喉。若复感外邪，或风热犯肺失治，邪热入里，循经上攻咽喉，搏结于喉核，灼腐肌膜，咽喉肿痛，发为乳蛾。

（3）肺肾阴虚　乳蛾缠绵日久邪热伤阴，或温热病后阴液亏损、余邪未清，或素体肺肾阴虚、虚火上炎，搏结于喉核，则喉核肿大，日久不消。

（4）肺脾气虚　患儿素体气虚，卫表不固，反复外感，屡发乳蛾，又损脾伤气。肺脾气虚，造成乳蛾反复急性发作，而发作后又不能收敛复原，肥大而不收。

【临床表现】

喉核肿大或伴红肿疼痛、咽痒不适为主症，重者喉核溃烂化脓。轻者可无全身症状，重者出现发热恶寒、头身疼痛、咳嗽等症。

【诊断与鉴别诊断】

1. 诊断

本病根据病史、临床诊断、体征及辅助检查不难诊断。

2. 鉴别诊断

（1）烂喉痧　即猩红热。患者除具有急性扁桃体炎临床表现外，尚有皮疹等特殊表现。皮疹一般在起病后 24 小时内出现，典型的皮疹是在全身皮肤弥漫性充血发红的基础上，广泛散布针尖大小、密集而均匀的点状略微隆起的猩红热皮疹，病中 2~3 日可见草莓舌。

（2）喉关痈　包括了西医学的扁桃体周围脓肿、咽后壁脓肿等疾病。为发生在扁桃体周围及其附近部位的脓肿，病变范围较乳蛾大。临床以局部疼痛、红肿、化脓，并伴有恶寒发热、言语不清、饮食呛逆等特征，病情发展迅速。本病在形成脓肿前，一般有类似乳蛾急性发作的症状，类似症状若 3~4 日后逐渐加重，特别是咽痛加剧，吞咽困难者，应考虑本病。

【辨证施治】 ⟶

以下药物剂量以 3~5 岁小儿为参考。

1. 风热犯咽型

发热，恶风，咽喉疼痛逐渐加重，吞咽不利，单侧或双侧喉核红肿，咽痒不适，鼻塞流涕，头痛身痛，舌质红，苔薄白或黄，脉浮数，指纹青紫。

治法：疏风清热，消炎利咽。

方药：银翘散加减。

处方：金银花 5 克，连翘 5 克，薄荷 3 克，桔梗 3 克，牛蒡子 3 克，浙贝母 3 克，荆芥 3 克，淡豆豉 3 克，芦根 8 克，淡竹叶 3 克，生石膏 12 克。

加减：热重者，加黄芩、栀子；喉核红肿者，加山豆根、板蓝根、赤芍；声音嘶哑者，加木蝴蝶、玄参；咳甚痰多者，加前胡、瓜蒌皮、僵蚕、竹沥。

2. 肺胃热炽型

高热不退，喉核色红肿大，溃烂化脓，咽痛剧烈，吞咽困难，烦躁不安，口干口臭，大便干燥，小便黄少，舌质红，苔黄厚，脉数，指纹青紫。

治法：泻热解毒，利咽消肿。

方药：清咽利膈汤加味。

处方：防风 3 克，荆芥 3 克，连翘 5 克，牛蒡子 3 克，山豆根 3 克，玄参 8 克，炒栀子 3 克，桔梗 3 克，生石膏 12 克，生地黄 5 克，甘草 2 克。

加减：高热烦渴者，加知母；溃烂化脓明显者，加黄连、紫花地丁、鱼腥草；喉核、舌质红绛者，加赤芍、牡丹皮。

3. 肺肾阴虚型

喉核暗红肿大或有少许脓液附着，咽干微痛，有异物感，日久不愈，手足心热，神疲乏力，或午后低热，颧红，腰膝酸软，虚烦失眠，耳鸣，大便干燥，舌红少苔，脉细数，指纹青紫。

治法：滋阴降火，清利咽喉。

方药：养阴清肺汤加减。

处方：生地黄5克，麦冬5克，玄参5克，薄荷3克，浙贝母3克，牡丹皮3克，生石膏12克，白芍3克，甘草2克。

加减：喉核肿大明显者，加夏枯草、海藻；干咳无痰者，加天冬、桔梗、紫菀；低热起伏者，加地骨皮、胡黄连。

4. 肺脾气虚型

喉核肥大，色泽淡白，经久不消，反复外感，引起乳蛾屡发，面黄少华，常自汗出，疲乏少力，食欲缺乏，唇口色淡，舌质淡红，苔薄白，脉无力，指纹淡。

治法：补肺固表，健脾益气。

方药：玉屏风散合异功散加减。

处方：防风3克，黄芪10克，炒白术5克，党参5克，茯苓3克，陈皮3克，甘草3克。

加减：余邪未清者，加板蓝根、黄芩、玄参；汗多者，加煅龙骨、浮小麦；食欲缺乏者，加焦山楂、炒鸡内金、炒谷芽；大便溏薄者，加炒薏苡仁、芡实。

【中成药】 ○→

（1）六神丸　每次1粒，舌下含化或温开水送服，每日3次。用于风热犯咽型或肺胃热炽型。

（2）喉咽清口服液　每次5～10毫升，每天2～3次。用于风热犯咽型或肺胃热炽型。

【外用药】 ○→

（1）吹药　乳蛾红肿化脓者，先嗽净口腔，用冰硼散或锡类散少许吹在扁桃体上，每日2次。用于风热犯咽型或肺胃热炽型。

（2）局部喷药　开喉剑喷雾剂，每次2～3喷，每天6～8次，将气雾喷在扁桃体上。用于风热犯咽型或肺胃热炽型。

【其他疗法】 ○→

（1）刮痧疗法　用软质工具蘸麻油于患儿脊柱两旁轻轻由上向下顺刮，以出现红瘀点为度。用于治疗风热外侵之乳蛾。

（2）雾化吸入疗法　复方半边莲注射液，每次 2 毫升加生理盐水 5 ~ 10 毫升注入超声雾化器中成雾后吸入口中，每日 1 ~ 2 次。适用于风热犯咽型或肺胃热炽型。

（3）耳穴压豆　选取扁桃体、咽喉、肺、胃、肾上腺等穴，每次 3 ~ 5 穴。适用于各型乳蛾。

【单方验方】 ▶

1. 夏兰汤

组成：夏枯草 10 ~ 15 克，马兰 10 ~ 15 克，蒲公英 10 ~ 15 克，徐长卿 15 克，葱白 9 克，薄荷 6 克，积雪草 10 克。

功效：疏风清热，解毒化瘀。

应用：适用于小儿乳蛾之肺胃火盛兼血瘀型。

2. 自拟方

组成：生地黄 15 克，玄参 15 克，黄芩 12 克，连翘 12 克，赤芍 10 克，僵蚕 10 克，青黛 6 克。

功效：清热解毒，凉血化瘀。

应用：适用于小儿乳蛾之风热毒邪内壅肺胃型。

来源：姚静.中医药验方治疗小儿扁桃体炎 12 例临床分析.亚太传统医药，2011，7（8）：49 - 50.

【预防调护】 ▶

（1）注意体格锻炼，多做户外活动，增强体质。

（2）及时彻底治愈本病，防止病情迁延或并发其他疾病。

（3）饮食宜清淡，多饮热水，避免食用辛辣香燥之品。

（4）注意口腔卫生，积极防治龋齿。

【临床心得】 ▶

（1）急性乳蛾起病急，病程短，属实热证，一般有发热恶风者为风热犯咽，咽痛明显者多为肺胃热炽。慢性乳蛾病程迁延不愈，喉核肥大不收，多属虚证，肺肾阴虚证者多喉核暗红，为阴虚喉核夹热毒未清证，肺脾气虚证者多喉核淡白，以气虚导致卫表不固证为主。

（2）起病急骤，喉核红肿明显，溃烂化脓，高热不退，全身症状重，则病重；起病缓慢，喉核红肿不明显，无溃烂化脓，发热不甚，全身症状不明显，则病轻。

（3）反复发作或经久不愈者当注意观察和辨别是否有心肾变证（如风湿热、急性肾炎等）。

第三节　咳　嗽

咳嗽是指凡因感受外邪或脏腑功能失调，引起肺失宣肃，而出现以咳嗽为主症的疾病。为小儿常见的一种肺系疾病。本病相当于西医学的气管炎、支气管炎。

小儿咳嗽的记载，首见于《诸病源候论·小儿杂病诸候四·嗽候》："嗽者，由风寒伤于肺也。肺主气，候皮毛，而俞在于背。小儿解脱，风寒伤皮毛，故因从肺俞入伤肺，肺感微寒，即嗽也。"《幼幼集成·咳嗽证治》将咳与嗽进行了划分，即"凡有声无痰谓之咳，肺气伤也；有痰无声谓之嗽，脾湿动也；有声有痰谓之咳嗽，初伤于肺，继动脾湿也"。咳嗽作为一个症状，可见于多种疾病，若咳嗽症状突出为主症时，方可谓咳嗽，若咳嗽见于其他外感、内伤或传染病中，则不属于本病。

本病一年四季均可发生，而以冬春气温变化时发病率高。其发病可见于任何年龄小儿，尤以婴幼儿多见。小儿咳嗽分为外感咳嗽和内伤咳嗽，临床以外感咳嗽多见。本病预后良好，少数可反复发作、日久不愈，或者病情进展，发展为肺炎喘嗽。

【病因病机】

小儿咳嗽发生的病因有外感和内伤之别。小儿肌肤薄嫩，易为外邪所侵，所以小儿咳嗽以外感多见，主要是感受外邪，其中以外感风邪为主。《活幼心书·咳嗽》指出："咳嗽者，固有数类，但分冷热虚实，随证疏解，初中时未有不因感冒而伤于肺。"指出小儿咳嗽多由外感引起。

肺脾虚弱是其内因。咳嗽的病位主要在肺，常涉及于脾，病机为肺失宣肃，肺气上逆。外邪从皮毛或口鼻而入，侵于肺系，引起肺失宣肃而发生咳嗽。小儿脾常不足，脾为生痰之源，脾虚生痰，上贮于肺。咳嗽反复不愈，耗伤正气，可转为内伤咳嗽。

1. 感受外邪

主要为感受风邪。小儿冷暖不知自调，风邪致病，首犯肺卫。肺主气，司呼吸，肺为邪侵，壅阻肺络，宣肃失司，肺气上逆，则发生咳嗽。风为百病之长，常兼夹其他外邪致病。若风夹寒邪，风寒束肺，肺失宣肃，则见咳嗽频作、痰白清稀；若风夹热邪，风热犯肺，肺气失宣，则见咳嗽不爽、痰黄黏稠。

2. 痰热壅肺

小儿脏腑娇嫩，形气未充，肺脾常不足，气不化津，水湿聚而为痰。外感邪热稽留，或平素脾胃积热，或心肝火热，炼液成痰，痰与邪热搏结于气道，肺失宣肃，致咳嗽痰多，痰稠色黄，不易咳出。

3. 痰湿蕴肺

小儿脾常不足，易受乳食、生冷所伤，致脾运失健，水湿不能化生津液，酿为痰浊，上贮于肺。另外肺为水之上源，不能输布津液，也可凝聚为痰。痰阻气道，肺失宣肃，而致咳嗽痰多、痰清稀色白。

4. 肺脾气虚

小儿素体禀赋不足，肺脾素虚，或咳嗽迁延不愈，耗伤正气，致肺气亏虚、脾气虚弱。肺气亏虚则不能输布津液；脾气虚弱则运化失职，均可致痰浊内生，结于肺络，气机失宣，致久咳不愈，咳嗽无力，痰白清稀。

5. 阴虚肺热

小儿肺脏娇嫩，若咳嗽经久不愈，正虚邪恋，热伤肺津，肺阴受损，阴虚生内热，内热滋生，损伤肺络，致久咳不已，干咳无痰，声音嘶哑。

【临床表现】

以咳嗽、咳痰为主要表现，肺部听诊双肺呼吸音粗，可闻及干啰音或不固定的粗湿啰音。

【诊断与鉴别诊断】

1. 诊断

好发于冬春季节，常因气候变化而发病，发病前常有感冒病史。结合临床症状、体征及辅助检查不难诊断。

2. 鉴别诊断

（1）原发性肺结核　临床以低热、咳嗽、盗汗为主症。多有结核病接触史，结核菌素试验阳性，气道分泌物中可找结核分枝杆菌，胸片检查示活动性原发型肺结核改变，纤维支气管镜检查可见明显的支气管结核病变。

（2）肺炎喘嗽　临床以气促、咳嗽、痰鸣、发热为主症，双肺闻及固定的中细湿啰音，胸部 X 线示肺纹理增粗、紊乱及斑点或斑片状阴影。

（3）百日咳　临床为阵发性痉挛性咳嗽，咳后有鸡鸣样回声，并吐出痰涎，此病有传染性，病程常迁延日久。外周血白细胞计数明显增高，可达（20～50）×10⁹/升，分类中淋巴细胞占 60%～80%，鼻咽拭子收集标本做细菌培养，可获得阳性结果。

【辨证施治】

以下药物剂量以 3～5 岁小儿为参考。

（一）外感咳嗽

1. 风寒袭肺型

咳嗽频作，声重咽痒，痰稀色白，鼻塞流涕，恶寒无汗，或有发热头痛，全身酸痛，舌质淡红，苔薄白，脉浮紧，指纹浮红。

治法：疏风散寒，宣肺止咳。

方药：华盖散加减。

处方：炙麻黄 2 克，紫苏叶 5 克，杏仁 3 克，陈皮 3 克，桑白皮 5 克，茯苓 3 克，款冬花 5 克，紫菀 5 克，甘草 2 克。

加减：咳嗽重者，加白前、百部；痰多者，加法半夏；恶寒、头痛者，加白芷、川芎；风寒夹热者，方用杏苏散加黄芩、大青叶。

2. 风热犯肺型

咳嗽不爽，痰黄黏稠，不易咳出，鼻流浊涕，口渴咽痛，伴有发热头痛，恶风，微汗出，舌质红，苔薄黄，脉浮数，指纹浮紫。

治法：疏风解热，宣肺止咳。

方药：桑菊饮加减。

处方：桑叶 5 克，菊花 5 克，桔梗 3 克，连翘 5 克，杏仁 3 克，薄荷 3 克，芦根 8 克，知母 3 克，石膏 12 克，黄芩 3 克，甘草 2 克。

加减：肺热重者，加金银花；咳重者，加枇杷叶、前胡；咽红肿痛者加土牛膝根、玄参；痰多者加浙贝母、瓜蒌；风热夹湿者，加薏苡仁、法半夏、茯苓。

（二）内伤咳嗽

1. 痰热壅肺型

咳嗽痰黄，黏稠难咳，喉间痰鸣，或发热口渴，烦躁不宁，尿少色黄，大便干结，舌红，苔黄腻，脉滑数，指纹色紫。

治法：清化痰热，肃肺止咳。

方药：清金化痰汤加减。

处方：黄芩3克，知母3克，桑白皮5克，瓜蒌子3克，浙贝母3克，麦冬8克，陈皮3克，茯苓5克，桔梗3克，甘草2克。

加减：痰多色黄，黏稠难咳者，加瓜蒌皮、竹沥、胆南星；胸胁疼痛者，加郁金、枳壳；心烦口渴者，加栀子、淡竹叶；大便秘结者，加熟大黄。

2. 痰湿蕴肺型

咳嗽重浊，痰多壅盛，色白而稀，胸闷纳呆，神乏困倦，舌淡红，苔白腻，脉滑，指纹沉滞。

治法：燥湿化痰，肃肺止咳。

方药：三拗汤合二陈汤加减。

处方：炙麻黄2克，杏仁3克，法半夏3克，橘红5克，茯苓5克，百部5克，厚朴3克，甘草2克。

加减：湿盛者，加苍术；咳甚者，加炙枇杷叶；纳呆者，加焦神曲、焦山楂、炒麦芽；胸闷者，加陈皮、枳壳。

3. 肺脾气虚型

咳而无力，痰白清稀，面色苍白，少气懒言，语声低微，自汗畏寒，体虚多汗，食少纳呆，舌质淡嫩，边有齿痕，脉细无力，指纹淡红。

治法：健脾补肺，益气化痰。

方药：六君子汤加味。

处方：党参6克，茯苓6克，炒白术6克，陈皮3克，法半夏3克，黄芪10克，杏仁3克，焦山楂8克，甘草2克。

加减：气虚甚者，加黄精；自汗者，加生姜、大枣；咳甚痰多者，加川贝母、炙枇杷叶；食少纳呆者，加焦神曲。

4. 阴虚肺热型

干咳无痰，或痰少而黏，或痰中带血，不易咳出，口渴咽干，喉痒声嘶，手足心热，午后潮热，舌红少苔，脉细数，指纹紫。

治法：养阴润肺，兼清余热。

方药：沙参麦冬汤加减。

处方：北沙参6克，玉竹6克，麦冬6克，天花粉6克，白扁豆3克，桑叶6克，地骨皮5克，川贝母3克，甘草2克。

加减：咳嗽重者，加炙枇杷叶；咳重且痰中带血者，加白茅根、藕节炭、蛤粉炒阿胶；阴虚重者，加白薇、生地黄、石斛。

【中成药】

（1）小儿清肺化痰口服液　<7岁，每次10毫升；7~14岁每次15毫升，每日3次。用于风热咳嗽、痰热咳嗽。

（2）宝咳宁颗粒　<1岁，每次1袋；1~3岁，每次1.5~2袋，每日3次。用于外感风寒、内热停食引起的咳嗽。

（3）百咳静糖浆　1~2岁，每次5毫升；3~5岁，每次10毫升；6岁以上，每次15毫升，每日3次。用于风热咳嗽。

（4）百合固金口服液　<2岁，每次5毫升；3~5岁，每次10毫升；6岁以上，每次15毫升，每日3次。用于阴虚肺热型咳嗽。

【外用药】

（1）紫苏叶、杏仁、前胡、桔梗、陈皮、半夏、枳壳、甘草各3克，共碾细末，与生姜12克共同捣烂如泥，调和成膏状，敷于神阙（脐），盖以纱布，胶布固定。每天换药1次。适用于风寒咳嗽。

（2）桑叶、菊花、薄荷、连翘、杏仁、桔梗、甘草各3克，共碾细末，与蜂蜜12克调和成膏状，敷于神阙，盖以纱布，胶布固定。每天换药1次。适用于风热咳嗽。

（3）麻黄、杏仁、石膏、甘遂、芥子、明矾各等量共碾细末，与陈醋调和成膏状，敷于神阙，盖以纱布，胶布固定。每天换药1次。适用于痰热咳嗽。

（4）麻黄、芥子、细辛、肉桂、丁香、延胡索、苍耳子各等量共碾细末，取药适量，敷于神阙，盖以纱布，胶布固定。每天换药1次。适用于痰湿咳嗽。

（5）远红外止咳贴　膏贴于天突、膻中、双侧肺俞、双侧定喘。适用于支气管炎各证型证见咳嗽、气喘明显者。

【其他疗法】

推拿

（1）外感咳嗽推五经：先清脾经100次，再补脾经50次，清肝经250次，清心经150次，清肺经300次，补肾经100次。配穴：揉外劳宫60次，推三关150次，推膻中120次，推肺俞至发红。捏脊3~5遍；按肩井2~3次。偏风寒者加风池、二扇门；偏风热者加天河水、大椎；痰多而咳喘，加天突、丰隆。

（2）内伤咳嗽推五经：补脾经250次，清肝经200次，清心经150次，清肺经100次，补肺经300次，补肾经150次。配穴：推膻中120次，揉中脘120次，按揉足三里100次，推肺俞至发红。捏脊 3~5 遍；按肩井 2~3 次。兼痰多喘咳，加天突、定喘、创新、丰隆。

【单方验方】 ⊙→

1. 自拟方1

组成：荆芥穗 5 克，灯心草 2 克，清半夏 3 克，甘草 2 克。

功效：疏风，解表，散寒。

应用：适用于小儿咳嗽之风寒袭肺型。

来源：郭素芬. 小儿咳嗽验方 1 则. 光明中医，2010，（11）：2103.

2. 自拟方2

组成：桔梗 3 克，甘草 3 克，蝉蜕 3 克，荆芥 3 克，橘红 6 克，百部 6 克，紫菀 6 克，桑白皮 6 克，地骨皮 6 克，炒莱菔子 6 克，葶苈子 6 克。

功效：疏风散寒，宣肺止咳。

应用：适用于小儿风寒咳嗽，寒热已退，遗留咳嗽，经久不愈者。

【预防调护】 ⊙→

（1）加强锻炼，增强抗病能力。注意气候变化，防止受凉，特别在秋冬季节，注意胸、背、腹部保暖，以防外感。

（2）注意保持室内空气流通，避免煤气、尘烟等刺激。咳嗽期间，适当休息，多饮水，饮食宜清淡，避免腥、辣、油腻之品。

【临床心得】 ⊙→

（1）咳嗽的治疗，首先分清邪正虚实及外感内伤。

（2）外感咳嗽一般邪气盛而正气未虚，治宜疏散外邪、宣通肺气为主，邪去则正安，不宜过早使用苦寒、滋腻、收涩、镇咳之药，以免留邪。内伤咳嗽，则应辨明病位、病性，随证立法。

第四节　肺炎喘嗽

肺炎喘嗽是小儿时期常见的肺系疾病之一，临床以发热、咳嗽、痰鸣、气促、鼻煽为主要症状，重者可见呼吸困难、面色苍白、发绀等。肺炎喘嗽的病名首见于清代谢玉琼的

《麻科活人全书》，该书叙述麻疹出现"喘而无涕，兼之鼻煽"症状时，称为"肺炎喘嗽"。本病一年四季皆可发病，以冬春两季为多，好发于婴幼儿，一般发病较急，若能早期及时治疗，预后良好。年龄幼小，体质虚弱者常反复发作，迁延难愈。病情严重者，容易合并心力衰竭或中毒性脑病。本病包括西医学的支气管肺炎、间质性肺炎、大叶性肺炎等。儿童常见于支气管肺炎。

【病因病机】

引起肺炎喘嗽的病因主要有外因和内因两大类。外因主要是感受风邪，小儿寒温失调，风邪外袭而为病。风邪多夹热或夹寒为患，其中以风热为多见。小儿肺脏娇嫩，卫外不固，如先天禀赋不足，或后天喂养失宜，久病不愈，病后失调，则致正气虚弱，卫外不固，腠理不密，而易为外邪所侵。

肺炎喘嗽的病位主要在肺。肺为娇脏，性喜清肃，外合皮毛，开窍于鼻。感受风邪，首先侵犯肺卫，致肺气郁闭，清肃之令不行，而出现发热、咳嗽、痰鸣、气促、鼻煽等症。痰热是其病理产物，常见痰热胶结，阻塞肺络，也有痰湿阻肺者，肺闭可加重痰阻，痰阻又进一步加重肺闭，形成宣肃不行，症情加重。重症肺炎或素体虚弱之患儿，患病之后常迁延不愈，难以恢复，如素体虚弱者，可致长期不规则发热，或寒热往来，自汗；素体阴液不足者，可形成发热且以夜间为甚，手足心灼热，盗汗、夜寐不宁等症。

1. 风寒闭肺

肺主皮毛，风寒之邪外侵，由皮毛而入，寒邪犯表，肺卫失宣，产生风寒表证；寒邪束肺，肺气郁闭，失于宣降，其气上逆，出现咳嗽气促；肺主气功能失职，水液运输失权，凝而为痰，可见痰液色白、清稀。

2. 风热闭肺

风热之邪外侵，通过口鼻或皮毛而入，风热犯表，肺卫失宣，出现风热表证；热邪闭肺，肺气郁阻，失于宣肃，而致咳嗽气促；邪闭肺络，水道通调失职，水液运输失权，留滞肺络，凝聚为痰，或温热之邪，灼伤肺津，炼液为痰，痰阻气道，壅盛于肺，而见咳嗽剧烈，喉间痰鸣，气促，鼻翼煽动。本证也可由风寒闭肺转化而来。

3. 痰热闭肺

邪热入内，闭阻于肺，肺气失于宣肃，肺部津液受到熏灼而凝聚，熬炼成痰。痰热互结，壅阻于肺，见发热咳嗽，气促，鼻翼煽动，喉间痰鸣；痰堵胸腔，胃失和降，则胸闷胀满，咳吐痰涎；热毒壅盛，见面红口渴；气滞血瘀，血液循行不畅，可致口唇发绀。

4. 毒热闭肺

邪气炽盛，毒热内闭肺气，或痰热炽盛化火，熏灼肺脏，致持续高热，剧咳，气促明显，烦躁口渴，面红唇红，小便短黄，大便干结；毒热耗伤阴津，津不上承，清窍不利，见涕泪俱无，鼻孔干燥。

5. 阴虚肺热

小儿肺脏娇嫩，久病邪热伤肺，阴津被灼，正虚邪恋，余邪留恋不去，致低热盗汗，苔黄，脉细数；肺阴亏损，则见干咳、无痰，舌红少津。

6. 肺脾气虚

体质虚弱儿或伴有其他疾病者，感受外邪后常易累及脾。肺炎迁延不愈，病程中肺气耗伤太过，卫表失固，动则汗出，咳嗽无力；脾气受损，运化不健，痰湿内生，致喉间痰鸣，食欲缺乏，大便稀；肺脾气虚，气血生化乏源，见面色无华，神疲乏力，舌淡苔薄，脉细无力。

肺主气而朝百脉，若邪气壅盛或正气虚弱，病情进一步发展，可由肺而累及其他脏腑。若影响脾胃升降，浊气停聚，大肠之气不行，可出现腹胀、便秘等腑实证候。肺气郁闭，气机不利，则血流不畅，脉道涩滞，可见唇甲发绀、舌质紫暗等征象。热毒化火，内陷厥阴，引动肝风，可见神昏、抽搐等症。若正不胜邪，气滞血瘀加重，可致心失所养、心气不足、心阳虚衰的危重变证。

【临床表现】 ◦

（1）发病较急，轻症仅有发热咳嗽，喉间痰鸣，重症则呼吸急促，鼻翼煽动。

（2）病情严重时，高热不退，喘促，烦躁不安，面色苍白，口唇发绀，脉细数，甚至昏迷、抽搐。

（3）初生儿患本病时，常见不吃乳、精神萎靡、口吐白沫等症状，可无上述典型证候。

（4）肺部听诊可闻及固定细湿啰音，常伴有干啰音，如病灶融合，可闻及管状呼吸音。

【诊断与鉴别诊断】 ◦

1. 诊断

病前多有感冒或咳嗽病史，结合临床诊断、体征及辅助检查不难诊断。

2. 鉴别诊断

（1）急性支气管炎　以咳嗽为主症，一般无发热或低热，肺部听诊呼吸音粗糙或有不固定的干、湿啰音。

（2）支气管异物　吸入异物可继发感染引起肺部炎症。根据异物吸入史，突然出现呛咳及胸部 X 线检查可予鉴别，纤维支气管镜检查可确定诊断。

（3）肺结核　婴幼儿活动性肺结核的临床症状及 X 线影像改变与支气管肺炎相似，但肺部啰音常不明显。根据结核接触史、结核菌素试验、血清结核抗体检测、X 线胸片以及随访观察可加以鉴别。

【辨证施治】

以下药物剂量以 3～5 岁小儿为参考。

（一）常证

1. 风寒闭肺型

恶寒发热，无汗不渴，咳嗽气促，痰稀色白，舌淡红，苔薄白，脉浮紧，指纹浮红。

治法：辛温宣肺，止咳平喘。

方药：华盖散加减。

处方：麻黄 2 克，紫苏叶 5 克，杏仁 3 克，陈皮 3 克，桑白皮 5 克，茯苓 3 克，款冬花 5 克，紫菀 5 克，甘草 2 克。

加减：恶寒身重者，加桂枝、白芷；痰多且苔白腻者，加法半夏、莱菔子；如寒邪外束，内有郁热，症见咳嗽痰白，发热口渴，苔白，脉数者，宜用大青龙汤。

2. 风热闭肺型

发热恶风，微有汗出，咳嗽，痰稠色黄，呼吸急促，鼻翼煽动，口渴欲饮，咽红，舌尖红，苔薄黄，脉浮数，指纹紫滞。

治法：辛凉宣肺，清热化痰。

方药：银翘散合麻杏石甘汤加减。

处方：麻黄 2 克，杏仁 2 克，生石膏 12 克，芦根 6 克，连翘 3 克，桔梗 3 克，天花粉 5 克，金银花 3 克，甘草 2 克。

加减：壮热烦渴者，倍用生石膏，加知母；喘息痰鸣者，加葶苈子、浙贝母；咽喉红肿疼痛者，加射干、蝉蜕。

3. 痰热闭肺型

壮热烦躁，喉间痰鸣，痰稠色黄，气促喘憋，鼻翼煽动，或口唇青紫，舌红，苔黄腻，脉滑数。

治法：清热涤痰，开肺定喘。

方药：五虎汤合葶苈大枣泻肺汤加减。

处方：麻黄 2 克，杏仁 2 克，生石膏 12 克，芦根 10 克，葶苈子 3 克，大枣 3 枚，天花粉 10 克，浙贝母 3 克，天竺黄 3 克，甘草 2 克。

加减：痰重者，加制胆南星、猴枣散；热甚腑实者，加生大黄、玄明粉；面唇青紫者，加丹参、当归、赤芍。

4. 毒热闭肺型

高热持续，咳嗽剧烈，气促鼻煽，喘促不安，鼻孔干燥如烟煤，面色红赤，涕泪俱无，食欲缺乏，小便黄，便秘，舌红少津，苔黄燥，脉洪数，指纹紫滞。

治法：清热解毒，泻肺开闭。

方药：黄连解毒汤合麻杏石甘汤加减。

处方：黄连3克，黄芩3克，栀子3克，麻黄2克，杏仁2克，生石膏12克，款冬花5克，前胡3克，甘草2克。

加减：热重者，加虎杖、蒲公英、败酱草；口干鼻燥，涕泪俱无者，加生地黄、玄参、麦冬；咳重者，加白前、百部；便秘腹胀者，加生大黄、玄明粉；烦躁不宁者，加白芍、钩藤。

5. 阴虚肺热型

低热不退，盗汗，面色潮红，干咳无痰，舌质红而干，苔光剥，脉细数。

治法：养阴清热，润肺止咳。

方药：沙参麦冬汤加减。

处方：北沙参6克，玉竹6克，麦冬6克，天花粉6克，白扁豆3克，地骨皮5克，百部3克，桑叶6克，甘草2克。

加减：低热反复者，加青蒿、知母；久咳痰黏者，加芦根；干咳不止者，加五味子、诃子；盗汗者，加五味子、酸枣仁、煅龙骨。

6. 肺脾气虚型

病程迁延，低热起伏，气短多汗，咳嗽无力，纳差，便溏，面色苍白，神疲乏力，易于感冒，舌质偏淡，苔薄白，脉细无力，指纹淡。

治法：补肺益气，健脾化痰。

方药：人参五味子汤加减。

处方：白参3克，炒白术5克，茯苓5克，五味子2克，麦冬6克，黄芪10克，款冬花3克，紫菀3克，炙甘草2克。

加减：动则汗出者，加煅龙骨、煅牡蛎；咳甚者，加白前、百部；食欲不佳者，加神曲、谷芽、麦芽；大便稀者，加淮山药、炒扁豆。

（二）变证

1. 心阳虚衰型

突然面色苍白、发绀，呼吸困难加剧，汗出不温，四肢厥冷，神萎淡漠或烦躁不宁，右胁下肝脏增大、质坚，舌淡紫，苔薄白，脉细弱虚数，指纹青紫可达命关。

治法：温补心阳，救逆固脱。

方药：参附龙牡救逆汤加减。

处方：红参8克，制附子3克，煅龙骨12克，煅牡蛎12克，白芍3克，生地黄6克，麦冬6克，炙甘草2克。

加减：神疲乏力，唇红舌红，少苔者，加生脉散；胁下痞块，口唇发绀者，加丹参、川芎、红花。

气阳虚衰者亦可用独参汤或参附汤少量频服以救急，还可用参附注射液静脉滴注。若气阴两竭，可加用生脉注射液静脉滴注。出现本证，病情危重，应予中西医结合抢救治疗。

2. 邪陷厥阴型

壮热神昏，烦躁谵语，四肢抽搐，口噤项强，两目上视，咳嗽气促，喉间痰鸣，舌质红绛，指纹青紫，达命关，或透关射甲，脉弦数。

治法：清心开窍，平肝息风。

方药：羚角钩藤汤合牛黄清心丸加减。

处方：羚羊角3克（先煎），钩藤6克（后下），桑叶6克，川贝母3克，竹茹10克，生地黄10克，菊花5克，白芍3克，茯神5克，牛黄2克，黄芩3克，人工麝香2克，甘草2克。

加减：壮热不退者，加生石膏、水牛角；四肢抽搐者，加珍珠母、僵蚕、全蝎；高热神昏者加紫雪丹或安宫牛黄丸；神昏痰多者，加胆南星、郁金、天竺黄；大便干结者，加大黄或一捻金。出现本证，病情危重，应予中西医结合抢救治疗。

【中成药】 ▶

（1）小儿肺热咳喘颗粒　每服2.5～10克，每日3次，开水冲服。用于风热闭肺、毒热闭肺型。

（2）小儿清肺化痰咀嚼片　每服1～2片，每日3次，嚼服。用于风热闭肺、毒热闭肺型。

（3）百合固金口服液　＜2岁，每次5毫升；3～5岁，每次10毫升；6岁以上，每次15毫升，每日3次。用于阴虚肺热型。

【外用药】 ▶

（1）大黄粉、芒硝粉、蒜泥，按4∶1∶4比例配伍，以清水调成糊状，将上药调好均匀平摊于敷料上,敷在背部肩胛间区及肺部听诊湿啰音密集处。根据不同年龄选择敷药 5 ~ 15 分钟不等,每日 1 次,5 ~ 7 日为 1 个疗程。用于肺炎喘嗽痰热闭肺、毒热闭肺之肺部啰音显著或久不消者。

(2) 天花粉、黄柏、乳香、没药、樟脑、大黄、生天南星、白芷各等份,共研细末。用温食醋调和成膏状,置于纱布上,贴在胸部两侧中府、屋翳,每日 1 ~ 2 次。用于痰热闭肺型。

(3) 肉桂 12 克,丁香 16 克,制川乌 15 克,制草乌 15 克,乳香 15 克,没药 15 克,当归 30 克,红花 30 克,赤芍 30 克,川芎 30 克,透骨草 30 克,制成 10% 油膏。敷背部湿啰音显著处。每日 1 次,5 ~ 7 日为 1 个疗程。用于肺部湿啰音持续不退者。

【其他疗法】 ⊙

1. 推拿

推五经:清脾经 300 次,再补脾经 50 次,清肝经 350 次,清心经 400 次,清肺经 450 次,补肾经 200 次。配穴:宣肺定喘主穴为推胸法、按弦走搓摩各 50 次,揉中脘、天突各 120 次,推背法至肺俞发红。清热主穴为清大肠 150 次,清后溪 120 次,推六腑 150 次,水底捞明月、推天河水、打马过天河各 50 次。捏脊 3 ~ 5 遍;按肩井 2 ~ 3 次。若热盛不退者,加推脊、掐大椎;喘甚痰多者,加揉按丰隆、定喘;便秘者,加推下七节,通腑气,以和肺气。适用于风热闭肺型。

2. 拔罐疗法

取穴肩胛双侧下部,用拔罐法,每次 5 ~ 10 分钟。每日 1 次,5 天为 1 个疗程。用于肺炎后期痰多,肺部啰音难消者。

【单方验方】 ⊙

1. 双惊散

组成:绿惊风 1.2 克,白惊风 0.6 克。

功效:清热解毒,润肺止咳。

应用:适用于小儿肺炎之毒热闭肺型。

来源:李寿升.单验方治疗小儿肺炎简介.中国民族民间医药杂志,2002,(2):120.

2. 自拟方

组成:板蓝根 20 克,金银花 20 克,大青叶 20 克,玄参 10 克,百部 6 克,桑白皮 6 克,甘草 3 克。

功效：清热解毒，宣肺止咳。

应用：适用于小儿腺病毒肺炎之毒热闭肺型。

【预防调护】

（1）加强锻炼，增强体质，防止感受外邪。

（2）保持室内清洁，空气流通，湿度适中，避免空气干燥，有利于痰液咳出。

（3）保持呼吸道通畅，经常拍背翻身，有助于排痰。

（4）给予富有营养的清淡食品，补充足够的水分。

（5）加强皮肤及口腔护理，汗多的患者要及时更换衣服。

（6）密切观察病情，防止发生变证。

【临床心得】

（1）病久气阴耗伤者，治以补气养阴，扶正达邪；出现变证者，随证施治。

（2）因本病易于化热，病初风寒闭肺治方中宜适当加入清热药。

（3）肺与大肠相表里，壮热炽盛时宜早用通腑药，致腑通热泄。

（4）病之后期，阴虚肺燥，余邪留恋，用药宜甘寒，避免用滋腻之品。

第五节　哮　喘

哮喘是小儿时期常见的肺系疾病之一，以发作性喉间哮鸣气喘，呼气延长为特征，严重者不能平卧，常在夜间或清晨发作或加剧。哮指声响言，喘指气息言，哮必兼喘，所以统称哮喘。本病相当于西医学的支气管哮喘。

本病发作有明显的季节性，以冬季及气温多变季节发作为主，年龄以 1～6 岁多见。95% 的发病诱因为呼吸道感染，发病有明显的遗传倾向，起病愈早遗传倾向愈明显。大多数患儿经治疗缓解或自行缓解，在正确的治疗和调护下，随着年龄的增长，大都可以治愈，但若失治，症状反复发作，迁延不愈，可延及成年，甚至遗患终身。

古代医籍对哮喘记载甚多，金元之前，多列入喘门，《丹溪心法·喘》首先命名为"哮喘"，并提出"哮……专主于痰"，以及"未发宜扶正气为主，已发用攻邪为主"。哮喘的中西医治法均较多，但目前仍属常见的难治性疾病，需要进一步深入研究，提高治愈率。

【病因病机】 ➡

本病的发病原因既有内因，又有外因。内因责之于痰饮内伏，与肺、脾、肾三脏有关，外因主要为感受外邪，接触异物、异味及嗜食咸酸等，以感受外邪为最常见的诱因。

1. 肺脾肾虚，痰饮留伏

小儿肺脏娇嫩，脾常不足，肾常虚。又有肺为水之上源，脾胃为水谷之海，肾主水液，所以人体的水液代谢与肺、脾、肾密切相关，三脏功能失常，则水液代谢失常，痰浊内生。肺虚则卫外失固，腠理不密，易为外邪所侵，邪阻肺络，气机不利，津液凝聚为痰；脾主运化水谷精微，脾虚不运，生湿酿痰，上贮于肺；肾气虚弱，不能蒸化水液，上泛为痰，聚液成饮。所谓痰之本水也，源于肾；痰之动湿也，主于脾；痰之末在肺也，贮于肺。哮喘患儿常有家族史，具有一定遗传因素，形成肺脾肾不足体质，为酿成哮喘伏痰、反复发病的基础。

2. 感受外邪，接触异物

哮喘的发作，均是外因作用于内因的结果，即外邪引动体内的伏痰而发病。感受外邪，以风寒、风热为多。

邪入肺经，肺失宣肃，肺气不利，引动伏痰，痰阻气道，痰随气升，气因痰阻，相互搏结，气机升降不利，以致呼吸困难、喘促，喉间哮鸣有音，而发为哮喘。此外，若接触异物，如异味、花粉、煤烟、羽毛等，或嗜食酸咸甜腻，也能刺激气道，影响肺的通降功能而诱发哮喘。精神失调和过度疲劳也是小儿哮喘的重要诱因。

总的来说，哮喘的发作病机为"内有壅塞之气，外有非时之感，膈有胶固之痰"，三者相合，闭拒气道，搏击有声，发为哮喘。若是外感风寒，内伤生冷，或素体阳虚、寒痰内伏者，发为寒性哮喘；若是外感风热，或风寒化热，或是素体阴虚、痰热内伏者，发为热性哮喘。若是外寒未解，内热已起，可见外寒内热之证；若是风痰恋肺未消气逆未平，肺脾肾之证已显，则成虚实夹杂之证。

哮喘患儿，本为肺脾肾三脏不足、痰饮留伏之体质，反复发作，又常导致肺之气阴耗伤、脾之气阳受损、肾之阴阳亏虚，因而形成缓解期肺脾气虚、脾肾阳虚、肺肾阴虚的病机特点。内因不解，外因屡犯，所谓风有动静、痰有鼓息，导致哮喘时发时止、反复发作。哮喘发作期以邪实为主，缓解期以正虚为主。

【临床表现】 ➡

常突然发病，发作之前，多有喷嚏、咳嗽等先兆症状。发作时喘促，气急，喉间哮鸣，咳嗽阵作，甚则不能平卧，烦躁不安，口唇青紫。发作时两肺满布散在或弥漫性的以呼气相为主的哮鸣音，呼气相延长。哮喘如有继发感染或为哮喘性支气管炎，可闻及粗大湿啰音。

【诊断与鉴别诊断】 ➡

1. 诊断

有反复发作的病史。发作多与某些诱发因素有关，如气候转变、受凉受热或接触某些过敏物质。可有婴儿期湿疹、过敏性鼻炎史或家族哮喘史。结合发作时典型临床表现、体征及辅助检查不难诊断。

2. 鉴别诊断

（1）肺炎喘嗽 哮喘以咳嗽、气喘、呼气延长为主症，多数不发热，两肺听诊以哮鸣音为主；肺炎喘嗽以发热、咳嗽、痰壅、气急、鼻煽为主症，多数发热，两肺听诊可闻及固定细湿啰音为主。

（2）呼吸道异物 有异物吸入史，剧烈呛咳，胸部 X 线、纤维支气管镜检查有助于确诊。

【辨证施治】 ➡

以下药物剂量以 3~5 岁小儿为参考。

（一）发作期

1. 寒性哮喘型

咳嗽气喘，喉间有痰鸣音，痰多白沫，形寒肢冷，鼻流清涕，面色淡白，恶寒无汗，舌淡红，苔白滑，脉浮紧，指纹红。

治法：温肺散寒，涤痰定喘。

方药：小青龙汤合三子养亲汤加减。

处方：麻黄2克，白芍3克，细辛1克，干姜3克，桂枝3克，五味子3克，生半夏3克，紫苏子5克，款冬花5克，紫菀5克，芥子3克，炒莱菔子3克，炙甘草2克。

加减：咳甚者，加白前、百部；哮吼甚者，加地龙、僵蚕；气逆者，加赭石；便秘者，加全瓜蒌。

2. 热性哮喘型

咳嗽喘息，声高息涌，咳痰稠黄，喉间哮吼痰鸣，胸膈满闷，身热，面赤，鼻塞流黄涕，口干，咽红，尿黄便秘，舌质红，苔黄，脉滑数，指纹紫。

治法：清肺涤痰，止咳平喘。

方药：麻杏石甘汤合苏葶丸加减。

处方：麻黄 2 克，杏仁 3 克，生石膏 12 克，紫苏子 3 克，炒葶苈子 3 克，地龙 3 克，天竺黄 5 克，桑白皮 5 克，地骨皮 5 克，甘草 2 克。

加减：喘急者，加胆南星；痰多者，加竹沥；热重者，加虎杖、栀子；便秘者，加全瓜蒌、大黄。

3. 外寒内热型

喘促气急，咳嗽痰鸣，咳痰黏稠色黄，恶寒发热，鼻塞喷嚏，流清涕，口渴引饮，大便干结，舌红，苔薄白或黄，脉滑数或浮紧，指纹浮红或沉紫。

治法：解表清里，定喘止咳。

方药：大青龙汤加减。

处方：麻黄 2 克，桂枝 3 克，杏仁 3 克，生石膏 12 克，生姜 3 克，大枣 3 枚，黄芩 3 克，桑白皮 5 克，竹沥 5 克，甘草 2 克。

加减：热重者，加鱼腥草；咳喘哮吼甚者，加射干；痰热明显者，加地龙、僵蚕、黛蛤散。

（二）迁延期

1. 风痰内蕴，肺脾气虚型

咳喘减而未平，静时不发，动则喘鸣发作，面色少华，易于出汗，平素易感冒，晨起或吹风后易喷嚏发作、流涕，神疲纳呆，大便稀，舌质淡，苔薄白或白腻；脉弱，指纹淡滞。

治法：祛风化痰，补益肺脾。

方药：二陈汤合人参五味子汤加减。

处方：法半夏 3 克，橘红 3 克，茯苓 5 克，党参 10 克，炒白术 5 克，五味子 3 克，麦冬 6 克，葶苈子 3 克，浙贝母 3 克，炙甘草 2 克。

加减：喘鸣发作者，加炙麻黄；喷嚏频作者，加辛夷、苍耳子、白芷；痰多色黄者，加胆南星；汗多者，加浮小麦、煅龙骨、煅牡蛎；便稀者，加炒白扁豆、山药。

2. 风痰内蕴，肾气亏虚型

喘息、喉间哮鸣久作未止，动则尤甚，咳嗽，喉间痰鸣，痰多质稀、色白，畏寒肢冷，神疲纳呆，小便清长，舌质淡，苔薄白或白腻，脉细弱或沉迟，指纹淡滞。

治法：泻肺祛痰，补肾纳气。

方药：偏于上盛者用苏子降气汤加减；偏于下虚者由都气丸合射干麻黄汤加减。

处方：偏于上盛者：紫苏子3克，法半夏3克，当归5克，前胡5克，炒厚朴3克，肉桂3克，白前5克，百部5克，甘草2克。

偏于下虚者：熟地黄8克，山茱萸8克，淮山药10克，泽泻3克，牡丹皮5克，茯苓5克，五味子2克，射干5克，麻黄2克，细辛3克，紫菀5克，款冬花5克，甘草2克。

加减：畏寒肢冷者，加制附片、淫羊藿；动则气短者，加胡桃仁、紫石英、诃子；发热咳痰黄稠者，加黄芩、冬瓜子、虎杖；痰多色白，屡吐不绝者，加白果、芡实。

（三）缓解期

1. 肺脾气虚型

反复感冒，气短多汗，咳嗽无力，神疲懒言，形瘦纳差，面色少华或萎黄，便溏，舌淡，苔薄白，脉细软，指纹淡。

治法：健脾益气，补肺固表。

方药：人参五味子汤合玉屏风散加减。

处方：人参3克，炒白术5克，茯苓5克，五味子2克，麦冬6克，煅龙骨10克，煅牡蛎10克，炒扁豆3克，炙甘草2克。

加减：汗出甚者，加黄芪、浮小麦；痰多者，加半夏、天竺黄；纳谷不香者，加神曲、谷芽；腹胀者，加木香、枳壳；便溏者，加山药。

2. 脾肾阳虚型

咳嗽无力，面色苍白，形寒肢冷，脚软无力，动则气短心悸，腹胀纳差，夜尿多，大便溏泄，发育迟缓，舌淡，苔薄白，脉细弱，指纹淡。

治法：健脾温肾，固摄纳气。

方药：金匮肾气丸加减。

处方：熟地黄10克，淮山药10克，山茱萸6克，茯苓5克，牡丹皮3克，泽泻3克，桂枝3克，制附子3克，怀牛膝5克，车前子3克，益智3克，菟丝子8克，甘草2克。

加减：虚喘明显者，加蛤蚧、冬虫夏草；咳甚者，加款冬花、紫菀。

3. 肺肾阴虚型

喘促乏力，咳嗽时作，干咳或咳痰不爽，面色潮红，夜间盗汗，消瘦气短，手足心热，便秘，舌红少津，苔花剥，脉细数，指纹淡红。

治法：养阴清热，补益肺肾。

方药：麦味地黄丸加减。

处方：麦冬6克，五味子2克，熟地黄10克，山茱萸3克，牡丹皮3克，淮山药10

克，茯苓 5 克，泽泻 3 克，紫河车 5 克，枸杞子 3 克，甘草 2 克。

加减：盗汗甚者，加知母、黄柏、碧桃干；夜间呛咳者，加百部、北沙参；咳痰带血者，加阿胶、白芍；潮热者，加青蒿。

【中成药】

（1）小青龙颗粒　每服 5 ~ 10 克，每日 3 次。用于外寒内饮的哮喘。

（2）宝咳宁颗粒　每服 2.5 克，每日 2 次。用于热性哮喘。

（3）止嗽定喘口服液　< 3 岁，每次 5 毫升；3 ~ 7 岁，每次 10 毫升；7 岁以上，每次 15 毫升，每日 3 次。用于表寒里热的哮喘。

（4）玉屏风颗粒　每次 1 ~ 2 袋，每天 3 次。开水冲服。用于缓解期之肺脾气虚证。

【外用药】

（1）桃仁膏　桃仁、杏仁、栀子、白胡椒、糯米，共为细末。鸡蛋清调成糊状，敷双侧涌泉，12 ~ 24 小时取下。连用 1 ~ 3 次。用于哮喘发作期。

（2）哮痰膏　明矾、面粉、米醋、蜂蜜，混合成糊状。每次用 15 克，敷于脐中，隔日换 1 次，连用 20 日。用于哮喘缓解期。

（3）冬病夏治　芥子、延胡索各 21 克，甘遂、细辛各 12 克共研细末，分成 3 份，每隔 10 天使用 1 份。用时取药末 1 份，加生姜汁调稠如 1 分钱币大，分别贴在肺俞、心俞、膈俞、膻中，贴 2 ~ 4 小时揭去。若贴后皮肤发红，局部出现小疱疹，可提前揭去。贴药时间为每年夏天的初伏、中伏、末伏 3 次，连用 3 年。

【其他疗法】

推拿

①处方 1：推揉膻中、运内八卦各 100 次，推三关、揉外劳宫各 100 次。适用于寒性哮喘。

②处方 2：揉丰隆 100 次，推揉膻中 100 次，揉内劳宫、清天河水各 100 次。适用于热性哮喘。

③处方 3：补脾经、推三关、揉脾俞、补肺经、揉肺俞、揉足三里各 300 次。适用于哮喘之肺脾气虚证。

④处方 4：补脾经、补肾经、揉脾俞、揉肾俞各 300 次，揉命门、摩揉丹田各 200 次。适用于哮喘之脾肾阳虚证。

1. 自拟方

组成：露蜂房 6 克，地龙 10 克，桔梗 6 克，紫苏子 12 克，白果 10 克，百部 10 克，天竺黄 3 克，诃子 6 克。

功效：止咳平喘。

应用：适用于小儿哮喘，喉间痰鸣不能平卧者。

2. 冬花冰糖汤

组成：白冰糖 10 克，款冬花 10 克。

功效：散寒止咳平喘。

应用：适用于小儿哮喘寒邪束肺者。

3. 沙糖散

组成：北沙参 250 克，黑糖 250 克。

功效：清热止咳平喘。

应用：适用于小儿哮喘热邪犯肺者。

【预防调护】➡

（1）重视预防，避免各种诱发因素，适当进行体格锻炼，增强体质。

（2）注意气候影响，做好防寒保暖工作，冬季外出应戴口罩。尤其气候转变或换季时，要预防感冒诱发哮喘。有外感病证要及时治疗。

（3）发病季节，防止活动过度和情绪激动，以免诱发哮喘。

（4）居室宜空气流通，阳光充足。冬季要保暖，夏季要凉爽通风。避免接触特殊气味。

（5）饮食宜清淡而富有营养，忌进生冷油腻、辛辣酸甜以及海鲜鱼虾等可能引起过敏的食物，以免诱发哮喘。

（6）注意心率、脉象变化，防止发生哮喘持续发作。

（7）在哮喘发作期，心理护理十分重要，因哮喘是一种心身性疾病，神经系统兴奋与哮喘发作有关。要关心、安慰患儿，减少心理压力及恐惧感，以增强战胜疾病的信心。

【临床心得】➡

（1）发作期当攻邪以治其标，分辨寒热虚实、寒热夹杂分别随证施治。

（2）迁延期宜标本兼治，治肺兼顾脾、肾。祛邪治在肺，仍需涤痰降逆平喘，扶正则需分辨肺、脾、肾虚分别施以补益。

（3）缓解期治以扶正，调其脏腑功能。

（4）由于哮喘的病因复杂，可采用多种疗法综合治疗，除口服药外，雾化吸入、敷贴、针灸疗法，以及配合环境疗法、心身疗法可增强疗效。

第五章

脾系疾病

第一节　口　疮

口疮是以口颊、唇舌、齿龈、上腭等处出现黄白色溃疡，灼热疼痛，或伴发热、流涎等为特征的一种口腔疾患。口疮之名最早见于《素问·气交变大论》："岁金不及，炎火乃行，生气乃用，长气专胜，庶物以茂，燥烁以行……民病口疮，甚则心痛。"指出本病发病与火热之邪上攻有关。本病以婴幼儿多见，发病无明显季节性，临床既可单独发生，亦可伴发于外感热病或其他疾病过程中。一般预后良好，少数体质虚弱者，口疮可反复发生，迁延难愈。

本病属西医学口炎范畴，多由细菌、病毒、螺旋体等感染所致。食具消毒不严，口腔不洁，或各种疾病致机体抵抗力下降，维生素 B、维生素 C 缺乏等为常见诱发因素。临床包括疱疹性口炎、溃疡性口炎、卡他性口炎等。

【病因病机】

本病多由将养过温，感受外邪，心脾积热；或调护不当，秽毒内侵；或久病体弱，虚火上炎等原因导致。其病位在心、脾、胃、肾。无论外感、内伤，凡化热、化火者均可循经上炎，熏蒸口舌而发病。诚如《诸病源候论·唇口病诸候·口舌疮候》所言："手少阴，心之经也，心气通于舌；足太阴，脾之经也，脾气通于口。脏腑热盛，热乘心脾，气冲于口与舌，故令口舌生疮也。"

（1）风热乘脾　小儿脏腑娇嫩，卫外未固，若调护失宜，则易感外邪。六淫之中尤以风热所致口疮者最为常见。风热之邪可挟毒挟湿，侵袭肺卫，化热化火，内乘心脾，火热循经上炎，熏灼口舌则生口疮。

（2）心脾积热　孕母过食辛辣厚味，致胎热内蕴移患于儿；或调护失宜、喂养不当，恣食膏粱厚味，致脾胃蕴热；或口腔不洁，秽毒内侵，致内外合邪，火热蕴积心脾，循经上炎，熏灼口舌而致口舌生疮。

（3）虚火上炎　禀赋不足，素体阴虚；或热病、久病耗伤阴液，肾阴亏虚，水不制火，虚火上浮，熏灼口舌发为口疮。若久病吐泻，脾胃虚寒，无根之虚火上浮，亦可发为口疮。

【临床表现】 ◗

齿龈、舌体、两颊、上腭等处出现黄白色溃疡点，大小不等，甚则满口糜腐，疼痛流涎，可伴发热或颌下淋巴结肿大、疼痛。

【诊断与鉴别诊断】 ◗

1. 诊断
有喂养不当，过食炙煿，或外感发热的病史，根据主要症状及血常规，诊断不难明确。

2. 鉴别诊断
（1）鹅口疮　多发生于初生婴儿及久病体弱的婴幼儿。以口腔及舌上、齿龈等处满布白屑，周围有红晕为特点。一般无疼痛、流涎。

（2）手足口病　是由柯萨奇病毒感染引起的急性传染病。幼儿多见，夏秋季节流行。以发热，口腔黏膜疱疹、溃疡，伴手、足、臀部皮肤出现斑丘疹、疱疹为特征。

【辨证施治】 ◗

以下药物剂量以3～5岁小儿为参考。

1. 风热乘脾型
口唇、颊内、齿龈、上腭等处出现疱疹、溃疡，周围黏膜焮红，灼热疼痛，流涎拒食，伴发热、恶风，咽喉红肿疼痛，舌质红，苔薄黄，脉浮数，指纹浮紫。
治法：疏风散火，清热解毒。
方药：银翘散加减。

处方：金银花5克，连翘5克，淡竹叶3克，荆芥3克，牛蒡子5克，淡豆豉3克，薄荷3克，芦根6克，甘草3克，桔梗3克。

加减：高热者，加柴胡、葛根；风热夹湿者，加滑石、藿香，或选用甘露消毒丹加减；大便秘结者，加生石膏、大黄；咽喉红肿疼痛者，加山豆根、马勃；口干少津者，加天花粉。

2. 心火上炎型

口舌溃疡或糜烂，舌尖边较多，色红赤且感灼热，疼痛烦躁，叫扰啼哭，面赤口渴，或伴发热，小便短赤，舌尖红赤，苔薄黄，脉细数，指纹紫。

治法：清心凉血，泻火解毒。

方药：泻心导赤散加减。

处方：黄连2克，生地黄5克，竹叶5克，木通3克，甘草3克。

加减：热毒重者，加黄芩、栀子；口渴甚者，加芦根、天花粉；心烦尿赤者，加灯心草、赤茯苓、滑石。

3. 脾胃积热型

颊内、齿龈、上腭、唇角等处溃疡较多，或满口糜烂，周围黏膜红赤灼热，疼重拒食，烦躁流涎，面赤唇红，或伴身热、口臭，小便短赤，大便干结，舌质红，苔黄厚，脉滑数，指纹紫滞。

治法：清热解毒，通腑泻火。

方药：凉膈散加减。

处方：黄芩3克，连翘5克，栀子5克，大黄3克，芒硝2克，淡竹叶6克，薄荷3克，甘草2克。

加减：烦躁口干者，加生石膏、天花粉；小便短赤者，加生地黄、木通；舌苔厚腻、多涎、湿热重者，加石菖蒲、滑石、藿香；溃疡满布黄色渗出物者，加金银花、连翘、蒲公英；食积内停、脘腹胀满者，加焦山楂、麦芽、枳实；黏膜红赤、疼痛重者，加生地黄、牡丹皮。

4. 虚火上炎型

口腔溃疡或糜烂或稀散，周围色红不著，疼痛不甚，反复发作或迁延不愈，神疲颧红，盗汗口干，手足心热，大便偏干，舌红，苔少或花剥，脉细数，指纹淡紫。

治法：滋阴降火，引火归原。

方药：六味地黄丸加肉桂。

处方：熟地黄5克，山茱萸5克，山药5克，茯苓5克，牡丹皮3克，泽泻3克，肉桂2克。

加减：热病伤阴者，加玄参、麦冬、乌梅；低热或五心烦热者，加地骨皮、白薇；虚火盛者，加知母、黄柏；大便秘结者，加蜂蜜、火麻仁。经久不愈，溃烂久不收口者，酌加五倍子、儿茶。

【中成药】

（1）小儿豉翘清热颗粒　6个月至1岁，1~2克/次；1~3岁，2~3克/次；4~6岁，3~4克/次；7~9岁，4~5克/次；10岁以上，6克/次，每日3次。用于小儿口疮之风热乘脾证。

（2）知柏地黄丸　每服3克，每日3次。用于小儿口疮之虚火上炎证。

【外用药】

（1）开喉剑喷雾剂：喷口腔。每次适量，每日数次。用于小儿口疮之风热乘脾证。

（2）冰硼散、青黛散、西瓜霜。任选一种，取适量涂敷患处，每日3次。用于小儿口疮之风热乘脾、脾胃积热证。

（3）五倍子10克，雄黄6克，冰片1克。共研细末。每次适量，涂敷患处，每日3次。用于各型口疮。

（4）吴茱萸15~30克，研细粉，醋调，睡前敷于两足涌泉，胶布固定，翌晨去除。用于小儿口疮之虚火上炎证。

【其他疗法】

推拿

（1）推天椎骨，揉天突，清胃，清板门。发热加退六腑，水底捞明月，掐揉二扇门。用于风热乘脾证。

（2）清胃，清板门，退六腑，清大肠，清天河水。腹胀加分推腹阴阳、摩腹；便秘加推下七节骨。用于脾胃积热证。

（3）清心平肝，清天河水，清小肠，捣小天心。用于心火上炎证。

（4）补肾经，揉二马，分手阴阳，清天河水，推涌泉。用于虚火上浮证。

【单方验方】

1. 奇效解毒汤

组成：生地黄5克，生石膏15克，金银花5克，连翘5克，升麻3克，淡竹叶6克，山楂 5 克，黄连 2 克，甘草 2 克。

功效：清热解毒。

应用：适用于风热乘脾型。

来源：张宏启，吕开明，王海峡．奇效解毒汤治疗小儿口腔炎 1050 例疗效观察．中医杂志，1995，36（6）：354．

2. 苓砂汤

组成：茯苓 5 克，白术 5 克，桂枝 3 克，灯心草 3 克，朱砂 1 克，甘草 3 克。

功效：泻心火，补脾气。

应用：适用于心火旺盛，脾湿蕴结反复发作型。

来源：柴英勤，彭世桥．苓砂汤治疗小儿复发性口疮 50 例．辽宁中医杂志，1990，14（9）：39．

【预防调护】 ▶

（1）保持口腔清洁，饭后、睡前常用温水漱口，及早养成刷牙习惯，饮食餐具经常清洁消毒。

（2）注意饮食调节，食物宜新鲜、清洁，多食新鲜蔬菜和水果，饮食有节，忌暴饮暴食及过食肥甘辛辣之品。

（3）避免乳食及饮料过烫，避免不必要的口腔擦拭，以防损伤口腔黏膜。

（4）加强身体锻炼，增强体质，避免各种感染。

【临床心得】 ▶

（1）小儿口疮主由火热所致，辨证以八纲辨证分清实火、虚火；结合脏腑辨证以确定病位。凡属实火者多由外感风热或乳食内伤所致，起病急，病程短，口腔溃疡数目多，周围黏膜红赤，局部灼热疼痛，口臭流涎，或伴发热烦躁、哭闹拒食等症状。属虚火者常由素体阴虚或热病伤阴，或久病伤阳，虚阳浮越引起，起病缓，病程长，口腔溃疡相对较少，反复发作，周围黏膜淡红，疼痛轻微，或伴低热、颧红盗汗，或神疲、面白、纳呆、便溏等。病变部位在心者，口疮常发生于舌边、舌尖部，并伴烦躁叫扰啼哭、夜眠不安、尿赤等；在脾胃者，口疮每以唇颊、上腭、齿龈处居多，并伴口臭流涎、脘腹胀满、大便秘结等。

（2）小儿口疮临床上以清热降火为基本治则。实证以清热解毒泻火为主，根据病因、病位不同，分别配以疏风、化滞、利湿、通腑等法，以上病下取，引热下行，邪有出路，热由下泻。虚证应以补虚为要，根据证型不同，分别投以滋阴清热降火、温补脾肾、引火归原等法。在施以内治的同时，若能配合口腔局部外治，则可增强疗效，促进溃疡病灶愈合。但对重症患儿，还应中西医结合治疗以提高疗效。

（3）患病时可选用金银花、野菊花、板蓝根、大青叶、甘草煎汤，频频漱口。注意口腔外周皮肤卫生，颈项处可围上清洁毛巾，口中涎水流出应及时擦干。多食水果蔬菜，保持大便通畅。来源：汪受传．中医儿科学．北京：中国中医药出版社，2003：103.

第二节　鹅　口　疮

鹅口疮是以口腔、舌上满布白屑，状如鹅口为特征的一种口腔疾患。因其色白似雪片，故又名"雪口"。

本病由白色念珠菌感染所致。产时感染，或喂奶器具不洁、乳品污染，或长期使用广谱抗生素导致菌群失调时易于发生。本病一年四季均可发生，多见于新生儿以及久病体弱的婴幼儿。症状一般较轻，治疗及时则预后良好；若邪盛正虚，白屑堆积，蔓延至鼻腔、咽喉、气道、胃肠则可影响吮乳、呼吸、消化，甚或危及生命。

【病因病机】 ▶

本病主要由胎热内蕴，或正气亏虚，或调护不当，口腔不洁，感受秽毒之邪所致。婴幼儿因口腔黏膜嫩薄，不耐邪热熏灼，故易于发生本病。本病病位在心、脾、肾，因少阴之脉通于舌，太阴之脉通于口，若感受秽毒之邪，循经上扰，熏灼口舌则口舌满布白屑。正如《诸病源候论·小儿杂病诸候·鹅口候》所云："小儿初生，口里白屑起，乃至舌上生疮，如鹅口里，世谓之鹅口。此由在胎时受谷气盛，心脾热气熏发于口故也。"

（1）心脾积热　孕妇素体积热，胎热内蕴遗患胎儿；或生后喂养不当，妄加肥甘厚味，致脾胃蕴热；或护理不当，口腔不洁，则秽毒之邪乘虚而入，内外合邪，热毒蕴积心脾。舌为心之苗，口为脾之外窍，火热循经上炎，熏灼口舌，乃发鹅口。

（2）虚火上炎　多由先天禀赋不足，素体阴虚；或热病之后灼伤阴津；或久泻伤阴，以致肾阴亏虚，水不制火，虚火上炎，熏灼口舌，发为鹅口。

【临床表现】 ▶

舌上、颊内、牙龈或上腭散布白屑，可融合成片。重者可向咽喉处蔓延，影响吸吮与呼吸，偶可累及气管、食管及肠道等。

1. 诊断

多发于新生儿、久病体弱的婴幼儿，或长期使用抗生素或激素患者，结合主要症状及体征、辅助检查不难诊断。

2. 鉴别诊断

（1）白喉　由白喉杆菌引起的急性传染病。多在咽、扁桃体甚则鼻腔、喉部形成灰白色的假膜，坚韧，不易擦去，若强力擦除则易致出血。全身中毒症状严重，伴有发热、咽痛、进行性喉梗阻、呼吸困难、疲乏等症状，病情严重。

（2）残留奶块　其外观与鹅口疮相似，但以棉棒蘸温开水轻轻擦拭口腔、舌面，即可除去，其下黏膜正常，易于鉴别。

【辨证施治】 ➡

以下药物剂量以 1~2 岁小儿为参考。

1. 心脾积热

口腔舌面满布白屑，周围黏膜红赤较甚，面赤，唇红，烦躁不宁，或伴发热、吮乳多啼、口干或渴，小便黄赤，大便干结，舌质红，苔黄厚，脉滑数或指纹紫滞。

治法：清心泻脾。

方药：清热泻脾散加减。

处方：黄芩 3 克，栀子 3 克，黄连 2 克，生石膏 10 克，生地黄 3 克，淡竹叶 3 克，灯心草 3 克，甘草 3 克。

加减：大便秘结，口气臭秽者，加大黄、玄明粉，或选用凉膈散加减；湿热重，舌红苔黄厚腻重者，加藿香、佩兰、滑石；口干渴者，加石斛、玉竹；腹胀纳呆者，加焦山楂、麦芽、槟榔。

2. 虚火上炎

口腔、舌上白屑稀散，周围黏膜红晕不著，形体消瘦，颧红盗汗，手足心热，口干不渴，可伴低热，虚烦不安，舌质红，苔少，脉细数或指纹淡紫。

治法：滋阴降火。

方药：知柏地黄丸加减。

处方：知母 5 克，黄柏 5 克，熟地黄 5 克，山茱萸 5 克，山药 5 克，茯苓 5 克，牡丹皮 5 克，泽泻 5 克，甘草 3 克。

加减：阴虚口干舌燥者，加沙参、麦冬、石斛；低热者，加银柴胡、地骨皮；食欲缺乏者，加乌梅、麦芽、佛手；便秘者，加火麻仁、蜂蜜；久病反复，虚火上浮者，少佐以肉桂。

【中成药】

（1）芩翘口服液：每服 5～10 毫升，每日 2～3 次。用于心脾积热证。

（2）知柏地黄丸：3～6 岁 1.5 克，每日 3 次；>6 岁 3 克，一日 2 次，温开水送服。用于虚火上浮证。

【外用药】

（1）冰硼散、青黛散、西瓜霜喷剂。任选 1 种，每次适量，涂敷患处，每日 3～4 次。用于心脾积热证。

（2）锡类散、养肌生肌散。选 1 种，每次适量，涂敷患处，每日 3～4 次。用于虚火上炎证。

（3）肉桂、附子各等量，共研细粉，装瓶备用。每次取 10～20 克，加适量面粉，用高粱酒调成糊状，贴敷两足涌泉，1～2 小时后取下。用于虚火上炎证。

（4）吴茱萸 15 克，胡黄连 6 克，大黄 6 克，生天南星 3 克。共研细末。1 岁以内每次用 3 克，1 岁以上可增至 5～10 克，用醋调成糊状，晚上涂于患儿两足心，外加包扎，晨起除去。用于各种证型。

【其他疗法】

推拿

（1）清心，清胃，揉小天心，按揉小横纹，掐揉四横纹，清天河水，退六腑。用于心脾积热证。

（2）揉二马，补肾经，推小横纹，清天河水，水底捞明月，揉涌泉。用于虚火上炎证。

【单方验方】

1. 加味导赤散

组成：生地黄 5 克，竹叶 6 克，木通 3 克，甘草 3 克，藿香 5 克，佩兰 5 克，车前草 5 克，泽泻 5 克，忍冬藤 10 克。

功效：清热祛湿。

应用：适用于心脾积热，湿热上蒸型。

来源：张振金．中医辨治小儿鹅口疮体会．四川中医，2000，18（7）：5.

2. 参苓白术散加减

组成：党参5克，茯苓5克，白术5克，山药5克，薏苡仁10克，白扁豆5克，炒山楂5克，神曲5克，滑石10克，甘草3克。

功效：健脾助运。

应用：适用于脾虚湿盛型。

来源：张振金．中医辨治小儿鹅口疮体会．四川中医，2000，18（7）：5.

【预防调护】 →

（1）加强妊娠期卫生保健，孕母营养应丰富全面，避免过食辛热炙煿之品，及时治疗阴道霉菌病。

（2）注意小儿口腔清洁，喂奶器具及时煮沸消毒。

（3）避免过烫、过硬食物及不必要的口腔擦拭，防止损伤口腔黏膜。

（4）提倡母乳喂养，及时添加辅食，积极治疗原发病。避免长期使用广谱抗生素或肾上腺皮质激素。

（5）注意观察病情变化，如患儿口腔白屑堆积，上下蔓延，影响吞咽或呼吸困难，应立即中西医结合处理。

【临床心得】 →

（1）小儿鹅口疮辨证应根据起病、病程、白屑特点辨别虚实；依病情辨别轻重。实证多见于体壮儿，起病急，病程短，口腔白屑较多甚或堆积成块，周围黏膜红赤，多伴发热、面赤、心烦口渴、尿赤、便秘等症；虚证多见于早产、久病体弱儿，或大病之后，起病缓，病程长，常迁延反复，口腔白屑稀散，周围黏膜色淡，常伴消瘦、神疲虚烦、面白颧红或低热等虚羸之象。轻症白屑较少，全身症状轻微或无，饮食睡眠尚可；重症白屑堆积，层层叠叠，甚或蔓延到鼻腔、咽喉、气道、胃肠，并伴高热、烦躁或虚衰，吐泻、呼吸及吮乳困难等，极重者可危及生命。

（2）治疗总则以清热泻火为要。实证者治以清泄心脾积热；虚证者治以滋肾养阴，清热降火。轻症可以局部药物外治治疗，重症则应内治、外治兼施，方可提高疗效。对影响吮乳、呼吸或全身症状重者，应积极给予中西医结合救治。来源：汪受传．中医儿科学．北京：中国中医药出版社，2003：100.

第三节　呕　吐

呕吐是因胃失和降，气逆于上，以致乳食由胃中上逆经口而出的一种病证。本证发病无年龄及季节限制，但临床以婴幼儿和夏秋季节为多见。引起呕吐的原因较多，凡感受外邪，内伤乳食，卒受惊恐，以及其他脏腑疾病影响到胃的功能而致胃气上逆时，均可发生呕吐。本病经积极治疗，一般预后良好；但若呕吐严重则可致津液耗伤，日久可致脾胃虚损，气血化源不足而影响生长发育。

呕吐可见于西医学的多种疾病过程中，主要是消化功能紊乱所致呕吐，至于由其他原因所致者，则应详查病因，明确诊断，区别对待，切勿盲目施治，贻误病情。

【病因病机】

引起小儿呕吐的原因很多，《育婴家秘·呕吐》："小儿呕吐有三因，因热因寒因食停；药食难尝成格拒，吐多清水是虫名。"病变部位主要在胃，亦与肝、脾二脏密切相关。其基本病理改变为胃失和降，气机上逆。诚如《幼幼集成·呕吐证治》所言："盖小儿呕吐，有寒有热有伤食，然寒吐热吐，未有不因于伤食者，其病总属于胃。"脾胃不和，升降失司，胃气上逆，则生呕吐；肝主疏泄，助脾胃之纳化，若肝气失和，横逆犯胃，胃失和降，亦致呕吐。

1. 乳食积滞

小儿胃小而弱，容物不多，功能亦属不足，且小儿智识未开，乳食不知自节，若喂养不当，乳食过多，或进食过急，较大儿童恣食肥甘厚味、生冷难化的食物，使乳食停留，蓄积中焦，脾胃失健，气机升降失调，胃气上逆则生呕吐。

2. 胃中积热

胃为阳土，性喜清凉，如乳母喜食辛辣炙煿之品，乳汁蕴热，儿食母乳，致热积于胃；或小儿过食辛热之品，或感受暑热、湿热之邪，邪热蕴结。热积胃中，胃热气逆而呕吐。

3. 脾胃虚寒

先天禀赋不足，脾胃素虚，中阳不振；或乳母平时喜食生冷寒凉之品，乳汁寒薄，儿食其乳，脾胃受寒；或小儿恣食生冷瓜果，寒积于胃；或患病后苦寒克伐太过，损伤脾胃，皆可致脾胃虚寒，中阳不运，胃气失于和降而呕吐。

4. 肝气犯胃

较大儿童如遇环境不适，所欲不遂，情志失和，或遭受打骂，郁怒忧虑，均可致肝气郁结，横逆犯胃，胃失和降，气逆于上而呕吐。亦可因肝胆热盛，火热犯胃，致突然呕吐。

以上诸因既可单独致病，也可相兼为患，其病位总不离胃。胃气受损，失于和降为发病关键。

【临床表现】 ⊙

乳食水液等从胃中上涌，经口而出。常伴嗳腐食臭、恶心纳呆、胃脘胀闷等症。重症呕吐者，有阴伤液竭之象，如饮食难进，形体消瘦，神萎烦渴，皮肤干瘪，囟门及目眶凹陷，啼哭无泪，口唇干红，呼吸深长，甚至出现尿少或无尿、神昏抽搐、脉微细欲绝等症。

【诊断与鉴别诊断】 ⊙

1. 诊断

有乳食不节、饮食不洁、情志不畅等病史，结合临床症状、体征、辅助检查，诊断不难明确。

2. 鉴别诊断

（1）溢乳　又称漾奶。为婴儿哺乳后，乳汁自口角溢出，但别无所苦，纳食如常。这是由于婴儿胃小且发育不健全，贲门括约肌松弛，可因哺乳过量、过急，吞咽过多空气所致，并非病态。可改进哺乳方法，或随着年龄的增长而逐渐自愈。

（2）其他疾病　小儿呕吐，可见于多种疾病，如先天性畸形、各种急腹症、颅脑疾病、药物中毒、食物中毒等，应注意鉴别。

【辨证施治】 ⊙

以下除"消乳丸"外，其他处方药物剂量以3~5岁小儿为参考。

1. 乳食积滞型

呕吐乳食，吐物为酸臭乳块或不消化食物，不思乳食，口气臭秽，脘腹胀满，吐后觉舒，大便秘结或泻下酸臭，舌质红，苔厚腻，脉滑数有力，指纹紫滞。

治法：消乳化食，和胃降逆。

方药：伤乳用消乳丸加减；伤食用保和丸加减。

处方：（1～2岁）消乳丸：麦芽10克，神曲5克，山楂5克，香附3克，砂仁2克，陈皮5克，谷芽10克，甘草3克。

保和丸：焦山楂5克，神曲5克，鸡内金3克，莱菔子3克，陈皮5克，法半夏3克，茯苓5克，连翘5克。

加减：频繁呕吐者，可加少许生姜汁；若大便秘结者，加大黄、枳实；唇舌淡，肢凉，胃寒者，去连翘，加丁香、白豆蔻、干姜；食滞化热，面赤唇红者，加竹茹、黄连；腹胀重者，加枳实、槟榔；因食鱼、蟹而吐者，加生姜、紫苏；因肉食而吐者，重用山楂；因米食而吐者，加用谷芽；因面食而吐者，重用莱菔子。

2. 胃热气逆型

食入即吐，呕吐频繁伴声响，吐物量多臭秽，气热喷人，口渴多饮，面赤唇红，或伴发热，烦躁不安，大便秘结，小便短赤，舌红，苔黄，脉滑数，指纹紫滞。

治法：清热泻火，和胃降逆。

方药：黄连温胆汤加减。

处方：黄连2克，陈皮5克，枳实3克，法半夏3克，竹茹3克，茯苓5克，甘草3克。

加减：兼食积者，加神曲、山楂、麦芽；大便秘结，脘腹胀满者，加生大黄，或合大承气汤；口渴唇干者，加麦冬、天花粉；呕吐频繁者，加生赭石。胃中虚热上逆呕哕者，可选橘皮竹茹汤或竹叶石膏汤。

3. 脾胃虚寒型

起病缓慢，病程较长，食久方吐，时作时止，食少不化，吐物多为清稀痰水或乳食残渣，色淡少味。伴面色苍白，精神疲倦，四肢欠温，腹痛绵绵，得温较舒，大便稀溏，舌淡，苔白，脉迟缓无力，指纹淡。

治法：温中散寒，和胃降逆。

方药：丁萸理中汤加减。

处方：党参5克，白术5克，甘草3克，干姜2克，丁香3克，吴茱萸5克。

加减：纳呆，食而不化者，加神曲、山楂、麦芽；腹痛绵绵，四肢欠温者，加附子、肉桂、高良姜；大便稀溏者，加山药、薏苡仁、茯苓以健脾。

4. 肝气犯胃型

呕吐酸水或食物，嗳气频频，每因情志刺激加重，胸胁胀痛，精神郁闷，易怒多啼，舌边红，苔薄腻，脉弦，指纹紫。

治法：疏肝理气，和胃降逆。

方药：解肝煎加减。

处方：白芍5克，紫苏叶5克，紫苏梗3克，砂仁3克，厚朴5克，陈皮5克，法半夏3克。

加减：胸胁胀痛者，加柴胡、川楝子、郁金；火热伤阴者，加北沙参、石斛；呕吐苦水者，加柴胡、黄芩、竹茹。

【中成药】

（1）保和丸　每服6~9克，每日2~3次。用于伤食呕吐。

（2）牛黄清胃丸　每服1丸，每日2次。用于胃热呕吐。

（3）香砂养胃丸　每服3克，每日2~3次。用于脾胃虚寒呕吐。

（4）舒肝丸　每服1/2~1丸，每日2次。用于肝气犯胃呕吐。

【外用药】

（1）鲜生姜切成厚0.1~0.3厘米，直径1厘米的姜片，用胶布固定在双侧太渊上，并让姜片压住桡动脉，5分钟后让患儿口服用药，可以预防服药呕吐。

（2）大蒜5个，去皮捣烂，吴茱萸（研末）10克。共拌匀，揉成一角钱硬币大小的药饼，外敷双足心。每日1次。用于脾胃虚寒呕吐。

（3）大葱、胡椒、吴茱萸各适量，共捣烂，炒热敷于脐部，纱布覆盖，胶布固定。每日1次。用于胃寒呕吐。

（4）胡椒10克，绿茶3克，酒曲2个，葱白20克。共捣成糊状，分贴于中脘、膻中、期门。每日1次，每次6~12小时。用于肝气犯胃呕吐。

【其他疗法】

1. 推拿

（1）运板门，清补脾经，运内八卦，揉中脘，分推腹阴阳，揉足三里，推天柱骨，横纹推向板门，揉右端正。用于伤食呕吐。

（2）清脾胃，清大肠，退六腑，清天河水，推天柱骨，横纹推上板门、推下七节骨。用于胃热呕吐。

（3）补脾经，揉外劳宫，推三关，摩、揉中脘，横纹推向板门，掐、揉右端正，推天柱骨，掐揉拇指。用于胃寒呕吐。

（4）揉小天心，清肝经，掐五指节，分手阴阳，补脾经，运内八卦，推天柱骨，横纹推向板门，揉右端正，按揉百会。用于惊恐呕吐。

2. 针法

（1）体针　取中脘、足三里、内关。热盛者加合谷，寒盛者加上脘、大椎，食积者加下脘，肝郁者加阳陵泉、太冲。实证用泻法，虚证用补法。每日 1 次。

（2）耳针　胃、肝、交感、皮质下、神门。每次 2~3 穴，强刺激，留针 15 分钟。每日 1 次。

【单方验方】

1. 济生橘皮竹茹汤

组成：太子参 15 克，赭石 15 克，法半夏 6 克，茯苓 10 克，陈皮 6 克，竹茹 10 克，炙枇杷叶 10 克，麦冬 10 克，芦根 10 克，炒栀子 6 克，炒山楂 10 克，生姜 3 片。

功效：降气和胃，健脾益气，益味生津。

应用：胃热兼气阴两伤之呕吐。

来源：潘路，柏燕军，安效先．治疗小儿呕吐经验拾零．北京中医药，2010，29（7）：512.

2. 和胃止呕饮

组成：紫苏梗 9 克，陈皮 6 克，姜汁竹茹 9 克，白蔻 6 克，黄连 3 克，吴茱萸 3 克，藿香 6 克，姜半夏 3 克，旋覆花 10 克，赭石 15~30 克，木通 9 克，炒谷芽 15 克，炒麦芽 15 克，生姜汁 1 滴。

功效：和胃降逆。

应用：胃失和降，胃气上逆之呕吐。

来源：韩林，王静安．治疗小儿呕吐经验介绍．中华中医药学会儿科分会第 30 次学术大会论文汇编．

【预防调护】

（1）给新生儿、婴儿哺乳不宜过急，以防吞入空气。哺乳后，将小儿竖抱，轻拍背部至打嗝，使吸入的空气排出，然后再让其平卧。

（2）"乳贵有时，食贵有节。"小儿乳食宜清淡、营养丰富，定时、定量，忌恣食生冷、肥甘、煎炸、炙煿、辛辣食品、饮料。

（3）注意饮食卫生，不吃腐败变质食品，预防食物及药物中毒。

（4）专人护理，安静休息，消除恐惧心理。呕吐时取坐位或侧卧位，以防呕吐物吸入气管。

（5）呕吐较轻者，可进少量易消化的流质或半流质食物；较重者应暂禁食，用少许生姜汁滴入口中，再用少量米汁内服，必要时补液治疗。

（6）服用中药时宜少量频服，以不引起呕吐为度。药液可浓缩，冷热适中。热性呕吐者药液宜冷服；寒性呕吐者药液宜热服，避免病邪与药物格拒加重呕吐。呕吐重者，可用中药保留灌肠。

【临床心得】 →

（1）呕吐辨证应以八纲辨证结合脏腑辨证，根据病史、病程、呕吐特点及伴随症状，以分清虚、实、寒、热、食积、气郁、外感、内伤等。实证呕吐多见于体壮脉实患儿，发病急，病程短，吐声响亮，吐物量多，味多酸腐，有感邪、伤食、情志刺激等诱因，伴邪实、形实之征象。其中吐物酸腐，吐后觉舒，伴脘腹胀满者，多为伤食；若食入即吐，气热臭秽者，多属胃热；吐物酸苦，嗳气频频，精神郁闷者，为肝气犯胃。虚证呕吐多见于体弱、久病儿，起病缓，病程长，吐声微弱，吐物量少，时作时止，有体虚、形神不足之见证。如食久方吐，吐物清冷味淡，夹不消化食物者，多为脾胃虚寒；若热病之后，时作干呕，口干咽燥者，则属胃阴亏虚。然虚、实、寒、热之间，并非一成不变。实证失于调治，可转化为虚证；虚证复受外邪、食积、气郁等所伤又可致虚实夹杂。寒吐日久化热，可变为热吐，热吐日久不愈也可伤阳而形成寒热错杂之证。此外，小儿因体属稚阴稚阳，如暴吐不止，津液大伤，气随液脱，可致阴竭阳脱，发生厥逆虚脱变证；如久吐不止，脾胃虚损，气血耗伤，则可迁延为疳证。

（2）呕吐病机总属胃失和降，胃气上逆。因其致病原因复杂，故和胃降逆仅为治标之法。临证时，应同时审因论治，祛除病因以治本。食积呕吐者宜消食导滞；胃热呕吐者宜清热和胃；脾胃虚寒呕吐者宜温中散寒；肝气犯胃呕吐者宜疏肝理气，各证均参以和胃降逆，同时注意饮食调护，方能标本兼治，以获良效。有阴竭阳脱之变者，应及时给予液体疗法救治。若因误食毒物、药物引起呕吐者，切忌见吐止吐，应帮助患儿将有毒之物尽快排出，以保全生命。来源：汪受传. 中医儿科学. 北京：中国中医药出版社，2003：107.

第四节　腹　痛

腹痛是指胃脘以下、脐之四周以及耻骨以上部位发生的疼痛。疼痛发生于胃脘以下、脐部以上部位者为大腹痛；发生于脐周部位者为脐腹痛；发生于小腹两侧或一侧者为少腹痛；发生于脐下腹部正中者为小腹痛。

腹痛为小儿常见的证候，可发生于任何年龄与季节，年长儿多能自诉腹部疼痛，婴幼儿往往不能正确表达，常以无故啼哭为临床表现。

腹痛属西医学的一种常见症状，可由多种疾病引起，本节所讨论者主要为腹部脏器功能性病变如再发性腹痛等，而由其他疾病所致之腹痛则应在明确病因诊断，并给以相应治疗的基础上，参考本节内容辨证论治。

【病因病机】 ▷

引起小儿腹痛的原因，以感受寒邪、伤于乳食、脾胃虚寒、情志不畅、外伤损络等为主，病位主要在脾、胃、小肠、大肠及肝。多因脾胃肠腑功能失调，气机郁阻不通，经脉滞涩不畅而发生腹痛。故《幼幼集成·腹痛证治》曰："夫腹痛之证，因邪正交攻，与脏气相击而作也。"

（1）感受寒邪　小儿脏腑筋骨柔弱，寒暖不知自调，若护理不当，衣被单薄，腹部为风冷寒气所侵；或过食生冷瓜果，寒邪凝滞中焦，中阳受戕。寒主收引，寒凝则气血不畅，经络不通而发生腹痛。

（2）乳食积滞　乳贵有时，食贵有节。若乳食不节，暴饮暴食，或饱食强食、临卧多食；或过食坚硬、厚腻难消之物；或平素妄加滋补，过食辛辣香燥、膏粱厚味，胃肠积热，则可致脾胃受损，食停中焦，气机壅塞不通，而发生腹痛。

（3）脏腑虚冷　禀赋不足，脾阳素虚；或病中过用苦寒攻伐，损伤脾阳药物。脾阳不能运展，水谷停而不行，壅遏气机，失于温煦，则腹部绵绵作痛。

（4）气滞血瘀　小儿起居不慎，跌仆损伤；或因暴力，损伤腹部；或腹部手术损伤脉络，瘀血内留；或腹部脏腑内伤，久病积瘀以致瘀血内停，脏腑气机不得宣通，而形成腹痛。

【临床表现】 ▷

腹痛常反复发作，可以自行缓解。可伴有啼哭不宁、腹胀、肠鸣、嗳气等症。

【诊断与鉴别诊断】 ▷

1. 诊断

有着凉中寒、伤乳伤食、情志刺激及腹部外伤史，结合症状及体征，符合以下特点者，可诊断为再发性腹痛。①腹痛突然发作，持续时间不太长，能自行缓解。②腹痛以脐周为主，疼痛可轻可重，但腹部无明显体征。③无伴随的病灶器官症状，如发热、呕吐、泄泻、咳嗽、气喘、尿频、尿急、尿痛等。④有反复发作的特点，每次发作时症状相似。

2. 鉴别诊断

（1）鉴别腹痛为内科性与外科性　有以下情况者多考虑外科性腹痛：①急骤起病、剧痛，特别是疼痛持续超过 3 小时者；②先腹痛，后发热者；③先腹痛后频繁呕吐，但无腹泻，尤其伴有便秘、肛门不排气、腹胀等更提示梗阻性疾病可能；④有压痛及腹肌紧张；⑤摸到包块。

（2）区别腹痛为腹内病变与腹外病变　腹内病变：①胃肠道感染如急性胃肠炎、痢疾、急性坏死性肠炎、肠系膜淋巴结炎、肠道寄生虫病时，除有腹痛外，还有饮食不调史及感染病史，粪、血常规检查异常等；②肝胆系统疾病如胆道蛔虫、肝炎、胆囊炎、胆结石症时，常有右上腹疼痛和压痛、肝功能及 B 超检查异常等；③泌尿系统疾病如感染、结石、尿路畸形、急性肾炎时，常有腰痛、下腹痛、尿道刺激症状、尿检异常、X 线检查异常等；④少女下腹痛要注意是否为卵巢囊肿蒂扭转、痛经。腹外病变：①呼吸系统疾病引起的腹痛常伴咳嗽或扁桃体红肿、肺部听诊有啰音等；②心血管系统疾病引起的腹痛常伴有心悸、心脏杂音、心电图异常；③神经系统疾病引起的腹痛常反复发作，脑电图异常，若为腹型癫痫服抗癫痫药有效；④变态反应性疾病如腹型紫癜、荨麻疹，腹痛部位不固定，患儿可有便血、尿血、皮疹、紫癜等；⑤血液系统疾病引起的腹痛常伴有血象及骨髓象异常；⑥代谢性疾病引起的腹痛，如糖尿病有血糖、尿糖增高，铅中毒有指甲、牙齿染黑色，卟啉病有尿呈红色，曝光后色更深等可助诊断。

【辨证施治】 ➡

以下药物剂量以 3～5 岁小儿为参考。

1. 腹部中寒型

突发腹痛，疼痛剧烈，阵阵发作，痛处喜暖，得温则舒，遇寒痛甚，肠鸣辘辘，面色苍白，痛甚者可见额冷汗出，唇色紫暗，肢冷，或兼吐泻，小便清长，舌淡红，苔白滑，脉沉弦紧，指纹青红。

治法：温中散寒，理气止痛。

方药：养脏汤加减。

处方：木香 3 克，丁香 3 克，香附 3 克，当归 5 克，川芎 5 克，肉桂 3 克。

加减：若寒甚痛剧者，加制附子、高良姜；兼呕吐者，加生姜、法半夏；兼泄泻者，加炮姜、煨肉豆蔻；拘急阵痛者，加白芍、甘草；腹胀者，加砂仁、枳壳；兼风寒表证者，加桂枝、紫苏叶。

2. 乳食积滞型

脘腹胀满，疼痛拒按，不思乳食，嗳液酸腐，或腹痛欲泻，泻后痛减，或时有呕吐，吐物酸腐，矢气频作，粪便臭秽，夜卧不安，舌质偏红，苔厚腻，脉象沉滑，指纹紫滞。

治法：消食导滞，行气止痛。

方药：香砂平胃散加减。

处方：苍术3克，陈皮5克，厚朴5克，砂仁3克，香附3克，枳壳3克，焦山楂5克，焦神曲5克，焦麦芽10克，白芍5克，甘草3克。

加减：腹胀明显者，加槟榔、莱菔子；伴呕吐者，加半夏；兼感寒邪者，加乌药、干姜；食积郁而化热，面赤烦躁者，加黄芩、连翘；大便秘结不通者，加生大黄，或用枳实导滞丸。

3. 胃肠结热型

腹痛胀满，疼痛拒按，烦躁口渴，喜冷饮，面赤唇红，手足心热，大便秘结，小便黄赤，舌质红，苔黄燥，脉滑数，指纹紫滞。

治法：通腑泄热，行气止痛。

方药：大承气汤加减。

处方：生大黄3克，芒硝3克，厚朴5克，升麻5克，黄连2克，木香5克，枳实3克。

加减：若腹痛便秘，口干，舌红少津者，加玄参、麦冬、生地黄；因肝郁气滞，肝热犯胃之实热腹痛者，用大柴胡汤加减。

4. 脾胃虚寒型

腹痛绵绵，时作时止，痛处喜温喜按，得食稍缓，面白少华，精神倦怠，手足不温，乳食减少，食后作胀，大便稀溏，唇舌淡白，脉沉缓，指纹淡红。

治法：温中理脾，缓急止痛。

方药：小建中汤合理中丸加减。

处方：桂枝3克，白芍6克，甘草3克，饴糖10克，大枣5克，生姜3克，党参5克，白术5克，干姜3克。

加减：手足不温，虚寒重者，加附子、肉桂；气血亏虚者，加黄芪、当归；气滞脘闷者，加木香、砂仁；脾虚夹积，纳呆腹胀者，选健脾丸加鸡内金、厚朴；伴呕吐清涎者，加丁香、吴茱萸；大便稀溏者，加山药、薏苡仁。

5. 气滞血瘀型

腹部刺痛或胀痛，经久不愈，痛有定处，按之痛剧，或腹部有癥瘕结块拒按，肚腹硬胀，青筋显露，舌紫黯或有瘀点，脉涩，指纹紫滞。

治法：活血化瘀，行气止痛。

方药：少腹逐瘀汤加减。

处方：肉桂3克，干姜3克，小茴香3克，蒲黄5克，五灵脂3克，赤芍5克，当归5克，川芎5克，延胡索5克，没药3克。

加减：气滞胀痛明显者，加川楝子；有癥瘕或有手术、外伤史者，加三棱、莪术；形气不足，神倦乏力者，加黄芪、人参。

【中成药】

（1）藿香正气液　每服 5～10 毫升，每日 2～3 次。用于腹痛之腹部中寒型。

（2）小儿消积止咳口服液　周岁以内每次 5 毫升；1～2 岁每次 10 毫升；3～4 岁每次 15 毫升；5 岁以上每次 20 毫升，每日 3 次。用于腹痛之乳食积滞型。

（3）枫蓼肠胃康分散片　每服 2～3 片，每日 3 次，用于腹痛之胃肠结热型。

（4）附子理中丸　每服 2～3 克，每日 2～3 次。用于腹痛之脾胃虚寒型。

（5）元胡止痛片　每服 2～3 片，每日 2～3 次。用于腹痛之气滞血瘀型。

【外用药】

① 芥子、乌药、细辛、木香、降香、砂仁各 2 克。共研细末，填于脐部，外用热水袋熨 30 分钟，每日 1～2 次。用于寒性腹痛。

② 干姜、附子、小茴香、食盐各 2 克。共研细末，大葱、姜汁调涂脐上，以纱布包扎，用热水袋熨之。用于虚寒性腹痛。

③ 川椒、乌梅各 30 克。上药炒热，热熨痛处及脐部。用于虫积腹痛。

④ 香附 30 克，食盐 3 克，生姜 6 克。上药捣烂炒热，布包，热熨腹部。用于寒凝气滞腹痛。

【其他疗法】

1. 推拿

（1）揉一窝风，揉外劳宫，摩腹，拿肚角，按脾俞、胃俞。用于腹痛之腹部中寒型。

（2）清胃经，运八卦，推四横纹，清板门，清大肠，分推腹阴阳。用于腹痛之乳食积滞型。

（3）运八卦，清胃，退六腑，推四横纹，清板门，清大肠。用于胃肠积热证。

（4）补脾经，揉外劳宫，运八卦，推三关，揉一窝风，揉脐，揉脾俞、胃俞、肾俞。用于腹痛之脾胃虚寒型。

2. 针灸

取足三里、合谷、中脘。寒证加灸神阙；热结加上巨虚；食积加里内庭；虚寒证加脾俞、胃俞；呕吐加内关。一般取患侧，亦可取双侧。用 3～5 厘米长 30 号毫针，快速进针，实热、积滞证用泻法，寒证可用温针灸，虚证用补法，捻转或提插。年龄较大患儿可留针

15 分钟，留至腹痛消失。

【单方验方】

1. 和胃消食汤

组成：焦山楂 5 克，焦神曲 5 克，焦麦芽 10 克，厚朴 5 克，鸡内金 3 克，砂仁 3 克，连翘 5 克，陈皮 5 克，茯苓 5 克。

功效：和胃消食，理气健脾。

应用：小儿食积腹痛。

来源：焦平，解丽芳. 和胃消食汤治疗小儿食积腹痛 62 例. 四川中医，1995，13（4）：40.

2. 加味正气天香散

组成：乌药 3 克，干姜 3 克，陈皮 5 克，木香 3 克，香附 3 克，白芍 5 克，紫苏子 5 克，甘草 3 克。

功效：温里散寒，行气止痛。

应用：原发性肠痉挛。

来源：蔡寅寿. 正气天香散加味治疗小儿原发性肠痉挛 40 例. 中医研究，1995，（6）：35.

【预防调护】

（1）注意饮食卫生，忌过食生冷瓜果、饮料、不洁食品，防止暴饮暴食。

（2）注意气候变化，避免感受外邪，注意腹部保暖。

（3）餐后稍事休息，勿做剧烈运动。

（4）腹痛剧烈或持续不减者，应密切观察病情变化，注意腹部体征，配合必要的辅助检查，以便尽早确诊，采取有效措施。

（5）根据病因，给予相应饮食调护。对食积腹痛者应暂禁食，或给流质、半流质饮食；虫积腹痛者忌用甜食，适当给予食醋或其他酸味食物；热证腹痛者忌食辛辣肥甘厚味；虚寒腹痛者宜食甘温之味。

（6）寒性腹痛者应温服或热服药液，热性腹痛者应冷服药液，伴呕吐者，药液要少量多次分服。

【临床心得】

（1）引起腹痛的原因很多，辨证时应以八纲辨证为纲，结合病史、症状等以分清病因，判定病位，确定属性。

① 首辨有无腹痛　如婴幼儿突然哭闹不安，弯腰捧腹，或呻吟不已，面色苍白，或屏气汗出，时缓时急者，多为腹痛。

② 辨病位之所在　大腹痛多属脾胃、大肠、小肠的病症，以胃部疾患、积滞疼痛多见。脐腹痛多为小肠病症，以虫积多见。小腹痛多见于膀胱病症。少腹痛多见于肝经、大肠病症。

③ 辨寒、热、虚、实　新病暴痛属实；久病隐痛，时作时止属虚。腹痛坚满拒按属实；腹软喜温喜按属虚。得食痛甚属实；进食暂缓属虚。腹痛拘急，遇凉加重属寒；攻痛阵作，口渴喜凉属热。面赤气热、烦躁便秘、舌红苔黄、脉数有力、指纹紫滞者属热；面白气冷、下利清谷、小便清利、舌淡苔白、脉迟紧、指纹淡者属寒。

④ 辨气、食、虫、瘀　腹痛属气滞者，有情志失调病史，走窜胀痛，部位不定，气聚则痛而见形，气散则痛而无迹，痛连两胁，嗳气或矢气后痛减。属食积者，有乳食不节史，腹痛伴脘腹胀满，嗳腐吞酸，痛而欲泻，泻下酸臭，便后痛减，腹痛拒按或夜卧不安。属虫积者，脐周疼痛，时作时止，有大便排虫史，或镜检有虫卵。属血瘀者，有跌仆损伤及手术史，腹部刺痛，痛有定处，局部满硬，按之痛剧。

（2）治疗腹痛总的原则　本病总由脏腑经脉失调，气机运行不畅所致，治疗应以调理气机，疏通经脉为原则。根据病因不同，分别以温散寒邪、消食导滞、通腑泄热、温中补虚、活血化瘀等治法治疗。来源：汪受传．中医儿科学．北京：中国中医药出版社，2003：114.

第五节　泄　泻

泄泻是由多种外感、内伤因素引起，以大便次数增多，粪质稀薄或如水样为特征的一种小儿常见病。《内经》已有飧泄、濡泄等记载，宋以后著作多称为泄泻。西医学称本病为小儿腹泻，分为感染性腹泻和非感染性腹泻两类。感染性腹泻多由病毒（如轮状病毒、柯萨奇病毒、埃可病毒等）、细菌（如致腹泻大肠杆菌、空肠弯曲菌、耶尔森菌等）引起；非感染性腹泻常由饮食不当、肠道功能紊乱引起。

本病一年四季均可发生，以夏秋季节发病率为高。不同季节发生的泄泻，证候表现有所不同。2岁以下小儿发病率高。轻者治疗得当，预后良好；重者下泄过度，易见气阴两伤，甚至阴竭阳脱；久泻迁延不愈者，则易转为疳证。

【病因病机】

小儿泄泻发生的原因，以感受外邪、伤于饮食、脾胃虚弱为多见。其主要病位在脾、胃。《幼幼集成·泄泻证治》说："夫泄泻之本，无不由于脾胃。盖胃为水谷之海，而脾主运化，使脾健胃和，则水谷腐化而为气血以行荣卫。若饮食失节，寒温不调，以致脾胃受伤，则水反为湿，谷反为滞，精华之气不能输化，乃致合污下降，而泄泻作矣。"

1. 感受外邪

小儿脏腑柔嫩，肌肤薄弱，冷暖不知自调，易为外邪侵袭而发病。外感风、寒、暑、热诸邪常与湿邪相合而致泻，故前人有"无湿不成泻""湿多成五泻"之说。由于时令气候不同，长夏多湿，故外感泄泻以夏秋多见，其中又以湿热泻最常见，风寒致泻及伤食致泻则四季皆有。

2. 伤于饮食

小儿脾常不足，运化力弱，饮食不知自节，若调护失宜，乳哺不当，饮食失节或不洁，过食生冷瓜果或难以消化之食物，皆能损伤脾胃，发生泄泻。小儿易为食伤，发生伤食泻，在其他各种泄泻证候中亦常兼见伤食证候。

3. 脾胃虚弱

小儿素体脾虚，或久病迁延不愈，脾胃虚弱。胃弱则腐熟无能，脾虚则运化失职，因而水反为湿，谷反为滞，不能分清别浊，水湿水谷合污而下，而成脾虚泄泻。亦有暴泻实证，失治误治，迁延不愈，如风寒、湿热外邪虽解而脾胃损伤，转成脾虚泄泻者。

4. 脾肾阳虚

脾虚致泻者，一般先耗脾气，继伤脾阳，日久则脾损及肾，造成脾肾阳虚。阳气不足，脾失温煦，阴寒内盛，水谷不化，并走肠间，而致澄澈清冷、洞泄而下的脾肾阳虚泻。

由于小儿稚阳未充、稚阴未长，患泄泻后较成人更易于损阴伤阳发生变证。重症泄泻患儿，泻下过度，易于伤阴耗气，始则气阴两伤，甚则阴伤及阳，导致阴竭阳脱的危重变证。若久泻不止，脾气虚弱，肝旺而生内风，可成慢惊风；脾虚失运，生化乏源，气血不足以荣养脏腑肌肤，久则形成疳证。

【临床表现】 ▶

患儿大便次数较平时明显增多。粪呈淡黄色或清水样；或夹奶块、不消化物，如同蛋花汤；或黄绿稀溏，或色褐而臭，夹少量黏液。可伴有恶心、呕吐、腹痛、发热、纳减、口渴等症。轻型：起病可急可缓，以胃肠症状为主。食欲缺乏，偶有溢乳或呕吐，大便次数增多，一般在10次以下，大便性状变稀，无脱水及全身中毒症状，多在数日内痊愈。重型：常急性起病，也可由轻型加重转化而成。大便每日达10次以上，除有较重的胃肠道症状外，还有较明显的脱水、电解质紊乱及全身中毒症状，如发热、烦躁、精神萎靡、嗜睡甚至昏迷、休克。

【诊断与鉴别诊断】➡

1. 诊断

有乳食不节、饮食不洁，或冒风受寒、感受时邪等病史。结合临床表现、体征及辅助检查可诊断。

2. 鉴别诊断

细菌性痢疾：本病急性起病，便次频多，大便稀，有黏冻脓血，腹痛明显，里急后重。大便常规检查脓细胞、红细胞多，可找到吞噬细胞；大便培养有痢疾杆菌生长。

【辨证施治】➡

以下药物剂量以 3～5 岁小儿为参考。

（一）常证

1. 湿热泻型

大便水样，或如蛋花汤样，泻势急迫，量多次频，气味秽臭，或夹少许黏液，腹痛阵哭，发热烦闹，口渴喜饮，食欲缺乏，或伴呕恶，小便短黄，舌质红，苔黄腻，脉滑数，指纹紫。

治法：清肠解热，化湿止泻。

方药：葛根黄芩黄连汤加减。

处方：葛根 8 克，黄芩 5 克，黄连 3 克，地锦草 5 克，辣蓼 5 克，车前子 5 克，甘草 3 克。

加减：热重泻频者，加白头翁、马齿苋；发热口渴者，加滑石、芦根；湿重水泻者，加苍术、车前子；泛恶苔腻者，加藿香、佩兰；呕吐者，加竹茹、姜半夏；腹痛者，加木香；纳差者，加焦山楂、焦神曲；大便夹乳片，不思吮乳者，加麦芽、谷芽。

2. 风寒泻型

大便清稀，夹有泡沫，臭气不甚，肠鸣腹痛，或伴恶寒发热、鼻流清涕、咳嗽，舌质淡，苔薄白，脉浮紧，指纹淡红。

治法：疏风散寒，化湿和中。

方药：藿香正气散加减。

处方：藿香 5 克，紫苏叶 5 克，白芷 5 克，生姜 3 片，法半夏 3 克，陈皮 5 克，苍术 5 克，茯苓 5 克，甘草 3 克，大枣 2 枚。

加减：大便质稀色淡，泡沫多者，加防风炭；腹痛甚，里寒重者，加干姜、砂仁、木香；腹胀苔腻者，加大腹皮、厚朴；夹有食滞者，去甘草、大枣，加焦山楂、鸡内金；小便短少者，加车前子、泽泻；恶寒鼻塞声重者，加荆芥、防风。

3. 伤食泻型

大便稀溏，夹有乳凝块或食物残渣，气味酸臭，或如败卵，脘腹胀满，便前腹痛，泻后痛减，腹部胀痛拒按，嗳气酸馊，或有呕吐，不思乳食，夜卧不安，舌苔厚腻，或微黄，脉滑实，指纹滞。

治法：运脾和胃，消食化滞。

方药：保和丸加减。

处方：焦山楂 5 克，焦神曲 5 克，鸡内金 3 克，陈皮 5 克，法半夏 3 克，茯苓 5 克，连翘 5 克。

加减：哺乳婴儿泄泻夹乳片者，加炒麦芽、炒谷芽；腹痛者，加木香、槟榔；腹胀者，加厚朴、莱菔子；呕吐者，加藿香、生姜。

4. 脾虚泻型

大便稀溏，色淡不臭，多于食后作泻，时轻时重，面色萎黄，形体消瘦，神疲倦怠，舌淡苔白，脉缓弱，指纹淡。

治法：健脾益气，助运止泻。

方药：参苓白术散加减。

处方：党参 5 克，白术 5 克，茯苓 5 克，甘草 3 克，山药 6 克，莲子 5 克，白扁豆 5 克，薏苡仁 10 克，砂仁 3 克，桔梗 3 克。

加减：胃纳呆滞，舌苔腻者，加藿香、苍术、陈皮、焦山楂；腹胀不适者，加木香、乌药；腹冷舌淡，大便夹不消化物者，加炮姜；久泻不止，内无积滞者，加煨益智、肉豆蔻、石榴皮。

5. 脾肾阳虚泻型

久泻不止，大便清稀，澄澈清冷，完谷不化，或见脱肛，形寒肢冷，面色白，精神萎靡，寐时露睛，小便色清，舌淡苔白，脉细弱，指纹色淡。

治法：温补脾肾，固涩止泻。

方药：附子理中汤合四神丸加减。

处方：党参 5 克，白术 5 克，甘草 3 克，干姜 5 克，吴茱萸 3 克，附子 3 克，补骨脂 5 克，肉豆蔻 5 克。

加减：脱肛者，加炙黄芪、升麻；久泻滑脱不禁者，加诃子、石榴皮、赤石脂。

(二) 变证

1. 气阴两伤型

泻下过度，质稀如水，精神萎靡或心烦不安，目眶及囟门凹陷，皮肤干燥或枯瘪，啼哭无泪，口渴引饮，小便短少，甚至无尿，唇红而干，舌红少津，苔少或无苔，脉细数。

治法：益气健脾，酸甘敛阴。

方药：人参乌梅汤加减。

处方：人参 5 克，炙甘草 3 克，乌梅 5 克，木瓜 3 克，莲子 5 克，山药 10 克。

加减：泻下不止者，加山楂炭、诃子、赤石脂；口渴引饮者，加石斛、玉竹、天花粉、芦根。

2. 阴竭阳脱型

泻下不止，次频量多，精神萎靡，表情淡漠，面色青灰或苍白，哭声微弱，啼哭无泪，尿少或无，四肢厥冷，舌淡无津，脉沉细欲绝。

治法：挽阴回阳，救逆固脱。

方药：生脉散合参附龙牡救逆汤加减。

处方：人参 5 克，麦冬 5 克，五味子 5 克，白芍 5 克，炙甘草 3 克，附子 3 克，煅龙骨 10 克，煅牡蛎 10 克。

本证为变证中危证，不及时救治则易迅速夭亡，应及时补液，采取中西医结合治疗。

【中成药】

（1）葛根芩连微丸　每服 1~2 克，每日 3~4 次。用于湿热泻。

（2）藿香正气液　每服 5~10 毫升，每日 3 次。用于风寒泻。

（3）秋泻灵颗粒　婴儿每次 5 克（1 袋）；幼儿每次 10 克（2 袋），口服，每日 4 次。用于脾虚泻。

（4）附子理中丸　每服 2~3 克，每日 3~4 次。用于脾肾阳虚泻。

【外用药】

（1）吴茱萸 140 克，五倍子 150 克，肉桂 150 克，丁香 150 克，胡椒 150 克。碾成细末，温水调成饼状，纳脐中，其大小以覆盖住脐眼为度，24 小时换药一次，连用 3 天为一疗程。用于风寒泻、脾虚泻、脾肾阳虚泻。

（2）鬼针草 30 克，加水适量。煎煮后倒入盆内，先熏蒸，后浸泡双足，每日 2~4 次，连用 3~5 日。用于小儿各种泄泻。

【其他疗法】 ◑

1. 推拿

（1）清补脾土，清大肠，清小肠，退六腑，揉小天心。用于湿热泻。

（2）揉外劳宫，推三关，摩腹，揉脐，揉龟尾。用于风寒泻。

（3）推板门，清大肠，补脾土，摩腹，逆运内八卦，点揉天突。用于伤食泻。

（4）推三关，补脾土，补大肠，摩腹，推上七节骨，捏脊，重按肺俞、脾俞、胃俞、大肠俞。用于脾虚泻。

2. 针灸

（1）针法　取足三里、中脘、天枢、脾俞。发热加曲池，呕吐加内关、上脘，腹胀加下脘，伤食加刺四缝，便如水样加水分。实证用泻法，虚证用补法，每日 1~2 次。

（2）灸法　取足三里、中脘、神阙。隔姜灸或艾条温和灸。每日 1~2 次。用于脾虚泻、脾肾阳虚泻。

【单方验方】 ◑

1. 苍葛止泻灵颗粒

组成：苍术 5 克，葛根 6 克，车前子 6 克，地锦草 5 克，白芍 5 克，甘草 3 克。

功效：清热利湿。

应用：婴幼儿轮状病毒性肠炎湿热证。

来源：袁斌，韩新民，叶进等．苍葛止泻灵治疗婴幼儿轮状病毒肠炎 74 例临床疗效观察．河北中医，2002，24（10）：726.

2. 麻黄加术汤加减

组成：生麻黄 3 克，炒杏仁、桂枝、蝉蜕、甘草各 6 克，炒白术 12 克，苍术 9 克。

功效：发汗解表，散寒除湿。

应用：秋季腹泻外感寒湿者。

来源：张华军，周明，李燕宁等．李燕宁教授治疗小儿秋季腹泻经验．中国中西医结合儿科学，2011，3（5）：406.

【预防调护】 ◑

（1）注意饮食卫生，食品应新鲜、清洁，不吃变质食品，不要暴饮暴食。饭前、便后要洗手，乳具、食具要卫生。

（2）提倡母乳喂养，不宜在夏季及小儿有病时断奶，遵守添加辅食的原则，注意科学喂养。

（3）加强户外活动，注意气候变化，防止感受外邪，避免腹部受凉。

（4）适当控制饮食，减轻脾胃负担。对吐泻严重及伤食泄泻患儿暂时禁食，以后随着病情好转，逐渐增加饮食量。忌食油腻、生冷、污染及不易消化的食物。

（5）保持皮肤清洁干燥，勤换尿布。每次大便后，要用温水清洗臀部，扑上爽身粉，防止发生红臀。

（6）密切观察病情变化，及早发现泄泻变证。

【临床心得】 ◯►

（1）本病辨证以八纲辨证为纲，常证重在辨寒、热、虚、实；变证重在辨阴、阳。常证按起病缓急、病程长短分为暴泻、久泻，暴泻多属实，久泻多属虚或虚中夹实。暴泻辨证：湿热泻发病率高，便次多，便下急迫，色黄褐，气臭，或见少许黏液，舌苔黄腻；风寒泻大便清稀多泡沫，臭气轻，腹痛重，伴外感风寒症状；伤食泻有伤食史，纳呆腹胀，便稀夹不消化物，泻下后腹痛减。久泻辨证：脾虚泻病程迁延，脾气虚弱征象显露；脾肾阳虚泻病程更长，大便澄澈清冷，完谷不化，阳虚内寒征象显著。变证见泻下不止，精神萎靡、皮肤干燥，为气阴两伤证，属重症；精神萎靡、尿少或无、四肢厥冷、脉细欲绝，为阴竭阳脱证，属危症。

（2）治疗以运脾化湿为基本法则，若使脾运复健、湿浊化解，则泄泻可解。实证以祛邪为主，根据不同的证型分别治以清肠化湿、祛风散寒、消食导滞。虚证以扶正为主，分别治以健脾益气、温补脾肾。泄泻变证，总属正气大伤，分别治以益气养阴、酸甘敛阴、护阴回阳、救逆固脱。来源：汪受传．中医儿科学．北京：中国中医药出版社，2003：119.

第六章

心肝系疾病

第一节　夜　啼

　　夜啼是指婴儿白天能安静入睡，入夜则啼哭不安，时哭时止，或每夜定时啼哭，甚则通宵达旦。多见于新生儿及 6 个月内的婴儿。新生儿及婴儿常以啼哭表达要求或痛苦，同时，饥饿、惊恐、尿布潮湿、衣被过冷或过热等均可引起啼哭。若喂以乳食、安抚亲昵、更换潮湿尿布、调整衣被厚薄后，啼哭可很快停止，不属病态。若婴儿夜间由于伤乳、发热或因其他疾病而引起的啼哭，则不属本证范围。

【病因病机】◐

　　本病病因，先天因素责之于孕母失调，遗患胎儿；后天因素包括腹部受寒、体内积热、暴受惊恐等。

　　夜啼的病位主要在心、脾，病机主要在脾寒、心热、惊恐，寒则痛而啼、热则烦而啼、惊则神不安而啼，是以寒、热、惊为本病之主要病因病机。

1. 脾寒气滞

　　脾寒腹痛是导致夜啼的常见原因。常由孕母素体虚寒、恣食生冷，胎禀不足，脾寒内生。或因护理不当，腹部中寒，或用冷乳哺食，中阳不振，以致寒邪内侵，凝滞气机，不通则痛，因痛而啼。由于夜间属阴，脾为至阴，阴盛则脾寒愈甚，腹中有寒，故入夜腹中作痛而啼。

2. 心经积热

若孕母脾气急躁，或平素恣食香燥炙烤之物，或过服温热药物，蕴蓄之热遗于胎儿。出生后将养过温，受火热之气熏灼，心火上炎，积热上扰，则心神不安而啼哭不止。由于心火过亢，阴不能潜阳，故夜间不寐而啼哭不宁。彻夜啼哭之后，阳气耗损，无力抗争，故白天入寐；正气未复，入夜又啼。周而复始，循环不已。

3. 惊恐伤神

心主惊而藏神，小儿神气怯弱，智慧未充，若见异常之物，或闻特异声响，易致惊恐。惊则伤神，恐则伤志，致使心神不宁，神志不安，寐中惊惕，因惊而啼。

【临床表现】 ➡

（1）有腹部受寒、护养过温、暴受惊恐等病史。

（2）多见于新生儿或婴儿，入夜啼哭不安，时哭时止，或每夜定时啼哭，甚则通宵达旦，但白天如常。

（3）全身一般情况良好，排除外感发热、口疮、肠套叠、寒疝等疾病引起的啼哭。

【诊断与鉴别诊断】 ➡

1. 诊断

本病根据病史、临床症状、体征，诊断不难明确。

2. 鉴别诊断

（1）口疮　该病患儿以口颊、唇舌、齿龈、上腭等处出现黄白色溃疡，疼痛，流涎，或伴有发热为特点，患儿因患处疼痛而哭闹不安，根据病史、临床表现可鉴别诊断。

（2）肠套叠　本病可表现为健康婴幼儿突然发生阵发性腹痛或阵发性规律性哭闹，呕吐、便血，腹部扪及腊肠样肿块，行腹部 B 超检查在套叠部位横断扫描可见"同心圆"或"靶环状"肿块图像，纵断扫描可见"套筒征"。

【辨证施治】 ➡

以下药物剂量以 1 岁以内小儿为参考。

1. 脾寒气滞型

啼哭时哭声低弱，时哭时止，睡喜蜷曲，腹喜摩按，四肢欠温，吮乳无力，胃纳欠佳，大便溏薄，小便较清，面色青白，唇色淡红，舌苔薄白，指纹多淡红。

治法：温脾散寒，行气止痛。

方药：乌药散合匀气散加减。

处方：炮姜3克，砂仁3克，陈皮3克，乌药3克，木香3克，白芍3克，桔梗3克，炙甘草1克。

加减：大便溏薄者，加党参、白术、茯苓；时有惊惕者，加蝉蜕、钩藤；哭声微弱，胎禀怯弱，形体羸瘦者，可酌用附子理中汤治之。

2. 心经积热型

啼哭时哭声较响，见灯尤甚，哭时面赤唇红，烦躁不宁，身腹俱暖，大便秘结，小便短赤，舌尖红，苔薄黄，指纹多紫。

治法：清心导赤，泻火安神。

方药：导赤散加减。

处方：生地黄3克，淡竹叶2克，通草1克，黄连1克，甘草梢1克，灯心草3克。

加减：大便秘结而烦躁不安者，加生大黄；腹部胀满而乳食不化者，加炒麦芽、莱菔子、焦山楂；热盛烦闹者，加黄连、栀子。

3. 惊恐伤神型

夜间突然啼哭，似见异物状，神情不安，时作惊惕，紧偎母怀，面色乍青乍白，哭声时高时低，时急时缓，舌苔正常，指纹色紫，脉数。

治法：定惊安神，补气养心。

方药：远志丸加减。

处方：远志3克，石菖蒲3克，茯神3克，茯苓3克，龙骨6克，人参3克。

加减：睡中时时惊惕者，加钩藤、蝉蜕、菊花以息风镇惊。喉有痰鸣者，加僵蚕、郁金以化痰安神。

【中成药】

（1）宝宝乐 每次5克，每日3次，开水冲服。适用于脾寒气滞型夜啼。

（2）保赤丹 每次半粒，每日3次，温水送服。适用于心经积热型夜啼。

（3）琥珀抱龙丸 每次1丸，每日2次，口服；婴儿每次1/3丸，每日2次，化服。适用于暴受惊恐型夜啼。

【外用药】 →

（1）将艾叶、干姜粉炒热，用纱布包裹，熨小腹部，从上至下，反复多次。或用丁香、肉桂、吴茱萸等量研细末，取适量药粉填脐，外用胶布固定，每晚热敷15～20分钟。用于脾寒气滞型。

（2）蝉蜕、栀子、朱砂各等份，研为细末填脐，外用胶布固定，外敷6～8小时。用于心经积热型。

（3）朱砂、珍珠粉、五味子各等份研为细末，取少许药粉填脐，外用胶布固定，外敷6～8小时。用于暴受惊恐型。

（4）吴茱萸、栀子各5克，共研细末，鸡蛋1个，取其蛋清，将药末调制成2个药饼，于晚间睡前敷双足涌泉，以布带包扎或用胶布固定，次晨除去。用于由心经积热引起的小儿夜啼。

（5）白茯苓50克，白菊花80克，钩藤80克，淡竹叶50克，灯心草50克，琥珀20克，五味子10克，打碎后装入一布袋中，夜间枕用，早晨将药袋装入塑料袋内密封次夜继用。用于暴受惊恐型。

【其他疗法】 →

推拿

（1）分手阴阳，运八卦，平肝木，揉百会、安眠。寒啼加补脾土，摩腹，揉足三里、关元；热啼加掐总筋，揉小天心，泻小肠；惊啼加掐神门，揉印堂、太冲。

（2）按摩百会、四神聪、脑门、风池（双），由轻到重，交替进行。患儿惊哭停止后，继续按摩2～3分钟。适用于暴受惊恐型夜啼。

【单方验方】 →

益脾镇惊散

组成：人参4.5克，茯苓9克，白术9克，朱砂2.4克，钩藤6克，炙甘草1.5克。

功效：益脾清肝，镇静安神。

症状：小儿气弱受惊，夜卧不安，昼则惊惕，泄泻粪稠若胶，色青如苔。

应用：适用于脾虚易惊型。

来源：《医宗金鉴》卷五十二。

【预防调护】 ➡

（1）新生儿要注意防寒保暖，但也勿衣被过热。

（2）孕妇及乳母不可过食寒凉及辛辣热性食物，妊娠期适当补钙，小儿勿受惊吓。

（3）不可将婴儿抱在怀中睡眠，不通宵开启灯具，养成良好的睡眠习惯。

（4）注意保持周围环境安静祥和，检查衣服被褥有无异物刺伤皮肤。

（5）婴儿无故啼哭不止，要注意寻找原因，如饥饿、过饱、闷热、寒冷、虫咬、尿布浸渍、衣被刺激等，除去引起啼哭的原因。

【临床心得】 ➡

（1）婴儿夜间啼哭而白天能正常入睡，首先应考虑是否由于喂养不当所致，并给予相应的指导。要仔细观察，寻找原因，确认夜啼无直接病因者，方可按脾寒、心热、惊恐辨治。虚实寒热的鉴别要以哭声的强弱、持续时间、兼症的属性来辨别。

（2）病理性夜啼多归属入夜惊及睡眠不安等心理、情绪、行为异常类疾病，但需与急腹症、佝偻病、肠道寄生虫、上呼吸道感染造成鼻塞呼吸不畅及某些食物过敏引起的肠痉挛等其他系统疾病造成的哭吵不安相鉴别。

（3）夜啼的发生常与先天肾气、肾精不足有很大关系，临床观察夜啼小儿多有头发稀疏、囟门迟闭、方颅等症，而夜啼发生后寒热表现也与先天禀赋差异有关。夜啼从热化的小儿，胎儿期其母多食辛辣，出生后常有疔、疮、疱、疖、口舌糜烂等；而从寒化的小儿多有难产儿、早产儿等。

第二节 汗 证

小儿汗证，是指小儿在安静状态下，正常环境中，全身或局部出汗过多，甚至大汗淋漓的一种病证。多见于5岁以下的小儿，尤其是体质虚弱者，也可见于较大儿童。本病多属西医的"自主神经功能紊乱"，而维生素D缺乏性佝偻病及结核病、风湿热、反复呼吸道感染等也常见多汗。汗证为小儿常见病之一，预后一般较好。

小儿汗证虽有自汗、盗汗之分，但常自汗、盗汗并见。不分睡着或醒时，无故汗出者称自汗；睡中出汗，醒时汗止者称盗汗。自汗多为气虚、阳虚；盗汗多为阴虚。本节汗证不包括温热病引起的出汗，或属危重症阴竭阳脱、亡阳大汗者。

【病因病机】 ➡

小儿汗证的发生，多由体虚所致。其主要病因为禀赋不足，调护失宜。

1. 肺卫不固

小儿肌肤疏薄，若因病邪所侵或病后失调，或先天不足，或发散太过等，致使表气虚弱，卫阳不固，腠理开泄，均可导致津液外泄而时时汗出。

2. 营卫失调

在正常情况下，营卫之行不失其常。营行脉中，以滋阴血；卫行脉外，以固阳气。阳气足，腠理密，则不令汗出。小儿营卫薄弱，易受损伤，若四时杂感，或发散太过，或先天不足，后天失养，致使脏腑失调，均可导致营失所藏，卫失外护，营卫不和，腠理开合失常，而汗液外泄。

3. 气阴亏虚

小儿气血嫩弱，若因大病久病，或病后失调，或先天不足，后天失养，均可导致气血虚弱。气虚则不能敛阴，血虚则心失所养，心液失藏，汗自外泄。另外，气虚则阳不足，阳不足则阴必乘之。

4. 湿热迫蒸

小儿脾常不足，若平素饮食甘肥厚腻，可致积滞内生，郁而生热。甘能助湿，肥能生热，蕴阻脾胃，湿热郁蒸，外泄肌表而致汗出。

【临床表现】 ➡

（1）小儿在安静状态下、正常环境中，全身或局部出汗过多，甚至大汗淋漓。
（2）不分睡着或醒时，无故汗出者称自汗；睡中出汗，醒时汗止者称盗汗。
（3）排除因环境、活动等客观因素及其他疾病所引起的出汗。

【诊断与鉴别诊断】 ➡

1. 诊断

本病根据病史、临床症状、体征，诊断不难明确。

2. 鉴别诊断

（1）维生素 D 缺乏性佝偻病　初期可出现多汗、夜惊、烦躁等神经精神症状，该病有维生素 D 缺乏史，血生化及骨骼 X 线有改变，可根据病史、临床表现、实验室检查进行鉴别。

（2）结核病　该病中毒症状为长期低热、轻咳、盗汗、乏力、食欲减退、消瘦等。辅助检查结核菌素试验为阳性。

（3）风湿热　该病初起可表现为精神不振、疲倦、胃纳不佳、面色苍白、多汗、关节痛和腹痛等，血清抗"O"为阳性，血沉增快。

【辨证施治】 ◉

以下药物剂量以 3~5 岁小儿为参考。

1. 肺卫不固型

以自汗为主，或伴盗汗，以头部、肩背部汗出明显，动则尤甚，神疲乏力，面色少华，平时易患感冒。舌质淡，苔薄白，脉细弱。

治法：益气固表。

方药：玉屏风散合牡蛎散加减。

处方：黄芪 12 克，防风 6 克，白术 6 克，煅牡蛎 10 克，麻黄根 10 克，浮小麦 5 克。

加减：纳呆便溏者，加山药、砂仁、焦山楂；汗出过多者，可配用龙骨、牡蛎粉外扑。

2. 营卫失调型

以自汗为主，或伴盗汗，汗出遍身而不温，畏寒怕风，不发热，或伴有低热，精神疲倦，胃纳不振。舌质淡红，苔薄白，脉缓。

治法：调和营卫。

方药：黄芪桂枝五物汤加减。

处方：黄芪 9 克，桂枝 3 克，芍药 9 克，生姜 3 克，大枣 3 枚，浮小麦 9 克，煅牡蛎 10 克。

加减：精神倦怠、胃纳不佳、面色少华者，加党参、淮山药；口渴、尿黄、虚烦不眠，兼有胃阴耗损者，加黄精、玄参。

3. 气阴亏虚型

以盗汗为主，也常伴自汗，形体消瘦，汗出较多，神萎不振，心烦少寐，寐后汗多，或伴低热，口干，手足心灼热，哭声无力，口唇淡红，舌质淡，苔少或见剥苔，脉细弱或细数。

治法：益气养阴。

方药：生脉散加减。

处方：太子参 3 克，麦冬 9 克，五味子 6 克，浮小麦 9 克，煅牡蛎 10 克，生地黄 5 克。

加减：精神困顿，食少不眠，不时汗出，面色无华者，为气阳偏虚，去麦冬，加茯苓、白术；若低热口干，手足心灼热者，加白芍、地骨皮、牡丹皮。

4. 湿热迫蒸型

自汗或盗汗，以头部或四肢为多，汗出肤热，汗渍色黄，口臭，口渴不欲饮，小便色黄，舌质红，苔黄腻，脉滑数。

治法：清热泻脾。

方药：泻黄散加减。

处方：藿香 6 克，栀子 3 克，生石膏 10 克，防风 6 克，苍术 3 克，甘草 3 克。

加减：汗渍色黄，尿少色黄者，加滑石、茵陈、车前草；口臭口渴者，加胡黄连、牡丹皮；汗出过多者，加麻黄根、糯稻根。

【中成药】

（1）玉屏风颗粒　每次 5 克，每日 3 次，开水冲服。适用于肺卫不固证。

（2）生脉饮口服液　每次 10 毫升，每日 3 次，口服。适用于气阴亏虚证。

【外用药】

（1）五倍子粉适量，温水或醋调成糊状，每晚临睡前敷脐中，用橡皮膏固定。适用于盗汗。

（2）煅龙骨、煅牡蛎粉各适量，每晚睡前外扑。适用于自汗、盗汗，汗出不止者。

【其他疗法】

推拿

（1）自汗　虚证：补脾经，揉肾顶，推补肾经，揉二人上马。实证：推补肾经，揉二人上马，清板门，清天河水，退六腑。

（2）盗汗　补肾经，补脾经，揉肾顶，补肺经，推三关，分阴阳，揉小天心。

【单方验方】

1. 当归六黄汤

组成：生地黄 15 克，熟地黄 10 克，黄柏 5 克，黄连 1.5 克，黄芩 5 克，黄芪 12 克，当归6克，酸枣仁10克，知母6克，生大黄（后下）5克，天花粉10克，浮小麦10克。用药剂量随年龄酌情加减。

功效：滋阴降火，固表止汗。

应用：适用于学龄期儿童盗汗之阴虚火旺证。

来源：潘冰，夏明等．董幼祺教授治疗小儿汗证经验．中医儿科杂志，2017，（05）：23－25.

2. 自拟方1

组成：糯稻根30克，浮小麦10克，碧桃干10克。

制法及用法：水煎服。

功效：固表止汗。

应用：适用于自汗。

3. 自拟方2

组成：浮小麦30克，麻黄根10克。

制法及用法：水煎代茶饮。

功效：固表止汗。

应用：适用于自汗。

来源：马融．中医儿科学．北京：中国中医药出版社，2009.

【预防调护】 ⟫

（1）积极治疗各种急慢性疾病，注意病后调理。进行适当的户外活动，加强体格锻炼，增强小儿体质。

（2）注意饮食调节，合理喂养，避免辛辣、煎炒、油炸等食品，以免辛热助汗。避免肥甘厚味，而致积滞伤脾。

（3）减少活动，勤换衣被，勤擦身洗澡，注意个人卫生，保持皮肤干燥。

（4）汗出衣湿后，应及时用柔软干毛巾拭干皮肤，或扑以滑石粉、龙骨粉、牡蛎粉等，避免受风，以免受凉感冒。

【临床心得】 ⟫

（1）小儿汗证，应除外生理性汗多和外界因素引起的汗多两种情况。生理性汗多是指小儿入睡时常头额部位有微汗出，睡眠饮食正常，精神活泼，无其他不适。这是因为小儿体禀"纯阳"，清阳发越所致，是正常情况。外界因素引起的汗多，是指因天气炎热、衣着过暖、乳食过急、剧烈活动、恐惧惊吓等导致的汗出，亦不为病态。

（2）多汗易致津耗气伤，应注意多饮开水，可适当加入食盐，也可予以口服补液盐。

（3）慎用或忌用辛散之药和食品，以防开泄腠理，汗漏不已。

第三节　注意力缺陷多动障碍

注意力缺陷多动障碍又称注意力缺陷多动症，是以多动、注意力不集中、情绪不稳、冲动任性、自我控制困难、参与事件的能力差、智力基本正常等表现为特点的疾病。本病在古代医籍中未见专门记载，根据其神思涣散、多语多动、冲动不安的特点，可归入"脏躁""躁动"证中，另外，由于患儿活动过多、注意力不集中而导致不同程度的学习困难，故又与"健忘""失聪"证有关。

本病男孩发病较多，男女比例为（4~6）：1，14岁以下儿童的患病率为7%~9%，半数患儿<4岁起病，1/3以上的患儿伴有不同程度的学习困难和心理异常。发病与遗传、环境、产伤等因素有一定关系。本病预后较好。绝大多数患儿到青春期会逐渐好转，活动过多的症状消失，但注意力不集中，性格异常可能持续存在。

【病因病机】

本病的病因与遗传、环境及多种因素导致的脑损伤等有关。中医学认为其与先天禀赋异常、饮食因素、教育不良等有关。由于父母健康状况欠佳、母亲妊娠期多病、精神调养失宜等，或患儿出生异常，早产、难产、窒息等，可致先天不足，精血亏虚，肝肾不足，或痰浊、瘀血内阻。过食肥甘厚味，可酿生湿热痰浊，过食生冷则损伤脾胃。对子女教育不良，过分溺爱，或过于严厉，经常责骂打罚，或精神压力较大，则可致患儿脏腑失调，气血失和。

本病的病变部位在心、肝、脾、肾，病机关键为阳动有余、阴静不足。

1. 先天禀赋不足

先天禀赋不足，父母体质欠佳，肾气不足，或母亲妊娠期多病、精神调养失宜等因素致使胎儿先天不足，肝肾亏虚，精血不足，脑髓失养，元神失藏。

2. 产伤外伤瘀滞

产伤及其他外伤，导致患儿气血瘀滞，经脉流行不畅，心肝失养而神魂不宁。

3. 后天护养不当

过食辛辣，助热生火，扰动心肝则心肝火炽；过食肥甘，则酿生湿热痰浊，扰动心神；

过食生冷，则损伤脾胃；病后失养，脏腑损伤，气血亏虚，均可导致心神失养、阴阳失调，而出现心神不宁、注意力涣散和多动。

4. 情绪意志失调

小儿为至阴至阳之体，肾精未充，肾气未盛。由于生长发育迅速，阴精相对不足，导致阴不制阳，阳盛而多动。小儿年幼，心脾不足、情绪不稳定，若教育不当，溺爱过度，放任不羁，所欲不遂，则心神不定，脾意不藏，躁动不安，冲动任性，失忆善忘。

【临床表现】

1. 活动过多

大多数患儿的多动在幼儿期或学龄前期才引起家长注意，但患儿很早就有睡眠不安，脾气不好，活泼过度。至学龄前期更为明显，多动不宁，坐立不安，活动过多。不听大人指挥，常惹人生气。学龄期在课堂上喜欢做小动作，玩铅笔、咬指甲，很难坐下来按时完成作业，别人说话时好插嘴，易引起人厌烦。

2. 注意力不集中

患儿主动注意功能减弱，对无关刺激却过分注意。上课时不能专心听讲，精力分散。做什么事都是虎头蛇尾，不能善始善终。

3. 情绪不稳定，冲动任性

缺乏克制力，易激惹，对愉快或不愉快的刺激常过度兴奋或异常愤怒。常无故叫喊或哄闹。缺乏耐心，做事情都急匆匆的。

4. 学习困难

智力正常或接近正常，但因注意力不集中和多动而给学习带来困难，导致学习成绩下降。

【诊断与鉴别诊断】

1. 诊断

应综合病史、躯体和神经系统检测、精神检查、辅助检查的结果予以诊断。在此过程中，采集详细而正确的病史非常重要，因病情较轻的患儿在短暂的精神检查过程中，症状表现可能并不突出。

2. 鉴别诊断

（1）正常顽皮儿童 虽有时出现注意力不集中，但大部分时间仍能正常学习，功课完成迅速。能遵守纪律，上课一旦出现小动作，经指出能自我制约而停止。

（2）孤独症　常有活动过多或注意力集中困难的症状，很像严重的儿童多动障碍，但其特点是不能和周围人建立感情联系，不能与人对视，行为表现重复单一，有严重的社会交往和语言障碍。

（3）儿童精神分裂症　可有活动过多和行为冲动，但有个性改变、情感淡漠、行为怪异、思维离奇等表现。

（4）其他　应与教学方法不当，致使孩子不注意听课及与年龄相称的好动相区别，以及与智力低下，或因视力、听力下降所致的注意力涣散和学习困难相区别。

【辨证施治】 ◆

以下药物剂量以 5~7 岁小儿为参考。

1. 肝肾阴虚型

多动多语，急躁易怒，冲动任性，难以自抑，神思涣散，注意力不能集中，两颧潮红，五心烦热，口干咽燥，喜食冷食，少寐多梦，指甲、毛发不荣，舌质红，少苔或无苔，脉细数或弦细。

治法：滋阴潜阳，宁神益智。

方药：杞菊地黄丸加减。

处方：枸杞子 5 克，熟地黄 12 克，山茱萸 10 克，山药 10 克，茯苓 9 克，菊花 5 克，牡丹皮 5 克，泽泻 5 克，龙齿 10 克，龟甲 10 克。

加减：口渴便秘，午后潮热者，加玄参、知母、白芍等；夜寐不宁者，加酸枣仁、五味子、琥珀等；阴虚火旺，相火妄动者，加知母、黄柏，或用知柏地黄丸、大补阴丸等；学习困难，记忆力差者，可加菖蒲、远志等开窍；烦躁不安明显者，加紫贝齿、珍珠母、栀子；肝火偏旺，肝阳亢盛者，加龙胆、菊花、白芍等。

2. 心脾两虚型

神思涣散，注意力不集中，多动而不暴戾，言语冒失，记忆力差，喜忘心悸，夜寐不宁，神疲乏力，面色少华，体瘦或虚胖，纳少偏食，常自汗出，舌质淡红，苔薄白，脉虚弱。

治法：补益心脾，安神益智。

方药：归脾汤合甘麦大枣汤加减。

处方：党参 6 克，黄芪 3 克，白术 3 克，大枣 3 枚，炙甘草 3 克，茯神 5 克，远志 3 克，酸枣仁 3 克，龙眼肉 3 克，当归 3 克，小麦 9 克，木香 1.5 克，炙甘草 1 克。

加减：心悸不安者，加生龙骨、牡蛎、柏子仁；少寐多梦者，加首乌藤（夜交藤）、磁石、白芍等；气血两虚，心脾不足者，可用人参养荣汤加减治之；脾虚有痰，苔厚腻者，加半夏、陈皮、石菖蒲；心气不足，心血瘀阻者，加红花、鸡血藤。

3. 痰火内扰型

多动多语，烦躁不宁，冲动任性，难以制约，神思涣散，注意力不集中，胸中烦热，懊恼少寐，纳呆口苦，尿黄便干，舌质红，苔黄厚腻，脉滑数。

治法：清热利湿，化痰宁心。

方药：黄连温胆汤加减。

处方：陈皮6克，法半夏6克，胆南星3克，竹茹12克，瓜蒌5克，枳实6克，石菖蒲5克，茯苓10克，甘草3克。

加减：烦躁多动者，加钩藤、生石决明、天麻等；胸中烦闷懊恼者，加黄芩、栀子、淡豆豉；实热顽痰内阻清窍者，可加用礞石滚痰丸加减；大便硬结难下者，可加生大黄、芒硝；痰浊内阻，气滞血瘀者加丹参、红花、鸡血藤；痰热积滞者，可加炒麦芽、鸡内金、莱菔子；火热不甚，痰湿为主者，可用二陈汤加石菖蒲、远志、天麻等。

【中成药】 ▶

（1）知柏地黄丸　每次3~5克，每日2~3次。适用于肾阴不足、肝阳偏旺证。

（2）杞菊地黄丸　每次3~5克，每日2~3次。适用于肾阴不足、虚火上炎证。

【心理及行为疗法】 ▶

本疗法主要包括教育引导、心理治疗、行为矫正和感觉系统综合训练，主要采用滑板、滑梯、平衡台、吊缆、圆桶、球、绳等器材，每周3~6次，每次90~100分钟，30次为1个疗程。

【其他疗法】 ▶

推拿

推揉脾土，捣小天心，揉五指节，运内八卦，分阴阳，推上三关，揉涌泉、足三里。

【单方验方】 ▶

（1）大麦（或浮小麦）30~60克，红枣15~20克，甘草9~12克，百合9~12克。加水适量煎汤服，每天1次，连服1个月为1个疗程。用于心脾气虚、神失所养证。

（2）女贞子15克，首乌藤（夜交藤）12克，枸杞子12克，生牡蛎12克，白芍10

克，珍珠母 10 克。水煎服，每日 1 剂。用于肾虚肝旺证。

（3）黄芪 10 克，党参 10 克，茯苓 10 克，白术 10 克，酸枣仁 10 克，远志 10 克，石菖蒲 10 克，当归 10 克，五味子 5 克，甘草 5 克。水煎服，每日 1 剂。用于心脾不足证。

来源：汪受传 . 中医儿科学 .

【预防调护】

（1）避免难产、早产、剖宫产、新生儿窒息、颅脑外伤等。

（2）合理喂养及饮食，保证患儿营养，多食水果及新鲜蔬菜，尽量控制摄入含色素、香精、糖精、防腐剂的食品及饮料。

（3）保证患儿有规律地生活，创造良好的家庭环境，培养良好的生活习惯。

（4）家长和老师要体谅关心患儿，鼓励患儿进步，教育切忌简单粗暴，不惩罚、打骂孩子。

（5）帮助患儿树立信心，培养学习兴趣，给孩子以良好的教育和正确的心理指导。

（6）加强管理，正确引导，谨防攻击性、破坏性、危险性行为的发生。

【临床心得】

（1）本病辨证要结合脏腑辨证及阴阳辨证。心气不足，则注意力不集中，情绪不稳定，多梦烦躁；肝阳亢盛，则易于冲动，好动不静，易于发怒，常不能自控；脾气亏虚，则神思涣散，兴趣多变，做事有头无尾，言语冒失；肾精不足、脑髓不充，则常有学习记忆欠佳，或有遗尿、五心烦热等。阴精不足，症见注意力不集中，自我控制力差，情绪不稳定，神思涣散；阳亢躁动，症见动作过多，冲动任性，急躁易怒。

（2）注意力缺陷多动障碍的发病与心、肝、脾、肾四脏关系密切。中药治疗时应根据病变脏腑侧重点采取不同的治疗方法。如肝肾亏虚可用熟地黄、龟甲、远志、石菖蒲、茯苓等滋补肝肾，调整阴阳；脾肾两虚，肝阳上亢可用熟地黄、黄芪、龙骨、白芍、五味子等平肝潜阳，滋肾健脾；心肾不交，肝阳上亢可用生地黄、山茱萸、煅龙骨、煅牡蛎、钩藤、白芍、僵蚕、白蒺藜、菊花、熟大黄等滋阴清热，平肝息风。

（3）目前药物治疗的作用只是控制症状，不能根治疾病，所以单靠药物治疗是不够的，必须在此基础上加上行为与教育训练。

（4）注意力缺陷多动障碍是一种慢性疾病，需要长期坚持治疗，定期复查，才能稳定控制，提高缓解率。

第四节　多发性抽搐症

多发性抽搐症又称抽动－秽语综合征，临床以慢性、波动性、多发性运动肌快速抽搐，并伴有不自主发声和语言障碍为特征。中医古代无此病名，按照本病主要临床表现，可归属于中医学"慢惊风""肝风"等范畴。古代文献有相关论述如《小儿药证直诀》中记载"凡病或新或久，皆引肝风，风动而上于头目，目属肝，肝风入于目，上下左右如风吹，不轻不重，儿不能任，故目连扎也"。

本病发病无季节性，起病在 2～15 岁，男孩发病率约为女孩的 3 倍。85% 患儿有轻中度行为异常，约半数患儿可同时伴有注意力缺陷多动障碍，但智力一般不受影响。抽动在精神紧张时加重，入睡后消失。病程持续时间长，可自行缓解或加重。

【病因病机】▶

中医学认为本病与先天禀赋不足、产伤、窒息、感受外邪、疾病影响、情志失调等因素有关，多由五志过极，风痰内蕴而引发。本病病位主要在肝，与心、脾、肾相关。

1. 气郁化火

肝主疏泄，性喜条达，若情志失调，五脏失和，则气机不畅，郁久化火，引动肝风，则见挤眉眨眼，张口噘嘴，摇头耸肩。气郁化火，耗伤阴精，肝血不足，筋脉失养，虚风内动，故伸头缩脑，肢体颤动。

2. 脾虚痰聚

禀赋不足或病后失养，损伤脾胃，脾失健运，水湿潴留，聚液成痰。痰气互结，壅塞胸中，蒙蔽心神，则胸闷易怒，喉发怪声。脾虚肝旺，木亢生风，则见噘嘴摇头，四肢、腹肌抽动。若痰郁化火，痰火上扰心神，则见抽动、喊叫，秽语不由自主。

3. 阴虚风动

阴虚则火旺，水不涵木，虚风内动。肺阴受损，金鸣异常，故喉发怪声。阴血不足，心失所养，心神不宁，则秽语不断。

4. 脾虚肝亢

脾主四肢肌肉，主意主思，开窍于口，故脾虚肝亢者努力张口，挺胸鼓腹，四肢抽动。脾虚痰滞，气道不利，故有痰鸣怪声，意舍不藏则神志不宁，注意力不集中。

【临床表现】 ➡

不自主的眼、面、颈、口、肩、腹部及上下肢肌肉快速收缩，以固定方式重复出现，无节律性。在抽动时，可出现异常的发音，如咯咯声、咳声、呻吟声或粗言秽语。

【诊断与鉴别诊断】 ➡

1. 诊断

（1）起病年龄在 2 ~ 12 岁，可有疾病及情志失调的诱因或有家族史，病程至少持续 1 年。

（2）不自主的眼、面、颈、口、肩、腹部及上下肢肌肉快速收缩，以固定方式重复出现，无节律性。在抽动时，可出现异常的发音，如咯咯声、咳声、呻吟声或粗言秽语。

（3）病状呈慢性反复过程，但病程呈明显波动性，可受意志的暂时控制。

（4）排除某些药物（如兴奋剂）或其他疾病（如舞蹈病或病毒性脑炎）引起者。

2. 鉴别诊断

（1）风湿性舞蹈病　6 岁以后多见，女孩居多，主要表现为四肢较大幅度的、无目的而不规则的舞蹈动作，常伴有肌力及肌张力减低，并可见其他风湿热表现。

（2）习惯性抽搐　4 ~ 6 岁多见，往往只有一组肌肉抽搐，如眨眼、皱眉、龇牙或咳嗽声。发病前常有某些诱因，一般病情轻，预后好，有些患儿可发展为多发性抽动症。

（3）注意力缺陷多动障碍　以注意力不集中，自我控制差，动作过多，情绪不稳，冲动任性，伴有学习困难，但智力正常或基本正常为主要临床特征。

【辨证施治】 ➡

以下药物剂量以 5 ~ 7 岁小儿为参考。

1. 气郁化火型

面红耳赤，急躁易怒，挤眉眨眼，张口噘嘴，摇头耸肩，发作频繁，抽动有力，口出异声秽语，大便秘结，小便短赤，舌红，苔黄，脉弦数。

治法：清肝泻火，息风镇惊。

方药：清肝达郁汤加减。

处方：焦山栀 9 克，白芍 5 克，当归 3 克，柴胡 5 克，牡丹皮 6 克，炙甘草 2 克，橘红 3 克，薄荷 3 克，菊花 5 克，青橘叶 5 克。

加减：喜怒不定，喉中有痰者，加浙贝母、天竺黄；烦躁目赤者，加龙胆；大便秘结者，加槟榔、瓜蒌子顺气导滞。

2. 脾虚痰聚型

面黄体瘦，精神不振，脾气乖戾，胸闷作咳，喉中声响，皱眉眨眼，嘴角、四肢、腹肌抽动，秽语不由自主，纳少厌食，舌质淡，苔白或腻，脉沉滑或沉缓。

治法：健脾化痰，平肝息风。

方药：十味温胆汤加减。

处方：清半夏5克，枳实5克，陈皮5克，熟地黄5克，茯苓5克，太子参5克，五味子3克，酸枣仁5克，远志5克，炙甘草3克，生姜3片，大枣3枚。

加减：痰热甚者，去清半夏，加黄连、瓜蒌皮；秽语妄言者，加石菖蒲、远志、郁金；痰火扰心喊叫者，加青礞石、黄芩、磁石；纳少厌食者，加焦神曲、炒麦芽。

3. 阴虚风动型

形体消瘦，两颧潮红，性情急躁，口出秽语，摇头耸肩，挤眉眨眼，肢体震颤，睡眠不宁，五心烦热，大便干结，舌红绛，苔光剥，脉细数。

治法：滋阴潜阳，柔肝息风。

方药：大定风珠加减。

处方：白芍6克，干地黄6克，麦冬6克，火麻仁5克，五味子3克，生龟甲5克，生牡蛎5克，鳖甲5克，炙甘草3克，阿胶3克，鸡子黄1个。

加减：血虚失养者，加何首乌、天麻；心神不宁，惊悸不安者，加茯神、酸枣仁、钩藤；肺阴受损，金鸣异常，喉发异声者，加桑白皮、地骨皮、桔梗。

4. 脾虚肝亢型

努嘴张口，全身肌肉抽动，喉中有痰，时发怪声，经久不愈，常伴腹部抽动，性情急躁，注意力不集中，纳少厌食，形体瘦弱或虚胖，面黄乏力，舌淡苔白或腻，脉细弦。

治法：缓肝理脾，息风止痉。

方药：异功散合天麻钩藤饮加减。

处方：天麻（蒸兑）5克，钩藤（后下）5克，生石决明（先煎）6克，栀子5克，黄芩5克，牛膝5克，杜仲5克，益母草5克，桑寄生5克，首乌藤（夜交藤）5克，茯神5克，党参5克，白术5克，陈皮5克，炙甘草2克。

加减：食欲缺乏者，加焦山楂、鸡内金、炒麦芽；性情急躁，睡眠不安者，加远志、生石决明、栀子；发声严重者，加磁石、石菖蒲、桔梗。

【中成药】

① 当归龙荟丸　3～6岁，2克/次；>6岁，3克/次，每日3次。温开水送服。用于气

郁化火证。

②泻青丸 3~6岁，5克/次；>6岁，7.5克/次，每日2次。温开水送服。用于气郁化火证。

③琥珀抱龙丸 每丸重1.8克。每服1.8克，婴儿0.6克，每日2次。温开水送服。用于脾虚痰聚及痰热者。

④杞菊地黄丸 水蜜丸每袋6克；小蜜丸每袋9克。水蜜丸：<3岁，2克/次；3~6岁，4克/次；>6岁，6克/次，每日2次。小蜜丸：<3岁，3克/次；3~6岁，6克/次；>6岁，9克/次，每日2次。温开水送服。用于阴虚风动证。

【心理及行为疗法】

当患儿出现面部及肢体抽动时，立即利用对抗反应来加以控制，同时，让患儿认识到抽动的不良性，并对自身的病情有一个比较正确的认识，积极争取改善。当患儿出现症状时，立即转移患儿的注意力。正确向家长讲解多发性抽动症的性质，让家长了解心理治疗的重要性，消除家长对患儿病情的过分焦虑、担心和紧张的心态。注意对患儿的教育方法，以建立起良好的信任关系为主。改善不良学习习惯，提高自信心，消除其自卑心理，应及时帮助、纠正患儿的不良动作和行为。

【其他疗法】

1. 推拿

揉涌泉、足三里，每日1次，每次30~40分钟。

2. 针灸

针刺百会、四神聪、神庭、头维、印堂、曲池、合谷、三阴交、太冲等；口角抽动者加地仓、颊车；眨眼和耸鼻者加攒竹、迎香；喉出怪声者加上廉泉、列缺，平补平泻，得气后留针30分钟。隔日1次，1月1疗程。

【预防调护】

1. 预防

（1）妊娠期和儿童期保持心情舒畅，生活规律，营养均衡。

（2）培养儿童良好习惯，减轻精神压力。

（3）避免过多食用辛辣刺激的食物或兴奋性、刺激性的饮料。

（4）增强体质，避免感染，可有效减少复发。

2. 调护

（1）采取鼓励式教育，创造良好的家庭环境，对患儿的抽动动作不要严厉责备，要尽量消除其焦虑和不安的心理，并使其精神放松，保持愉悦的心情。

（2）减少看电视和玩电子游戏的时间，最好每天控制在半小时以内，并且不观看恐怖电影、电视。

（3）家长应多陪伴孩子游戏玩耍，引导孩子做一些他们感兴趣的事情，如画画、游泳等。

（4）饮食方面注意营养，减少饮用含咖啡因的饮料及碳酸饮料，并减少食用油煎油炸食品等；尽量减少铅元素的摄入，如皮蛋等。

（5）注意妥善安排日常作息时间，避免过度紧张、疲劳，适当参加体育和文娱活动，强身健体。

【临床心得】 ➥

　　小儿多发性抽搐症辨证时，首先，要注意是否存在潜在的感染因素，如反复扁桃体感染，是否有抗"O"的改变，链球菌感染，必要时进行长效青霉素治疗。如久咳，是否存在支原体感染，如有则应进行抗支原体治疗，简而言之，即祛除感染源。

　　其次，遵循五脏辨证的基本原则。如烦躁易怒，眨眼摇头，怪相百出，归属于肝；夜寐多梦，心烦不宁，秽语抽动，归属于心；反复外感，喉发异声，抽动时作，归属于肺；纳少厌食，面黄体倦，抽动无力，归属于脾；手足心热，舌红苔少，肢颤腰扭，归属于肾。

　　本病来渐去缓，易于反复，以平肝息风为基本治则。气郁化火者，宜清肝泻火，息风镇惊；阴虚风动者，宜滋阴潜阳，柔肝息风；兼见脘腹痞满，倦怠乏力，苔腻之脾虚痰聚者，常加白术、茯苓健脾祛湿；面红耳赤，发作频繁、抽动有力的肝风内动证患儿若兼见夜寐不安，躁扰不宁，常加酸枣仁、栀子养心益肝，安神除烦。辨证论治不拘于一证。临床往往需要较长时间的治疗，并应配合针灸、支持性心理治疗等手段。

第五节　惊　风

　　惊风是小儿时期常见的一种急重病证，以临床出现抽搐、昏迷为主要特征。又称"惊厥"，俗名"抽风"。病名较早见于《太平圣惠方》，临床一般分为急惊风和慢惊风。凡起病急暴，属阳属实者，统称急惊风；凡病势缓慢，属阴属虚者，统称慢惊风。

本病一年四季均可发生，无明显的季节性。发病年龄一般以1~5岁的小儿多见，年龄越小，发病率越高，7岁以上则逐渐减少。这是由于小儿"肝常有余"易动肝风所致。惊风往往比较凶险，变化迅速，威胁小儿生命。所以，古代医家认为惊风是一种恶候。《幼科释谜·惊风》说："小儿之病，最重惟惊。"

惊风的症状，临床上可归纳为四证八候。四证者，指痰、热、惊、风，见于急惊风。八候者，即搐、搦、颤、掣、反、引、窜、视，在急、慢惊风都可以出现。搐：肘臂伸缩。搦：十指开合。颤：手足头身动摇。掣：势如相搏。反：颈项强直，角弓反张。引：手如挽弓形状。窜：目珠斜视，或偏左或偏右。视：直视以怒，睛露不活。八候的出现，表示惊风已在发作。但惊风发作时，不一定八候全部出现。

本病西医学称为小儿惊厥。其中伴有发热者，多为感染性疾病所致，颅内感染性疾病常见有脑膜炎、脑脓肿、脑炎、脑寄生虫病等；颅外感染性疾病常见有高热惊厥、各种严重感染（如中毒性菌痢、中毒性肺炎、败血症等）。不伴有发热者，多为非感染性疾病所致，除常见的癫痫外，还有水及电解质紊乱、低血糖、药物中毒、食物中毒、遗传代谢性疾病、脑外伤、脑瘤等。临证要详细询问病史，细致体格检查，并作相应实验室检查，以明确诊断，及时进行针对性治疗。

【急惊风】

急惊风来势凶猛，以高热、抽搐、神昏为主要表现，多由外感时邪、内蕴湿热、暴受惊恐引起。因急性原发疾病而发，又随其疾病消退而止。多见于各种颅外、颅内感染性疾病。

【病因病机】

急惊风病因以外感六淫、疫毒之邪为主，偶有暴受惊恐所致。小儿外感时邪，易从热化，热盛生痰，热极生风，痰盛发惊，惊盛生风，则发为急惊风。急惊风的主要病位在心、肝两经。主要病机是热、痰、惊、风的相互影响，互为因果。

1. 外感时邪

包括外感六淫和疫疬之气，尤以风邪、暑邪、湿热疫疬之气为主。小儿肌肤薄弱，腠理不密，极易感受时邪，由表入里，邪气嚣张而壮热，热极化火，火盛生痰，甚则入营入血，内陷心包，引动肝风，出现高热神昏、抽搐惊厥、发斑吐衄，或见正不胜邪，内闭外脱。

2. 内蕴湿热

若因饮食不节，或误食污染有毒之食物，郁结肠胃，痰热内伏，壅塞不消，气机不利，郁而化火。痰火湿浊，蒙蔽心包，引动肝风，则可见高热昏厥，抽搐不止，呕吐腹痛，痢下秽臭。

3. 暴受惊恐

小儿神气怯弱，元气未充，不耐意外刺激，若目触异物，耳闻巨声，或不慎跌仆，暴受惊恐，使神明受扰，肝风内动，出现惊叫、惊跳，抽搐神昏。

【临床表现】⊙

发热、四肢抽搐、颈项强直、角弓反张、神志昏迷为主要临床表现。

【诊断与鉴别诊断】⊙

1. 诊断

本病根据病史、临床症状、体征及辅助检查可诊断。

2. 鉴别诊断

（1）癫痫 癫痫发作时抽搐反复发作，同时可见口吐白沫或发出畜鸣声，抽搐停止后神情如常。一般不发热，年长儿较为多见，有家族史，脑电图检查可见癫痫波。

（2）厥证 由于阴阳失调，气机逆乱引起，是以突然昏倒、不省人事、四肢逆冷为主要表现的一种病证。其鉴别点在于：厥证多出现四肢逆冷而无肢体抽搐或强直等表现。

【辨证施治】⊙

以下药物剂量以 3~5 岁小儿为参考。

1. 风热动风型

起病急骤，发热，头痛，鼻塞，流涕，咳嗽，咽痛，随即出现烦躁、神昏、惊风，舌苔薄白或薄黄，脉浮数。

治法：疏风清热，息风定惊。

方药：银翘散加减。

处方：连翘 5 克，金银花 5 克，桔梗 3 克，芦根 10 克，薄荷 3 克，淡竹叶 5 克，甘草 3 克，荆芥穗 3 克，淡豆豉 3 克，牛蒡子 3 克。

加减：高热不退者，加生石膏、羚羊角粉；喉间痰鸣者，加天竺黄、瓜蒌皮；咽喉肿痛，大便秘结者，加生大黄、黄芩；神昏抽搐较重者，加服小儿回春丹。

2. 气营两燔型

多见于盛夏之季，起病较急，壮热多汗，头痛项强，恶心呕吐，烦躁嗜睡，抽搐，口渴便秘，舌红，苔黄，脉弦数。病情严重者高热不退，反复抽搐，神志昏迷，舌红，苔黄腻，脉滑数。

治法：清气凉营，息风开窍。

方药：清瘟败毒饮加减。

处方：生石膏 10 克，水牛角 5 克，生地黄 3 克，栀子 3 克，黄芩 3 克，连翘 3 克，知母 3 克，牡丹皮 3 克，黄连 1 克，赤芍 3 克，玄参 3 克，淡竹叶 5 克，桔梗 3 克，甘草 3 克。

加减：昏迷较深者，可选用牛黄清心丸或紫雪丹；大便秘结者，加大黄、玄明粉；呕吐者，加半夏、玉枢丹。

3. 邪陷心肝型

起病急骤，高热不退，烦躁口渴，谵语，神志昏迷，反复抽搐，两目上视，舌质红，苔黄腻，脉数。

治法：清心开窍，平肝息风。

方药：羚角钩藤汤加减。

处方：羚羊角 3 克（先煎），桑叶 3 克，川贝母 3 克，生地黄 5 克，钩藤 3 克（后下），菊花 3 克，茯神 3 克，白芍 3 克，甘草 2 克，竹茹 5 克。

加减：神昏抽搐较甚者，加服安宫牛黄丸；便秘者，加大黄、芦荟；头痛剧烈者，加石决明、龙胆。

4. 湿热疫毒型

持续高热，频繁抽搐，神志昏迷，谵语，腹痛呕吐，大便黏腻或夹脓血，舌质红，苔黄腻，脉滑数。

治法：清热化湿，解毒息风。

方药：黄连解毒汤合白头翁汤加减。

处方：黄连 2 克，黄芩 3 克，黄柏 3 克，栀子 3 克，白头翁 5 克，秦皮 5 克。

加减：呕吐腹痛明显者，加用玉枢丹辟秽；大便脓血较重者，可用生大黄水煎灌肠。本证若出现内闭外脱，症见面色苍白，精神淡漠，呼吸浅促，四肢厥冷，脉微细欲绝者，改用参附龙牡救逆汤灌服或参附注射液静脉滴注，以回阳固脱急救。

5. 惊恐惊风型

暴受惊恐后惊惕不安，身体战栗，喜投母怀，夜间惊啼，甚至惊厥、抽搐，神志不清，大便色青，脉律不齐，指纹紫滞。

治法：镇惊安神，平肝息风。

方药：琥珀抱龙丸加减。

处方：牛黄 3 克，琥珀 3 克，雄黄 0.5 克，茯苓 5 克，胆南星 6 克，全蝎 2 克，朱砂 0.2 克，天竺黄 3 克，麝香 0.2 克，僵蚕 3 克。上药共研为细末，炼蜜为丸。每服 1 丸，用温开水送服。方中多味药物为有毒药品，应严格把握适应证，并动态监测肝肾功能。（方中朱砂用量需谨慎，可以参考患儿体重具体加减，一般以每日 0.1 ~ 0.5 克为宜，宜冲服，不宜入煎剂。服药时间控制在 1 个月内，否则易致汞中毒。下同）

加减：呕吐者，加竹茹、姜半夏；寐中肢体颤动，惊啼不安者，加用磁朱丸；气虚血少者，加黄芪、当归、炒酸枣仁。

【中成药】 ➡

① 小儿回春丹　每丸 10 克。<1 岁，10 克/次；2 岁，20 克/次；3 ~ 4 岁，30 克/次；>5 岁，40 ~ 60 克/次，每日 2 次。温开水送服。用于风热动风证。

② 安宫牛黄丸　每丸 3 克。<3 岁，0.75 克/次；4 ~ 6 岁，1.5 克/次，每日 1 次。温开水送服。用于邪陷心肝证。

③ 牛黄镇惊丸　水蜜丸每 100 粒重 1 克；小蜜丸每粒重 0.2 克。水蜜丸 1 克/次、小蜜丸 1.5 克/次，每日 1 ~ 3 次。3 岁以内小儿酌减，温开水送服。用于惊恐惊风证。

④ 羚羊角粉　<3 岁，0.3 克/次，每日 2 次；3 ~ 6 岁，0.3 克/次，每日 3 次；>6岁，0.6 克/次，每日 2 次。发作频繁，病情重者，酌情加量。温开水送服。用于急惊风各证。

【其他疗法】 ➡

1. 针灸

（1）体针　急惊风中外感惊风，取穴人中、合谷、太冲、手十二井（少商、商阳、中冲、关冲、少冲、少泽），或十宣、大椎。以上各穴均施行捻转泻法，强刺激。人中向上斜刺，用雀啄法。手十二井或十宣点刺放血。湿热惊风，取穴人中、中脘、丰隆、合谷、内关、神门、太冲、曲池。上穴施以提插捻转泻法，留针20 ~ 30分钟，留针期间 3 ~ 5 分钟施术 1 次。

（2）耳针　取穴神门、脑（皮质下）、心、脑点、交感。强刺激，每隔 10 分钟捻转 1 次，留针 60 分钟。

2. 中药熏洗

予以清热解毒，芳香化湿药物熬水，泡脚或泡澡。

【单方验方】 ➡

① 胆南星 10 克，天竺黄 15 克，远志 10 克，雄黄粉 0.6 克（冲）。煎服。用于痰热蒙蔽心窍的惊风患儿。

② 鲜石菖蒲汁，每次 5 ~ 10 毫升，每日 3 次。用于痰浊蒙蔽心窍的惊风患儿。

③ 猴枣散 0.3 ~ 0.6 克，每日 2 次，用于痰阻气道的惊风患儿。

④ 鲜竹沥 10 ~ 20 毫升，每日 2 次，用于痰阻气道的惊风患儿。

⑤ 青礞石粉 5 份，玄明粉 3 份，沉香粉 2 份，混匀，每次 1 ~ 3 克，每日 3 ~ 4 次，用于痰阻气道的惊风患儿。

来源：汪受传. 江育仁辨治小儿急惊风的经验. 江苏中医药，2016，48（11）：1 - 3.

【预防调护】 ➡

（1）平时加强体育锻炼，提高抗病能力。

（2）避免时邪感染，注意饮食卫生，不吃腐败及变质的食物。

（3）按时预防接种，避免跌仆惊骇。

（4）有高热惊厥史患儿，在外感发热初起时，要及时降温，服用止痉药物。

【临床心得】 ➡

（1）急惊风病势急暴，可以从热、痰、风理论认识小儿急惊风，清代医家夏禹铸在《幼科铁镜》中所说"疗惊必先豁痰，豁痰必先祛风，祛风必先解热"，认为小儿急惊风多由外感风温热毒引动肝风而致，虽然有惊、痰、风之存在，而究其本源，则多由邪热炽盛而致，所谓热极生风是也。故有疗惊首重解热、豁痰开窍宁心、虫蛇搜剔息风的三大法则，用于急惊风急症、重症治疗。

（2）治疗急惊风，邪在卫表偏风热者，用银翘散加减；属暑湿者，用新加香薷饮加减。总以宣泄透表为主，轻可去实。配伍之品，风动清肝，神乱宁心。平肝息风如菊花、蝉蜕、钩藤、蜈蚣、石决明、黄芩、葛根、羚羊角之类；宁心安神如石菖蒲、琥珀、朱砂、牛黄、磁石等。急惊风治痰之法，当取豁痰涤痰之品以荡除痰浊，如天竺黄、胆南星、浙贝母、枳实、远志、石菖蒲、玄明粉、青礞石之类。如属痰火证，必须与清肝降火药如龙胆、黄芩、黄连、栀子、地黄等同用。风邪窜络，可取全蝎、蜈蚣、僵蚕、地龙、蝉蜕、蕲蛇、羚羊角等虫类灵动之品，走经窜络，搜剔邪风，即能止痉，但应用时需注意这类药物多性偏温燥，热极生风者须与清热药物配伍；津血已伤者须佐生津养血、活血通络之品，如地黄、红花、当归、鸡血藤之类。总之应注重辨证结合辨病，在息风镇惊的同时，积极治疗原发病，标本并治。

【慢惊风】 ➡

慢惊风来势缓慢，多抽搐无力，时作时止，反复难愈，常伴昏迷、瘫痪等症，预后差。

本证常见于慢性腹泻、矿物元素缺乏症、缺血缺氧性脑病、脑炎后遗症、代谢性疾病、中毒等。

【病因病机】 ⊙

1. 脾虚肝旺

由于暴吐暴泻，久吐久泻，或因急惊风反复发作，过用峻利之品，以及他病误汗误下，以致中焦受损，脾胃虚弱。脾阳不振，脾虚肝旺，肝亢化风，致成慢惊风。

2. 脾肾阳衰

禀赋不足，脾肾素亏，长期腹泻，阳气外泄，先则脾阳受损，继则伤及肾阳，而致脾肾阳虚，虚极生风，即所谓"纯阴无阳"之慢脾风证。

3. 阴虚风动

急惊风或温热病后，迁延未愈，耗伤阴津，肾阴亏损，肝木失于滋养，肝血不足，筋失濡养，可致水不涵木，阴虚风动。

总之，慢惊风病位在肝、脾、肾，病理性质以虚为主。多系脾胃受损，脾虚肝旺化风；或脾肾阳虚，虚极生风；或肝肾阴虚，筋脉失养生风。

【临床表现】 ⊙

面色苍白，嗜睡无神，抽搐无力，时作时止，或两手颤动，筋惕肉𥧖，脉细无力。

【诊断与鉴别诊断】 ⊙

1. 诊断

（1）具有呕吐、腹泻、脑积水、佝偻病等病史。

（2）起病缓慢，病程较长，面色苍白，嗜睡无神，抽搐无力，时作时止，或两手颤动，筋惕肉𥧖，脉细无力。

（3）根据患儿临床表现，结合血液生化、脑电图、脑脊液、头颅 CT 等检查，以明确诊断原发疾病。

根据临床症状、体征，诊断不难明确。

2. 鉴别诊断

癫痫：癫痫发作时抽搐反复发作，同时可见口吐白沫或发出畜鸣声，抽搐停止后神情如常。一般不发热，年长患儿较为多见，有家族史，脑电图检查可见癫痫波。

【辨证施治】 ➡

以下药物剂量以 3~5 岁小儿为参考。

1. 脾虚肝亢型

精神萎靡，嗜睡露睛，面色萎黄，不欲饮食，大便稀溏，色带青绿，时有肠鸣，四肢不温，抽搐无力，时作时止，舌淡，苔白，脉沉弱。

治法：温中健脾，缓肝理脾。

方药：缓肝理脾汤加减。

处方：桂枝 3 克，人参 3 克，茯苓 5 克，白芍 5 克，钩藤 5 克，白术 5 克，陈皮 3 克，山药 5 克，大枣 3 枚，白扁豆 3 克，干姜 2 克，肉桂 2 克，炙甘草 2 克。

加减：抽搐频发者，加天麻、蜈蚣；腹泻日久者，将干姜改为煨姜，加山楂炭、葛根；纳呆食少者，加焦神曲、焦山楂、砂仁；四肢不温，大便稀溏者，改用附子理中汤。

2. 脾肾阳衰型

精神萎靡，昏睡露睛，面白无华或灰滞，口鼻气冷，额汗不温，四肢厥冷，溲清便溏，手足蠕动震颤，舌质淡，苔薄白，脉沉微。

治法：温补脾肾，回阳救逆。

方药：固真汤合逐寒荡惊汤加减。

处方：人参 3 克，白术 5 克，山药 5 克，茯苓 5 克，黄芪 6 克，附子 3 克，肉桂 2 克，炮姜 2 克，胡椒 2 克，炙甘草 2 克。

加减：汗多者，加龙骨、牡蛎、五味子；恶心呕吐者，加吴茱萸、胡椒、半夏。

3. 阴虚风动型

精神疲惫，形容憔悴，面色萎黄或时有潮红，虚烦低热，手足心热，易出汗，大便干结，肢体拘挛或强直，抽搐时轻时重，舌绛少津，苔少或无苔，脉细数。

治法：育阴潜阳，滋肾养肝。

方药：大定风珠加减。

处方：白芍 3 克，阿胶 2 克，生龟甲 3 克，干地黄 3 克，火麻仁 3 克，五味子 2 克，生牡蛎 3 克，麦冬 3 克，炙甘草 2 克，鸡子黄 1 枚，鳖甲 3 克。

加减：日晡潮热者，加地骨皮、银柴胡、青蒿；抽搐不止者，加天麻、乌梢蛇；汗出较多者，加黄芪、浮小麦；肢体麻木，活动障碍者，加赤芍、川芎、地龙；筋脉拘急，屈伸不利者，加黄芪、党参、鸡血藤、桑枝益气。

【外用药】 ➡

① 党参、黄芪、白术、甘草、白芍、陈皮、半夏、天麻、川乌、全蝎、天南星、丁香各 6 克，朱砂 1 克，生姜 3 克，红枣 5 枚。炒热，熨脐部，每日 1 次。用于土虚木亢证。

② 全蝎 5 个，蜈蚣 1 条，僵蚕 5 条，蝉蜕 7 个，研为细末，敷脐，每日 1 次。用于慢惊风强直性瘫痪者。

【其他疗法】 ➡

1. 针灸

（1）针刺　上肢取穴：内关、曲池、合谷。下肢取穴：承山、太冲。牙关紧闭取穴：下关、颊车。

（2）灸治　取穴大椎、脾俞、命门、关元、气海、百会、足三里。用于脾肾阳衰证。

2. 推拿

揉涌泉，揉足三里。

【单方验方】 ➡

① 蕲蛇研细末，吞服。每服 1.5 克，日 2 次。用于脾虚肝亢证。

② 地龙、僵蚕、乌梢蛇、当归、木瓜、鸡血藤各 15 克。水煎服。用于慢惊风肢体强直性瘫痪。

来源：张奇文，朱锦善主编 . 实用中医儿科学 . 北京：中国中医药出版社，2016.

【预防调护】 ➡

1. 预防

（1）积极治疗原发疾病。

（2）调节精神情绪，加强体格锻炼，提高抗病能力。

（3）注意饮食卫生，宜吃营养丰富，易消化的食物。

2. 调护

（1）保持病室安静，减少刺激，保证患儿安静休息。

（2）抽搐时，切忌强行牵拉，以免拉伤筋骨。

（3）对长期卧床的患儿，要经常改变体位，必要时可垫海绵垫褥或气垫褥等，经常用温水擦澡、擦背或用温热毛巾行局部按摩，避免发生褥疮。

（4）昏迷、抽搐、痰多的患儿，应注意保持呼吸道通畅，防止窒息。

（5）注意加强营养，不会吞咽者给予鼻饲。

【临床心得】 ▶

慢惊风多属虚证，以补虚治本为主。脾虚肝亢，治以健脾平肝；脾肾阳衰，治以温补脾肾；阴虚风动，治以育阴潜阳。治疗过程中，可结合活血通络，化痰行瘀之法。

第六节　癫　痫

癫痫是小儿常见的一种发作性神志异常的疾病，临床以突然仆倒，昏不识人，口吐涎沫，两目上视，四肢抽搐，喉中发出异声，片刻即醒，醒后如常人为特征。又称癫疾、痫证、羊癫风。

本病任何年龄均可发病，但以 4～5 岁以上年长儿多见。平常无异常，具有反复性、发作性及发作多呈自限性的特点。患病率为 3%～6%，总缓解率为 75%～80%，能正常入学者约 75%，早期治疗、合理用药、规律服药者预后良好。

西医认为本病是大脑神经元反复发作性异常放电引起的突发性和一过性脑功能障碍。长期、频繁或严重的痫性发作会导致脑损伤，甚至出现持久性神经精神障碍。癫痫分为原发性、继发性和隐匿性 3 种。原发性癫痫是指根据当前的知识和技术不能找到结构和生化原因；继发性癫痫是指已知脑病变的后果；隐匿性癫痫是指未找到原因，但疑为继发性癫痫。原发性癫痫及神经系统正常者预后好，神经系统异常体征、发作形式多样、发作频繁，有过持续状态（癫痫持续发作时间长达 30 分钟以上，发作之间意识不恢复）者预后不良。婴儿起病者多有脑器质病变，故预后较差。

【病因病机】 ▶

癫痫的病因较为复杂，先天因素如遗传缺陷或胎中受惊，致使胎气受损，气血逆乱。后天因素为颅脑外伤，瘀积伤络；窒息厥脱，神明失养；时疫温毒，损心犯脑；脑窍畸形，痰瘀阻塞损伤心脑；虫积脑瘤，寄居脑窍；病后阴虚，虚风内动。另外外感发热、情绪紧张、过度劳累、声光刺激等，均可诱发本病。本病病位在心、肝、脾、肾，病机关键为正虚邪实。

1. 顽痰内伏

脾失运化，津液运行不畅，日久痰浊内生，痰阻经络，影响气机升降，使气机不接，清阳被蒙，因而作痫。

2. 暴受惊恐

小儿受惊有先天、后天之分。先天之惊多指胎中受惊，母惊于外，则胎感于内，影响胎儿，生后若有所犯，则引发癫痫。后天之惊与小儿生理特点有关，小儿神气怯弱，元气未充，痰邪内伏，若暴受惊恐，可致气机逆乱，痰随气逆，蒙蔽清窍，阻滞经络，发为癫痫。

3. 惊风频发

外感瘟疫邪毒，化热化火，火盛生风，风盛生痰，风火相煽，痰火交结，可发惊风。惊风频作，未得根除，风邪与伏痰相搏，扰乱神明，闭塞经络，可继发癫痫。

4. 外伤血瘀

外伤、产伤、手术损伤、脑窍畸形、脑瘤为瘀血停滞阻窍，脑窍不通，以致精明失主，昏不知人，筋脉失养，一时抽搐频作，发为癫痫。

此外，肾为先天之本，先天元阴不足，肝失所养，克脾伤心，则小儿出生后亦可发为癫痫。

【临床表现】 ➡

癫痫是一种发作性疾病，具有反复性、发作性、刻板性、自限性的特点，由于异常放电的神经元在大脑中的部位不同，临床表现为多种多样的发作形式，可以是运动、感觉、精神或自主神经功能障碍或兼有之，伴有或不伴有意识障碍，每次发作称为癫痫发作。长期的反复癫痫发作会对患者的躯体、认知、精神心理和社会功能等方面产生不良影响。

根据发作时的临床表现及脑电图改变分为全面性发作、局灶性发作（部分性发作）和不能分类的发作。在全面性发作中常见的强直阵挛发作表现为全身肌肉强直收缩、眼球上翻、呼吸暂停、颈背伸展呈角弓反张，随后进入阵挛期，表现为肢体出现节律性抽动，阵挛频率逐渐变慢，间歇期逐渐延长直至发作停止。发作后部分患儿有意识模糊、嗜睡、头痛等症状。失神发作表现为患儿突然动作停止、凝视、短暂的意识丧失，不伴有或伴有轻微的运动症状，发作开始和结束均突然。此外还有强直发作、阵挛发作、痉挛发作、失张力发作等。局灶性发作（部分性发作）根据发作时有无意识的改变而分为简单部分性发作和复杂部分性发作，二者都可以继发全面性发作。简单部分性发作可表现为运动性、感觉性、自主神经性和精神性发作。复杂部分性发作，发作时伴有不同程度的意识障碍，同时

儿科病中医特色诊疗与处方

有多种简单部分性发作的症状。部分性发作患儿发作前可有"先兆"表现，尤其年长患儿，最常见的如恶心、心慌、胃气上逆、害怕、似曾相识感、幻视或幻听等，但若是婴幼儿往往不能或不会表述，这时主要观察其发作前的行为表现，如惊恐样、恐惧的尖叫声、突然停止活动等。这些表现往往十分模糊，但若发作前规律地出现，对于诊断有一定价值。

若1次癫痫发作持续30分钟以上，或2次以上的癫痫发作，发作间期意识未完全恢复则称为癫痫持续状态。

【诊断与鉴别诊断】 ◎▶

1. 诊断

结合病史、临床表现、辅助检查可诊断。

2. 鉴别诊断

（1）高热惊厥　高热惊厥是婴幼儿常见的病症，主要发生于6个月至3岁，4岁以后发病率明显下降，6岁以后较少见。惊厥大多数发生于急骤高热开始2小时内，一般发作时间较短暂，仅数秒到10分钟，个别可达30分钟以上。大多数患儿只出现1次抽搐，很少出现多次，惊厥停止后，神志即可恢复正常，不引起脑部损害，也查不到异常神经系统体征，脑电图可暂时出现慢波，热退1周后即可恢复正常，日后也不引起癫痫的发作。若高热惊厥反复发作或发作的时间较长，或缓解后2周脑电图仍有异常者，则有可能成为继发性癫痫。而癫痫也可因发热而诱发，但患儿有反复发作的病史，或有家族史。

（2）婴儿手足搐搦症　多见于1岁以内佝偻病患儿。在佝偻病早期或恢复期，由于甲状腺功能代偿不全，血钙下降到一定程度（2~4毫摩尔/升以下）时，肌肉兴奋性增高，可出现惊厥，不发作时神志几乎正常，手足搐搦症发作时，神志清楚或仅短暂丧失，若发生在较大婴幼儿和年长儿身上，有特殊症状，表现为腕部弯曲，手指伸直，大拇指贴近掌心，查体佛斯特征、陶瑟征可呈阳性。1日可发作多次，一般无发热，但发热可促发。血钙降低，血磷可正常或略高，脑电图正常。

【辨证施治】 ◎▶

以下药物剂量以3~5岁小儿为参考。

1. 惊痫型

起病前常有惊吓史。发作时惊叫，吐舌，急啼，神志恍惚，面色时红时白，惊惕不安，如人将捕之状，四肢抽搐，大便黏稠，舌淡红，舌苔白，脉弦滑，乍大乍小，指纹色青。

治法：镇惊安神。

方药：镇惊丸加减。

处方：茯神5克，麦冬5克，朱砂0.2克，远志3克，石菖蒲3克，酸枣仁3克，牛黄1克，黄连3克，珍珠2克，胆南星5克，钩藤5克，天竺黄5克，犀角3克，甘草2克。

加减：抽搐发作频繁者，加蜈蚣、全蝎、僵蚕、白芍；夜间哭闹者，加磁石、琥珀粉；头痛者，加菊花、石决明。

2. 痰痫型

发作时痰涎壅盛，喉间痰鸣，瞪目直视，神志恍惚，状如痴呆、失神，或仆倒于地，手足抽搐不甚明显，或局部抽动，智力逐渐低下，或头痛、腹痛、呕吐、肢体疼痛，骤发骤止，日久不愈，舌苔白腻，脉弦滑。

治法：豁痰开窍。

方药：涤痰汤加减。

处方：胆南星3克，清半夏3克，枳实3克，茯苓3克，橘红3克，石菖蒲3克，人参2克，竹茹3克，甘草2克，生姜2片。

加减：眨眼、点头，发作频繁者，加天竺黄、琥珀粉、莲子心；头痛者，加菊花、苦丁茶；腹痛者，加白芍、延胡索、川楝子；呕吐者，加赭石；肢体疼痛者，加威灵仙、鸡血藤。

3. 风痫型

发作常由外感发热引起。发作时突然仆倒，神志不清，颈项及全身强直，继而四肢抽搐，两目上视或斜视，牙关紧闭，口吐白沫，口唇及面部色青，舌苔白，脉弦滑。

治法：息风止痉。

方药：定痫丸加减。

处方：天麻、川贝母、半夏、茯苓、茯神各5克，胆南星、石菖蒲、全蝎、僵蚕各3克，陈皮、远志各5克，丹参、麦冬各10克，甘草10克。水煎，去渣，加鲜竹沥、生姜汁、琥珀各3克，朱砂0.2克冲服。

加减：伴高热者，加生石膏、连翘、黄芩；大便秘结者，加大黄、芦荟；烦躁不安者，加黄连、竹叶。久治不愈，出现肝肾阴虚、虚风内动之象者，可加用白芍、龟甲、当归、生地黄。

4. 瘀血痫型

发作时头晕眩仆，神志不清，单侧或四肢抽搐，抽搐部位较为固定，头痛，大便干硬如羊屎，舌红或见瘀点，舌苔少，脉涩，指纹沉滞。

治法：化瘀通窍。

方药：通窍活血汤加减。

处方：赤芍3克，川芎3克，桃仁9克，红枣7枚，红花9克，葱白3根，生姜9克，麝香0.15克。用黄酒250毫升，将前七味煎至150毫升，去滓，将麝香入酒内，再煎二沸，临卧服。若7～8岁小儿，两晚吃1付；3～4岁小儿，三晚吃1付。

加减：头痛剧烈、肌肤枯燥色紫者，加参三七、阿胶、丹参、五灵脂；大便秘结者，加火麻仁、芦荟；频发不止者，加失笑散。

5. 脾虚痰盛型

癫痫发作频繁或反复发作，神疲乏力，面色无华，时作眩晕，食欲欠佳，大便稀薄，舌质淡，苔薄腻，脉细软。

治法：健脾化痰。

方药：六君子汤加味。

处方：人参3克，白术3克，茯苓3克，炙甘草2克，陈皮2克，半夏2克。

加减：大便稀薄者，加山药、白扁豆、藿香；纳呆食少者，加山楂、神曲、砂仁。

6. 脾肾两虚型

发病年久，屡发不止，时有眩晕，智力迟钝，腰膝酸软，神疲乏力，少气懒言，四肢不温，睡眠不宁，大便稀溏，舌淡红，舌苔白，脉沉细无力。

治法：补益脾肾。

方药：河车八味丸加减。

处方：紫河车1具，生地黄150克，牡丹皮25克，净枣皮50克，茯苓75克，泽泻25克，山药275克，麦冬50克，五味子100克，肉桂35克，附片35克，鹿茸100克。上为细末，炼蜜为丸，如龙眼核大。每早1/3丸。

加减：癫痫缓解期，宜治其本。辨证属脾虚痰盛者，用六君子汤加减；心虚胆怯者，用养心汤加减；肝火痰热者，用龙胆泻肝汤合涤痰汤加减；肝肾阴虚者，用大补元煎加减。

【中成药】 ▶

① 朱砂安神丸　每服1.5～3克，每日2次。用于惊痫。

② 癫痫白金丸　每服3克，每日2次。用于痰痫。

③ 镇痫片　＜3岁1克/次；3～6岁2克/次；＞6岁3克/次，每日3次。饭前，温开水送服，用于惊痫。

④ 医痫丸　每服1～2克，每日2次。用于风痫。

⑤ 小儿抗痫胶囊　每服4～8克，每日3次。用于痰痫、风痫。

【外用药】 ▶

将吴茱萸研细末，加冰片少许，取生面粉适量，用凡士林调为膏状。贴敷时，先将吴茱萸膏涂在穴位上，覆盖纱布块，外用胶布固定（夏季纱布块宜小，透气好）。风痫以吴茱萸膏敷神阙；痰痫敷脾俞；惊痫敷肝俞；其他或混合发作型以贴神阙为主，另可任选肝俞、脾俞之一，并根据症状适当加穴，如痰多加膻中；夜晚多发加涌泉；热重加大椎。隔日1次，每次12小时（从晚8时至早晨8时为佳）。治疗1个月为1个疗程，要求治疗12～16个疗程。

【其他疗法】⊙

1. 针灸

（1）体针　发作期：取人中、合谷、十宣、内关、涌泉，快速进针，用泻法。休止期：取大椎、神门、心俞、合谷、丰隆，平补平泻法，隔日1次。并灸百会、足三里、手三里，隔日1次。

（2）耳针　发作期：取脑、心、缘中3穴，强刺激，发作停止起针。休止期：取脑、缘中、神门、心、枕、胃、肝等。每次2～3穴，中等刺激，每日1次。

2. 穴位注射

选穴：足三里、内关、大椎、风池。采用维生素 B_1 注射液（100毫克）或维生素 B_{12} 注射液（0.5～1毫克），每穴注射0.5毫升，每次选用2～3穴。

【单方验方】⊙

1. 羊癫风药饼

组成：煅青礞石18克，姜半夏25克，天南星、海浮石各22克，沉香9克，生、熟牵牛子各45克，炒建曲12克。

用法及制作：研细末过筛，加面粉约500克，与水制成饼。小儿1～3岁烙饼40个，4～7岁烙饼25个。每晨空腹服食1个，开水送下，一料服完继服下一料。

功效：豁痰开窍。

应用：适用于痰痫。

来源：张奇文，朱锦善主编. 实用中医儿科学. 北京：中国中医药出版社，2016.

2. 代白散

组成及制作：白胡椒、赭石配方比例为1:2，共为细末，备用。

用法：每次服1～3克，日服2～3次，白萝卜汤或白开水送服。36个月为1个疗程。

功效：镇惊安神。

应用：适用于惊痫。

来源：张奇文，朱锦善主编．实用中医儿科学．北京：中国中医药出版社，2016.

3. 验方

组成：蝉蜕、僵蚕、全蝎、蜈蚣各等份。

用法及制作：共研细末。每次服 2 克。每日 2 次，开水送服。

功效：息风止痉。

应用：适用于风痫。

来源：张奇文，朱锦善主编．实用中医儿科学．北京：中国中医药出版社，2016.

【 预防调护 】

1. 预防

（1）注意产前与围产期保健，避免产伤与脑缺氧、感染等。及早诊治遗传性疾病，妊娠期发现则中止妊娠。

（2）婴儿期注意防治低钙惊厥、高热惊厥及各种中枢神经系统疾病，避免造成脑损伤。

（3）注意安全，避免颅脑外伤，防治寄生虫病。

（4）保持精神愉快，避免恐吓受惊。

2. 调护

（1）发作时不可强压肢体，以免扭伤、骨折；将头部偏向一侧，解开衣领；将裹纱布的压舌板放在上、下磨牙间，以免咬伤舌头。

（2）痰多者吸痰，保持呼吸道通畅。

（3）禁止患儿到水边、火边及高处玩耍，外出要有人陪伴，防止突然发作，造成意外。

（4）注意患儿生活、饮食、衣着、情绪的调节，减少诱发因素，避免使用有兴奋作用的药物。

（5）注意按时、按量服药，不要乱用药。

【 临床心得 】

癫痫发作时急则治其标，控制后治其本。本病的主要病机是风痰相搏，涤痰息风为基本治则。痰蒙心窍，肝风内动，治以豁痰开窍，平肝息风；瘀血阻络，痰瘀互结，清窍被蒙，治当活血化瘀，豁痰开窍；惊风继发癫痫，痰火交结，上逆于脑，下结胃肠，治当通腑泄热，涤痰开窍；素体阴虚，或热病耗伤，肝肾阴虚，虚风内动而成癫痫，治当滋补肝肾，息风止痉；癫痫反复发作，耗伤正气，脾肾亏虚，正虚邪恋，又当补脾益肾，祛痰息风为治。发作期经一段时间治疗后，病情缓解而未发作，即进入休止期。休止期应坚持继续治疗，利用其未发作的时机，抓紧清其本源。脾虚痰盛，治当健脾助运，以杜绝生痰之源；心虚胆怯，治应养血安神为主，使神安而主明；肝火痰热，治当清肝泻火，化其痰热，以防痰火上扰；肝肾阴虚，治当滋养肝肾，填精补髓，使髓充而脑健。

  本病治疗时间较长，处方用药不要频繁更换，药量、服法相对稳定，规律服药，长期治疗，一般认为在临床症状消失后，仍应服药 2~3 年，如遇青春期则再延长 1~2 年，方可逐渐停药，切忌骤停抗癫痫药，以防引起反跳，加重癫痫发作。癫痫发作基本控制后，可将抗癫痫中药汤剂改为丸剂、散剂或糖浆剂，服用较为方便，易于长期用药。癫痫持续状态则应中西医配合抢救。

第七章
肾系疾病

第一节　急性肾小球肾炎

急性肾小球肾炎是儿科常见的免疫反应性肾小球疾病，临床以急性起病、水肿、少尿、血尿、蛋白尿及高血压为主要特征。本病多见于感染之后，尤其是溶血性链球菌感染之后，故称为急性链球菌感染后肾炎，简称急性肾炎。中医古代文献中无肾炎病名记载，但据其临床表现，多属"水肿""尿血"范畴。

急性肾小球肾炎一年四季均可发生，本病是小儿时期常见的一种肾脏疾病。多发生于 3~12 岁儿童。本病发病前多有前驱感染史。发病后轻重悬殊，轻者除实验室检查异常外，临床无明显症状，重者可出现并发症（高血压脑病、急性循环充血及急性肾功能衰竭）。多数患儿于发病 2~4 周消肿，肉眼血尿消失，血压正常，残余少量蛋白尿，镜下血尿多于 3~6 个月消失。近年来，由于采取中西医结合的治疗措施，严重并发症明显减少，预后大多良好。

【病因病机】 ➡

急性肾小球肾炎的发病原因，主要有感受外邪与正气不足两个方面。临床以感受外邪为主，其中风邪最多见，其他如患儿皮肤疮毒、环境潮湿、冒雨涉水、水湿内侵等也可引起。急性肾小球肾炎病变部位在肺、脾二脏，肺、脾、肾三脏功能失调，水液代谢障碍为其基本病理改变。

（1）感受风邪　风寒或风热之邪客于肺卫，阻于肌表，导致肺气失宣，肃降无权，水液不能下达，以致风遏水阻，风水相搏，流溢肌肤而发为水肿，称之为"风水"。

（2）疮毒内侵　皮肤疮疖，邪毒内侵，湿热郁遏肌表，内犯肺脾，致使肺失通调，脾失健运，水无所主，流溢肌肤，发为水肿。又湿热下注，灼伤膀胱血络而产生尿血。

（3）正气不足　若是肺、脾、肾三脏虚弱，功能不足，则人体水液代谢失常，水湿运化失常，致使风、寒、湿、热、毒侵犯人体，发为本病。

在疾病发展过程中，若水湿、热毒炽盛，正气受损，以致正不胜邪，可出现一系列危重变证。

（1）邪陷心肝　湿热邪毒，郁阻脾胃，内陷厥阴，致使肝阳上亢，肝风内动，心窍闭阻，而出现头痛、眩晕，甚则神昏、抽搐。

（2）水凌心肺　水邪泛滥，上凌心肺，损及心阳，闭阻肺气，心失所养，肺失肃降，而出现喘促，心悸，甚则发绀。

（3）水毒内闭　湿浊内盛，脾肾衰竭，三焦壅塞，气机升降失司，水湿失运，不得通泄，致使水毒内闭，而发生少尿、无尿。此证亦称"癃闭""关格"。

急性期因湿热、水毒伤及肺、脾、肾，致恢复期肺、脾、肾三脏气阴不足、湿热留恋，而见血尿日久不消，并伴阴虚、气虚之证。

总之，急性肾小球肾炎的主要病因为外感风邪、湿热、疮毒，导致肺、脾、肾三脏功能失调，其中以肺、脾功能失调为主。风、热、毒与水湿互结，通调、运化、开阖失司，水液代谢障碍而为肿；热伤下焦血络而致尿血。重症水邪泛滥可致邪陷心肝、水凌心肺、水毒内闭之证。若湿热久恋，伤阴耗气，可致阴虚邪恋或气虚邪恋，使病程迁延；病久入络，致脉络阻滞，尚可出现尿血不止、面色晦滞、舌质紫等瘀血之表现。

【临床表现】

（1）前驱感染病史：本病发病前 1~4 周多有呼吸道或皮肤感染、猩红热等链球菌感染或其他急性感染史。

（2）急性起病，急性期一般为 2~4 周。

（3）水肿及尿量减少：水肿为紧张性（手指按压凹陷处，迅速恢复正常），水肿轻重与尿量有关。

（4）血尿：起病即有血尿，呈肉眼血尿或镜下血尿。

（5）高血压：1/3~2/3 患儿病初有高血压，常为（120~150）/（80~110）mmHg〔（16.0~20.0）/（10.7~14.4kPa）〕。儿童正常血压收缩压：80+2×年龄，舒张压：收缩压×2/3。高血压指标：学龄儿童血压>130/90mmHg，学龄前儿童血压>120/80mmHg。非典型病例可无水肿、高血压及肉眼血尿，仅发现镜下血尿。

（6）并发症：重症早期可出现以下并发症。

① 高血压脑病：血压急剧增高，常见剧烈头痛及呕吐，继之出现视力障碍，嗜睡，烦躁，或阵发性惊厥，渐入昏迷，少数可见暂时偏瘫失语，严重时发生脑疝。具有高血压伴视力障碍、惊厥、昏迷三项之一即可诊断。

② 严重循环充血：可见气急咳嗽、胸闷、不能平卧、肺底部湿啰音、肺水肿、肝大压痛、心率快、奔马律等。

③ 急性肾功能衰竭：严重少尿或无尿患儿可出现血尿素氮及肌酐升高、电解质紊乱和代谢性酸中毒。一般持续 3～5 日，在尿量逐渐增多后，病情好转。若持续数周仍不恢复，则预后严重，可能为急进性肾炎。

【诊断与鉴别诊断】 ◯▶

1. 诊断

本病根据病史、临床症状、体征，诊断不难明确。

2. 鉴别诊断

（1）急性泌尿系感染：少数可有肉眼血尿，但多无水肿及血压增高，多有膀胱刺激征，发热及全身感染症状，尿检有大量的白细胞或/和脓细胞，尿细菌培养阳性可明确诊断。

（2）急进性肾炎：起病与急性肾炎相似，但表现为进行性少尿、无尿及迅速出现肾功能衰竭，并持续进展。急性肾炎综合征肾功能衰竭持续 1 个月以上不缓解时，应及时进行肾活检与本病相鉴别。

【辨证施治】 ◯▶

以下药物剂量以 3～5 岁小儿为参考。

（一）急性期

1. 常证

（1）风水相搏型　水肿自眼睑开始迅速波及全身，以头面部肿势为著，皮色光亮，按之凹陷随手而起，尿少色赤，微恶风寒或伴发热，咽红，咽痛，骨节酸痛，鼻塞，咳嗽，舌质淡，苔薄白或薄黄，脉浮。

治法：疏风宣肺，利水消肿。

方药：麻黄连翘赤小豆汤合五苓散加减。

处方：麻黄 3 克，连翘 5 克，赤小豆 20 克，苦杏仁 5 克，车前草 10 克，茯苓 6 克，桔梗 5 克，泽泻 5 克，白术 5 克，猪苓 5 克。

加减：咳嗽气喘者，加葶苈子、苏子、射干、桑白皮等；偏风寒证见骨节酸楚疼痛者，加羌活、防己；偏风热证见发热，汗出，口干或渴，苔薄黄者，加金银花、黄芩；血压升高明显者，去麻黄，加浮萍、钩藤、牛膝、夏枯草；血尿严重者，加大蓟、小蓟、茜草、仙鹤草。本证风热蕴结于咽喉者，可用银翘散合五苓散加减。

（2）湿热内侵型　头面肢体水肿或轻或重，小便黄赤而少，尿血，烦热口渴，头身困重，常有近期疮毒史，舌质红，苔黄腻，脉滑数。

治法：清热利湿，凉血止血。

方药：五味消毒饮合小蓟饮子加减。

处方：金银花 5 克，野菊花 6 克，紫花地丁 6 克，蒲公英 5 克，生地黄 5 克，藕节 5 克，蒲黄 5 克，滑石 10 克，淡竹叶 5 克，小通草 6 克，栀子 5 克，当归 5 克，甘草 3 克。

加减：小便赤涩者，加白花蛇舌草、石韦、金钱草；口苦口黏加茵陈、龙胆；皮肤湿疹者，加苦参、白鲜皮、地肤子；大便秘结者，加生大黄；口苦心烦者，加龙胆、黄芩。

2. 变证

（1）邪陷心肝型　肢体面部水肿，头痛眩晕，烦躁不安，视物模糊，口苦，恶心呕吐，甚至抽搐，昏迷，尿短赤，舌质红，苔黄糙，脉弦数。

治法：平肝泻火，清心利水。

方药：龙胆泻肝汤合羚角钩藤汤加减。

处方：龙胆 5 克，栀子 5 克，黄芩 5 克，小通草 5 克，泽泻 6 克，车前子 10 克，当归 5 克，生地黄 5 克，柴胡 5 克。

加减：大便秘结者，加生大黄、芒硝；头痛眩晕较重者，加夏枯草、石决明；恶心呕吐者，加半夏、胆南星；昏迷抽搐者，可加服牛黄清心丸或安宫牛黄丸。

（2）水凌心肺型　全身明显水肿，频咳气急，胸闷心悸，不能平卧，烦躁不宁，面色苍白，甚则唇指青紫，舌质暗红，舌苔白腻，脉沉细无力。

治法：泻肺逐水，温阳扶正。

方药：己椒苈黄丸合参附汤加减。

处方：防己 5 克，川椒 3 克，炒葶苈子 3 克，大黄 5 克，人参 5 克，制附子 5 克。

加减：若见面色灰白，四肢厥冷，汗出脉微者，是心阳虚衰之危象，应急用独参汤或参附龙牡救逆汤。

（3）水毒内闭型　全身水肿，尿少或尿闭，色如浓茶，头晕头痛，恶心呕吐，嗜睡，甚则昏迷，舌质淡胖，苔垢腻，脉象滑数或沉细数。

治法：通腑降浊，解毒利尿。

方药：温胆汤合附子泻心汤加减。

处方：陈皮 5 克，法半夏 3 克，茯苓 6 克，竹茹 5 克，枳实 5 克，大枣 3 颗，大黄 5

克，黄连 3 克，黄芩 5 克，制附子 5 克，干姜 2 克，甘草 3 克。

加减：呕吐频繁者，先服玉枢丹。不能进药者，可以上方浓煎成 100 ~ 200 毫升，待温，保留灌肠，每日 1 ~ 2 次；也可用解毒保肾液，药用生大黄 30 克，六月雪 30 克，蒲公英 30 克，益母草 20 克，川芎 10 克，浓煎 200 毫升，每日分 2 次保留灌肠。昏迷惊厥者，加用安宫牛黄丸或紫雪丹，水溶化，鼻饲。

（二） 恢复期

（1）阴虚邪恋型　乏力头晕，手足心热，腰酸盗汗，或有反复咽红，舌红苔少，脉细数。

治法：滋阴补肾，兼清余热。

方药：知柏地黄丸合二至丸加减。

处方：知母 5 克，黄柏 5 克，牡丹皮 5 克，山茱萸 5 克，茯苓 6 克，山药 5 克，泽泻 6 克，熟地黄 5 克，墨旱莲 5 克，女贞子 5 克，甘草 3 克。

加减：血尿日久不愈者，加仙鹤草、茜草；舌质暗红者，加参三七、琥珀；反复咽红者，加玄参、山豆根、板蓝根。

（2）气虚邪恋型　身倦乏力，面色萎黄，纳少便溏，自汗出，易于感冒，舌淡红，苔白，脉缓弱。

治法：健脾化湿。

方药：参苓白术散加减。

处方：党参 5 克，茯苓 6 克，白术 5 克，白扁豆 5 克，陈皮 5 克，莲子肉 5 克，山药 5 克，砂仁 3 克，薏苡仁 6 克，甘草 3 克。

加减：血尿持续不消者，可加参三七、当归；舌质淡暗或有瘀点者，加丹参、红花、泽兰。

【中成药】 ⊙

（1）银黄口服液　每服 5 ~ 10 毫升，每日 2 ~ 3 次，适用于急性期风热型及热毒型。

（2）肾炎清热片　每服 3 克，每日 2 ~ 3 次，适用于急性期风热、热毒、湿热等型。

（3）肾炎消肿片　每服 2 片，每日 2 ~ 3 次，适用于急性期寒湿型，也可用于恢复期气虚邪恋型。

（4）知柏地黄丸　每服 3 克，每日 2 ~ 3 次，适用于恢复期阴虚邪恋型。

【外用药】 ⊙

1. 消肿方

丝瓜皮、冬瓜皮、玉米须各 30 克，共捣烂，外敷于脐部，上盖塑料膜，胶布固定，每日1次。用于急性期水肿。

2. 沐浴方

羌活、麻黄、苍术、柴胡、紫苏梗、防风、荆芥、牛蒡子、忍冬藤、葱白各20克。加水煮上药，冷至40℃沐浴，汗出即可，每日1次。

以上两种外治法来源：张奇文，朱锦善．实用中医儿科学．北京：中国中医药出版社，2016.

3. 灌肠疗法

大黄10克，黄柏20克，槐花15克，败酱草10克，车前草20克，益母草20克，黄芪20克，龙骨10克，牡蛎10克。每剂煎至200毫升，每次100毫升（婴儿50毫升），每日2次，保留灌肠。7日为一个疗程。用于水毒内闭型。

来源：马融，韩新民．中医儿科学．第2版．北京：中国中医药出版社，2009.

【其他疗法】 ➡

1. 针灸治疗

（1）体针

主穴：三焦俞、肾俞、水分、气海、复溜。

配穴：肺俞、列缺、偏历、合谷。

操作：主穴、配穴均用泻法，中等刺激，每日1次，行针20~30分钟。咽痛配少商，面部肿甚配水沟，血压高配曲池、太冲。

（2）耳针　从肾、脾、膀胱、交感、肾上腺、内分泌等耳穴中每次取2~3穴，轻刺激，刺后可埋针24小时，每日1次，10次为1个疗程。

（3）灸法　于脊柱两旁俞穴处或涌泉以艾条灸疗，每日1次，用于急性肾衰竭。

2. 西医疗法

（1）急症处理

① 高血压脑病　积极降压、利尿，快速降压可用硝普钠。对症止痉、脱水和吸氧。

② 严重循环充血　可给予强利尿剂（呋塞米），积极控制血压。

③ 急性肾功能不全　可静脉推注呋塞米，严格控制水分入量，积极纠正水电解质紊乱及酸中毒，必要时进行透析治疗。

（2）一般处理

① 显著水肿可口服呋塞米，降压首选硝苯地平。

② 可选用青霉素肌注，疗程 7～14 天。

【单方验方】 ➡

1. 车前草玉米须茶

组成及用法：鲜车前草、鲜玉米须各 50～100 克，煎水代茶，每日 1 剂。

功效：清热利尿。

应用：用于阳水。

2. 冬瓜皮葫芦茶

组成及用法：冬瓜皮 50 克，葫芦 50 克，煎水代茶，每日 1 剂。

功效：利水消肿。

应用：用于急性期水肿明显或伴有高血压者。

3. 罗布麻菊花水

组成及用法：罗布麻、菊花各 10 克，沸水浸泡。每日 1 剂，分 3～4 次服。

功效：疏肝平阳。

应用：急性肾炎血压偏高者。

4. 薏苡仁赤小豆绿豆粥

组成及用法：薏苡仁、赤小豆、绿豆各 30 克，粳米 100 克，煮粥服食，每日 1 次。

功效：健脾利湿，利水消肿。

应用：用于水肿脾虚夹湿者。

以上单方验方来源：张奇文，朱锦善．实用中医儿科学．北京：中国中医药出版社，2016.

【预防调护】 ➡

（1）平时加强锻炼，增强体质，以增加抵抗力。

（2）积极预防各种感染。已患感染性疾病者及时治疗。

（3）彻底治疗呼吸道、皮肤、口腔、中耳等各部位感染。

（4）病初应注意休息，尤其水肿、尿少、高血压明显者应卧床休息。待血压恢复，水肿消退，尿量正常后逐渐增加活动。

（5）水肿期及血压增高者，应限制盐和水摄入，高度水肿和明显高血压时，应忌盐，严格限制入水量。尿少尿闭时，应限制高钾食物。

（6）急性期，尤其有水肿、尿量减少、氮质血症者，应限制蛋白质摄入，以减轻肾脏排泄负担。

（7）水肿期应每日准确记录尿量、入水量和体重，以掌握水肿增减情况。

（8）急性期应每日测2次血压（必要时可随时测），以了解病情，预防高血压脑病发生。

（9）水肿期应保持皮肤，尤其褶皱处的清洁。

【临床心得】 ➡

（1）急性肾小球肾炎急性期以水肿、血尿、高血压为主要症状，治疗应围绕这三个症状进行，重点在祛邪。如水肿为主者，应先消肿，以宣肺清热利尿为法，水肿消则血压随之而降，血尿及其他症状也可随之缓解，否则容易产生变证。而血尿、高血压为主者，以清解瘀热、清利湿热为法，瘀热除则血尿清、血压降。

（2）对于高血压的治疗，中药和中成药有许多可以按需使用，如麻黄宣肺利尿效果显著，但同时也需注意其有收缩血管的作用，容易升高血压，使用时要注意病情轻重；若出现高血压脑病，羚羊角、凉开三宝可配合西药治疗使用。临床治疗时，还需加强饮食控制，很多食物兼有利尿消肿的作用，如薏苡仁、绿豆、赤小豆、西瓜、冬瓜等，平时可以酌情摄入。

（3）本病治疗过程中，若长期用药，仍有蛋白尿、血尿难以消失者，应注意久病入络，瘀血内阻，临床处方时可以酌情加入丹参、赤芍、益母草等。

（4）急性肾小球肾炎恢复期（后期），若是邪气留恋，也需主要顾护气阴和脾胃，不可攻伐太过，用药宜选择清热养阴益气兼顾的药物，如黄柏、地骨皮、太子参之类。

第二节　肾病综合征

肾病综合征（简称肾病）是一组由多种病因引起的临床综合征，以大量蛋白尿、低蛋白血症、高脂血症及不同程度的水肿为主要特征。小儿肾病综合征属中医学水肿范畴，且多属阴水。

肾病综合征多发生于2~8岁小儿，其中以2~5岁为发病高峰，男多于女，部分患儿多次复发，病程迁延。小儿肾病综合征以肺脾肾三脏虚弱为本，尤以脾肾亏虚为主。《诸病源候论·水通身肿候》云："水病者，由肾脾俱虚故也。肾虚不能宣通水气，脾虚又不能制水，故水气盈溢，渗液皮肤，流遍四肢，所以通身肿也。"

　　小儿禀赋不足，久病体虚，外邪入里，致肺脾肾三脏亏虚是发生本病的主要因素。肺脾肾三脏功能虚弱，气化、运化功能失常，封藏失职，精微外泄，水液停聚则是本病的主要发病机制。

　　人体水液的正常代谢，水谷精微输布、封藏，均依赖肺的通调，脾的转输，肾的开阖，以及三焦、膀胱的气化来完成。若肺脾肾三脏虚弱，功能失常，必然导致"水精四布"失调。水液输布失常，泛溢肌肤则发为水肿；精微不能输布、封藏而下泄则出现蛋白尿。正如《景岳全书·肿胀》说："凡水肿等证，乃脾肺肾三脏相干之病。盖水为至阴，故其本在肾；水化于气，故其标在肺；水惟畏土，故其制在脾。今肺虚则气不化精而化水，脾虚则土不制水而反克，肾虚则水无所主而妄行。"可见肾病的病本在肾与脾，其标在肺。

　　外邪、水湿、湿热、瘀血及湿浊是促进肾病发生发展的病理因素，与肺脾肾脏虚弱之间互为因果。若肺脾肾三脏气虚，卫外不固则易感受外邪，外邪进一步伤及肺脾肾，从而致水液代谢障碍加重，病情反复。水湿是贯穿于病程始终的病理产物，可以阻碍气机运行，又可伤阳、化热，使瘀血形成。水湿内停，郁久化热可成湿热；或长期过量用扶阳辛热之品而助火生热，并易招致外邪热毒入侵，致邪热与水湿互结，酿成湿热。湿热久结，难解难分，从而使病情反复迁延难愈。肾病精不化气而化水，水停则气滞，气滞则血瘀，《金匮要略·水气病脉证并治》云："血不利则为水。"血瘀又加重气滞，气化不利而加重水肿。水肿日久不愈，气机壅塞，水道不利，而致湿浊不化，水毒潴留。

　　《景岳全书·肿胀》云："凡欲辨水气之异者，在欲辨其阴阳耳"。肾病的病情演变，多以肺肾气虚、脾肾阳虚为主，病久不愈或反复发作或长期使用激素者，可阳损及阴，肝失滋养，出现肝肾阴虚或气阴两虚之证。

　　总之，肾病的病因病机涉及内伤、外感，关系脏腑、气血、阴阳，均以正气虚弱为本，邪实蕴郁为标，属本虚标实、虚实夹杂的病证。

【临床表现】◉

　　（1）水肿　水肿最常见，开始见于眼睑，以后逐渐遍及全身，呈凹陷性，严重者可有腹腔积液或胸腔积液。一般起病隐匿，常无明显诱因。大约30%有病毒感染或细菌感染发病史，70%肾病复发与病毒感染有关。

　　（2）尿量减少　肾病综合征患儿由于体内水液代谢紊乱，液体滞留于间质区，故尿量减少、颜色变深，无并发症的患儿无肉眼血尿，而短暂的镜下血尿可见于大约15%的患者。

　　（3）血压　大多数血压正常，但轻度高血压也见于约15%的患儿，若是水肿严重，也可以出现高血压。

（4）少数患儿可出现急性肾衰竭，部分晚期病例可有肾小管功能障碍。

【辅助检查】 ➡

（1）尿常规　单纯性肾病尿蛋白定性多为（＋＋）～（＋＋＋＋），可见透明管型，少数颗粒管型。肾炎性肾病常见镜下血尿，易见细胞管型。尿蛋白定量大于每日100毫克/千克，持续2周以上。

（2）血浆蛋白　血浆总蛋白低于正常，白蛋白明显下降，常低至10～20克/升，球蛋白中，α_1－球蛋白正常或降低，α_2－球蛋白、β－球蛋白和纤维蛋白相对值和绝对值均增高。IgG和IgA水平下降是小儿易发生感染的一个原因。

（3）血清胆固醇　血清胆固醇浓度明显增高，超过5.72毫摩尔/升。

（4）血清补体测定　微小病变型补体C_3水平正常，膜增殖性肾小球肾炎，与系统性红斑狼疮有关的肾小球肾炎C_3下降。

（5）尿素氮　单纯性肾病血容量减少时，尿素氮可短暂的、轻微的增高，肾炎性肾病可有持续明显的增高。

（6）肾活检　临床或实验室证据支持肾炎性肾病或高度提示局灶节段性肾小球硬化者，应考虑早期肾活检。对频繁复发的患者，在细胞毒药物治疗前应进行肾活检。

【诊断与鉴别诊断】 ➡

1. 分型

本病分为单纯型肾病和肾炎型肾病。

（1）单纯型肾病：具备四大特征。

① 全身水肿。

② 大量蛋白尿［尿蛋白定性常在（＋＋＋）以上，24小时尿蛋白定量＞0.1克/千克］。

③ 低蛋白血症（血浆白蛋白：儿童＜30克/升，婴儿＜25克/升）。

④ 高脂血症（血浆胆固醇：儿童＞5.7毫摩尔/升，婴儿＞5.2毫摩尔/升）。其中以大量蛋白尿和低蛋白血症为必备条件。

（2）肾炎型肾病：除单纯型肾病四大特征外，还具有以下四项中之一项或多项。

① 明显血尿：尿中红细胞＞10个/HP（见于2周内3次离心尿标本）。

② 高血压持续或反复出现［学龄儿童血压＞130/90毫米汞柱（17.3/12千帕），学龄前儿童血压＞120/80毫米汞柱（16.0/10.7千帕）］，并排除激素所致者。

③ 持续性氮质血症（血尿素氮＞10.7毫摩尔/升，并排除血容量不足所致者）。

④ 血总补体量（CH₅₀）或血 C₃ 反复降低。

2. 鉴别诊断

肾病综合征与急性肾小球肾炎均以水肿及尿改变为主要特征，但肾病综合征以大量蛋白尿为主，且伴低蛋白血症及高脂血症，水肿多为指陷性。急性肾小球肾炎则以血尿为主，水肿多为非指陷性。

【辨证论治】 ➡

以下药物剂量以 3～5 岁小儿为参考。

（一） 本证

1. 肺脾气虚型

全身水肿，面目为著，小便减少，面白身重，气短乏力，纳呆便溏，自汗出，易感冒，或有上气喘息，咳嗽，舌淡胖，脉虚弱。

治法：益气健脾，宣肺利水。

方药：防己黄芪汤合五苓散加减。

处方：黄芪5克，白术5克，茯苓6克，泽泻6克，猪苓5克，车前子10克，桂枝5克，防己5克。

加减：水肿明显者，加五皮饮，如生姜皮、陈皮、大腹皮；伴上气喘息、咳嗽者，加麻黄、杏仁、桔梗；常自汗出而易感冒者，应重用黄芪，加防风、牡蛎，取玉屏风散之意；若同时伴有腰脊酸痛者，多为肾气虚，应加用五味子、菟丝子、肉苁蓉等。

2. 脾肾阳虚型

全身明显水肿，按之深陷难起，腰腹下肢尤甚，面白无华，畏寒肢冷，神疲倦卧，小便短少不利，可伴有胸水、腹水，纳少便溏，恶心呕吐，舌淡胖或有齿痕，苔白滑，脉沉细无力。

治法：温肾健脾，化气行水。

方药：偏肾阳虚，真武汤合黄芪桂枝五物汤加减。

处方：制附子5克，干姜3克，黄芪10克，茯苓5克，白术5克，桂枝3克，猪苓5克，泽泻5克。

偏脾阳虚，实脾饮加减。

处方：制附子5克，干姜3克，黄芪6克，白术5克，茯苓5克，草果3克，厚朴5克，木香5克，大腹皮5克，甘草3克。

加减：肾阳虚重者，加用淫羊藿、仙茅、巴戟天、杜仲等；若兼有咳嗽胸满气促不能平卧者，加用己椒苈黄丸，药用防己、椒目、葶苈子等。兼有腹水者，加牵牛子、带皮槟榔。在温阳利水的同时，可加用槟榔、陈皮、沉香等。

3. 肝肾阴虚型

水肿或重或轻，头痛头晕，心烦躁扰，口干咽燥，手足心热或有面色潮红，目睛干涩或视物不清，痤疮，失眠多汗，舌红苔少，脉弦细数。

治法：滋阴补肾，平肝潜阳。

方药：知柏地黄丸加减。

处方：熟地黄 5 克，山药 5 克，山茱萸 5 克，牡丹皮 5 克，茯苓 5 克，泽泻 5 克，知母 5 克，黄柏 5 克，女贞子 5 克，墨旱莲 5 克。

加减：肝阴虚突出者，加用沙参、沙苑子、菊花、夏枯草；肾阴虚突出者，加枸杞子、五味子、天冬；阴虚火旺者重用熟地黄、知母、黄柏；有水肿者加车前子等。

4. 气阴两虚型

面色无华，神疲乏力，汗出，易感冒或有水肿，头晕耳鸣，口干咽燥或长期咽痛，咽部暗红，手足心热，舌质稍红，舌苔少，脉细弱。

治法：益气养阴，化湿清热。

方药：六味地黄丸加黄芪。

处方：黄芪 6 克，生地黄 5 克，山茱萸 5 克，山药 5 克，茯苓 5 克，泽泻 5 克，牡丹皮 5 克。

加减：气虚证突出者重用黄芪，加党参、白术；阴虚偏重者加玄参、怀牛膝、麦冬、枸杞子；阴阳两虚者，应加淫羊藿（仙灵脾）、肉苁蓉、菟丝子、巴戟天等。

（二）标证

1. 外感风邪型

发热，恶风，无汗或有汗，头身疼痛，流涕，咳嗽，或喘咳气急，或咽痛乳蛾肿痛，舌苔薄，脉浮。

治法：外感风寒：辛温，宣肺，祛风。外感风热：辛凉，宣肺，祛风。

方药：外感风寒，麻黄汤加减。外感风热，银翘散加减。

处方：外感风寒：麻黄 3 克，桂枝 5 克，苦杏仁 5 克，牛蒡子 5 克，薄荷 5 克，荆芥 5 克，蝉蜕 5 克，僵蚕 5 克，桔梗 5 克，甘草 3 克。

外感风热：金银花 5 克，连翘 5 克，牛蒡子 5 克，薄荷 5 克，荆芥 5 克，蝉蜕 5 克，僵蚕 5 克，柴胡 5 克，桔梗 5 克，甘草 3 克。

加减：无论风寒、风热，如同时伴有水肿者，均可加五苓散；若有乳蛾肿痛者，可加板蓝根、山豆根、冬凌草。若出现风邪闭肺者，属风寒闭肺用小青龙汤或射干麻黄汤加减；属风热闭肺用麻杏石甘汤加减。

2. 水湿型

全身广泛水肿，肿甚者可见皮肤光亮，可伴见腹胀水臌，水聚肠间，辘辘有声，或见胸闷气短，心下痞满，甚有喘咳，小便短少，脉沉。

治法：一般从主症治法。伴水臌、悬饮者可短期采用补气健脾、逐水消肿法。

方药：防己黄芪汤合己椒苈黄丸加减。

处方：黄芪6克，白术5克，茯苓5克，泽泻5克，防己5克，椒目5克，炒葶苈子5克，大黄5克。

加减：脘腹胀满者，加大腹皮、厚朴、莱菔子、槟榔；胸闷气短，喘咳者加麻黄、杏仁、苏子、生姜皮、桑白皮；若水臌、悬饮，胸闷腹胀，大、小便不利，体质尚实者，可短期应用甘遂、牵牛子。

3. 湿热型

皮肤脓疱疮、疖肿、疮疡、丹毒等；或口黏口苦、口干不欲饮、脘闷纳差等；或小便频数不爽、量少、有灼热或刺痛感、色黄赤混浊、小腹坠胀不适，或有腰痛、恶寒发热、口苦便秘。舌质红，苔黄腻，脉滑数。

治法：上焦湿热——清热解毒；中焦湿热——清热解毒，化浊利湿；下焦湿热——清热利湿。

方药：上焦湿热，五味消毒饮加减；中焦湿热，甘露消毒丹加减；下焦湿热，八正散加减。

处方：上焦湿热：金银花5克，菊花5克，蒲公英5克，紫花地丁5克，天葵子5克，黄芩5克，黄连2克，半枝莲5克。

中焦湿热：黄芩5克，茵陈5克，滑石10克，藿香5克，厚朴5克，白豆蔻5克，薏苡仁6克，猪苓5克，车前子10克。

下焦湿热：通草6克，车前子10克，萹蓄5克，滑石10克，栀子5克，大黄5克，连翘5克，黄柏5克，金钱草5克，半枝莲5克。

4. 血瘀型

面色紫暗或晦暗，眼睑下发青、发黯，皮肤不泽或肌肤甲错，有紫纹或血缕，常伴有腰痛或胁下有癥瘕积聚，唇舌紫暗，舌有瘀点或瘀斑，苔少，脉弦涩等。

治法：活血化瘀。

方药：桃红四物汤加减。

处方：桃仁5克，红花5克，当归5克，生地黄5克，丹参5克，赤芍5克，川芎5

克，党参5克，黄芪10克，益母草5克，泽兰5克。

加减：尿血者选加仙鹤草、蒲黄炭、墨旱莲、茜草、参三七；瘀血重者加水蛭、三棱、莪术；血胆固醇过高者，多从痰瘀论治，常选用泽泻、瓜蒌、半夏、胆南星、生山楂；若兼有闷闷不乐、胸胁胀满、腹胀腹痛、嗳气呃逆等气滞血瘀的症状，可选加郁金、陈皮、大腹皮、木香、厚朴。本证之高黏滞血症，可用水蛭粉装胶囊冲服，1.5～3克/日为宜。

5. 湿浊型

纳呆，恶心或呕吐，身重困倦或精神萎靡，水肿加重，舌苔厚腻。

治法：利湿降浊。

方药：温胆汤加减。

处方：半夏5克，陈皮5克，茯苓6克，生姜3克，竹茹5克，枳实5克，石菖蒲5克。

加减：若呕吐频繁者，加赭石、旋覆花；若舌苔黄腻，口苦口臭之湿浊化热者，可选加黄连、黄芩、大黄；若肢冷倦怠、舌淡胖之湿浊偏寒者，可选加党参、淡附片、吴茱萸、姜汁黄连、砂仁等；若湿邪偏重、舌苔白腻者，选加苍术、厚朴、薏苡仁。

【中成药】

（1）雷公藤生药　每日5～10克，最大量不超过15克，水煎服，每日2次，适用于肾病之各种证型。

（2）雷公藤多苷片　每日1毫克/千克，分2～3次口服，3个月为1个疗程，适用于肾病之各种证型。

（3）肾炎消肿片　每次2～3片，每日3次，适用于脾虚湿困型。

（4）肾康宁片　每次3片，每日3次，适用于肾阳虚弱，瘀水互结型。

（5）六味地黄丸　每次5丸，每日3次，适用于肝肾阴虚型。

（6）强肾片　每次2～3片，每日3次，适用于阴阳两虚型兼血瘀型。

【外用药】

1. 逐水散

甘遂、大戟、芫花各等量，共碾成极细末。每次1～3克置于脐内，外加纱布覆盖，胶布固定，每日换药1次，持续时间可以为24小时（但皮肤过敏者时间约2小时），10次为1个疗程，用于脾虚湿困型。

2. 利水方

商陆100克，麝香1克，葱白或鲜姜适量。将商陆研极细末，每次取药末3～5克，葱白一茎，捣融成膏，再加凉开水适量，调成糊状，取麝香粉 0.1 克，放入神阙内，再将调好的药糊敷在上面，盖以纱布，胶布固定。每天换药 1 次，持续时间可为 24 小时（但皮肤过敏者时间约 2 小时），7 天为 1 个疗程。用于脾肾阳虚型。

以上外治法来源：马融，韩新民．中医儿科学．第 2 版．北京：中国中医药出版社，2009.

【其他疗法】

1. 针灸治疗

（1）体针

主穴：肾俞、脾俞、太溪、足三里、三阴交、气海、水分。

操作：针刺，均用补法。灸法各三壮。隔日 1 次，7 次为 1 个疗程。

（2）耳针

选穴：脾、肾、皮质下、肾上腺、膀胱。

操作：每次取 2～3 穴，双侧，用中等刺激，留针 30 分钟，或埋皮内针 24 小时，隔日 1 次，10 次为 1 个疗程。

2. 推拿疗法

（1）脾肾阳虚者，补肾 3 分钟，揉二马 2 分钟，揉丹田 2 分钟，揉神阙 2 分钟，推三关 2 分钟。

（2）肝肾阴虚者，平肝 2 分钟，补肾 2 分钟，揉二马 2 分钟，揉三阴交 2 分钟。

3. 西医疗法

（1）急症处理

① 肾上腺皮质危象：在应激状态下，长期应用皮质激素的患儿可突然出现呕吐、腹痛、血压下降、四肢发凉、甚至休克，低钠血症，及时应用氢化可的松静滴，纠正电解质紊乱，并积极控制诱因（如感染）等。一般预后较差。

② 电解质紊乱：肾病容易出现低钠血症、低钾血症、低钙血症等，应积极纠正。

（2）激素的应用　肾上腺皮质激素为目前诱导肾病缓解的首选药物，初治病例诊断后应尽早选用泼尼松治疗，目前分短程疗法和中、长程疗法。

① 短程疗法　全疗程共 8 周，泼尼松 2 毫克/（千克·日）（按身高标准体重，以下同），最大 60 毫克/（千克·日），分次服用，共 4 周。4 周后不管效果如何，均改为泼尼松 1.5 毫克/（千克·日），隔日晨顿服，共 4 周，全疗程共 8 周，然后停药，适用于初发的单纯性肾病，缺点为易于复发。

② 中、长程疗法　疗程达 6 个月者为中程疗法，达 9 个月以上者为长程疗法。即应用

激素缓解诱导阶段，用强的松 2 毫克/（千克·日），分 3~4 次口服（或晨起顿服）。若 4 周内尿蛋白转阴，则自尿蛋白转阴再连用至少 2 周。然后隔日 2 毫克/（千克·日）早晨顿服，连用 4 周。每周查小便常规 1 次，尿检稳定正常，则每 2~4 周按每次顿服量减 2.5~5 毫克递减，直至停药。若开始治疗后 4 周尿蛋白未转阴者可以继续服至尿蛋白转阴后 2 周，一般不超过 8 周。以后再改为隔日 2 毫克/（千克·日）晨起顿服，继续用 4 周，以后每 2~4 周减量一次，直至停药。中长程疗法是目前我国治疗小儿肾病综合征最常用的方案。

【单方验方】

1. 干葫芦方

组成与用法：干葫芦（不去籽）3 个，水煎，加红糖适量，分 6 次服，每日 1 次。

功效：利水消肿

应用：用于肾病水肿期。

2. 黄芪合剂

组成：黄芪 30~95 克，益母草 15~30 克，白茅根 30~60 克，大枣 10 枚，水煎。每日 1 剂，分 2 次服。

功效：清热利湿，益气健脾。

应用：用于肾病脾虚兼血瘀湿热者。

3. 蛇莲合剂

组成及用法：蛇莓、半枝莲、干地黄、生黄芪、丹参各 100 克，川芎、红花、当归、川牛膝、京三棱、焦白术各 50 克，陈皮、甘草各 30 克。制成合剂 1000 毫升。每服 100 毫升，每日 2 次。

功效：活血化瘀。

应用：用于肾病高黏血症。

4. 黑大豆丸

组成及用法：黑大豆 250 克，怀山药、苍术、茯苓各 60 克。共研细末，水泛为丸。每服 6 克，每日 2~3 次。

功效：健脾利湿，补肾益气。

应用：用于肾病恢复期。

以上单方验方来源：张奇文，朱锦善．实用中医儿科学．北京：中国中医药出版社，2016.

（1）尽量寻找病因，若有皮肤疮疖痒疹、龋齿或扁桃体炎等病灶应及时处理。

（2）注意接触日光，呼吸新鲜空气，防止呼吸道感染。保持皮肤及外阴、尿道口清洁，防止皮肤及尿道感染。

（3）水肿明显者应卧床休息，病情好转后可逐渐增加活动。

（4）水肿期及血压增高者，应限制盐分摄入，并控制入水量。

（5）水肿期应给清淡，易消化食物。蛋白质摄入量应控制在 1.5～2.0 克/千克，避免过高或过低。

（6）水肿期，每日应准确记录病儿的饮水量及尿量，测体重 1 次，了解水肿的增减程度。

【临床心得】 ➡

（1）随着中西医学的相互渗透，目前治疗本病宜采取中西医结合治疗方案。采用西药（以激素为主）来控制和缓解病情，消除尿蛋白；同时在激素治疗的不同阶段应用中药来协同激素的治疗作用，减轻激素不良反应，并达到现固疗效、防止反跳和复发。激素的应用要早期、足量、长期。（来源：朱锦善．朱锦善儿科临证 50 讲．北京：中国中医药出版社，2012.）

（2）中医治疗上应辨别标本主次、阴阳消长，把握扶正祛邪的原则，重视调整阴阳失衡、掌握序贯辨治。序贯辨治的四步法如下。

① 在未用或用激素早期（2 周内）：患儿蛋白尿及水肿较明显，激素的副作用尚未显现，临床多表现为脾肾阳虚或脾虚湿困的证候，此时多采用健脾益肾、温阳利水的方法。

② 用足量激素 2 周以后或长期用激素阶段：因激素的副作用逐渐明显，患儿多由阳虚转变为阴虚的证候，此时多表现为气阴两虚或肝肾阴虚证候，此阶段多用气阴双补或滋阴清热的方法，尤其重在滋阴清热。

③ 激素巩固治疗期（减药阶段）：激素的副作用逐渐减少，患儿多由气阴两虚或肝肾阴虚证候逐渐转变为气虚、阳虚的证候，此阶段多以益气固肾为主，兼用气阴双补之法。

④ 激素维持治疗期：激素的副作用逐渐消失，患儿又表现出肺肾气虚或阳虚证候，此阶段多采用益气固肾或温肾助阳为治法。

（来源：丁樱．小儿肾病的中医治疗策略．第二十九次全国中医儿科学学术大会暨"小儿感染性疾病的中医药预防"培训班论文汇编）

（3）本病治疗时间长、临床上容易遇邪复发或反跳，应仔细与患儿家属详细沟通，嘱咐患儿定期复诊，不宜随意更改治疗方案，减少交叉感染，尤其是要避免激素使用不规范而造成治疗上的混乱。

第三节　尿　频

尿频是儿科常见的泌尿系统疾病，是由于各种原因导致膀胱气化功能失常，以小便频数为特征的疾病。本病多发于学龄前儿童（3～7岁），尤以婴幼儿时期发病率最高。女孩发病率高于男孩。本病经过恰当治疗，预后良好。

尿频属于中医淋证的范畴，其中以热淋证为多。尿频早在《内经》中即有论述，隋唐时期多将尿频混于淋证中论述，宋代《幼幼新书》则将小儿尿频与淋证分节论述。至明清时期，对本病的病因认识争鸣较多，认为有火热、肾虚、脾虚之不同，可见对尿频的认识已较深入。西医学所论之泌尿系感染、结石、肿瘤、白天尿频综合征等疾病均可出现尿频，但儿科以尿路感染和神经性尿频（白天尿频综合征）最为常见。

【病因病机】

婴儿时期因脏腑之气不足，气化功能尚不完善，若小便次数稍多，无尿急及其他所苦，不为病态。尿频的病因，多由于湿热之邪蕴结下焦，也可因脾肾气虚，使膀胱气化功能失常所致，或病久不愈，损伤肾阴而致阴虚内热者。病位在肾与膀胱，病邪主要为湿热。其表现有因湿热之邪流注下焦者；或因脾肾本虚或肾阴损伤，湿浊蕴结，下注膀胱，均可使膀胱气化失常而发生尿频。

1. 湿热下注

湿热来源有两个方面：其一为外感，外感湿热或坐地嬉戏，湿热之邪熏蒸；其二为内伤，因小儿脾胃不足，运化力差，内伤乳食，积滞内蕴，化为湿热。湿热之邪客于肾与膀胱，湿阻热郁，气化不利，开阖失司，膀胱失约而致尿频。

2. 气化不固

因小儿先天不足，素体虚弱，病后失调，或因尿频长期不愈，导致脾肾气虚。肾主闭藏而司二便，肾气虚而下元不固，气化不利，开阖失司；脾主运化而制水，脾气虚而中气下陷，运化失常，水失制约。故无论肾虚、脾虚，均可使膀胱气化失常；排尿异常，而致尿频之证。

3. 阴虚内热

尿频日久不愈，湿热久恋不去，可损伤肾阴；或素为阴虚体质，肾阴不足，虚热内生，虚火客于膀胱，膀胱失约而致尿频。

本病外因责之于湿热，内因责之于脾肾亏虚。湿热内蕴，脾肾气虚为其主要病理改变。病程日久则变生多端。湿热日久，损伤膀胱血络则为血淋；煎熬尿液，结为石淋；耗气伤阴，致肾阴肾阳不足，则成虚实夹杂之候。脾肾气虚日久，阳不化气，气不化水，可致水肿；也可使卫外不固，易感外邪，而致尿频反复发作，加重病情。

【临床表现】 ➡

临床症状可见小便频数，淋漓涩痛，或伴有发热、腰痛等特征。小婴儿的尿频往往尿急、尿痛等局部症状不突出而仅表现为高热、拒食等全身症状。年长患儿有时多表现为醒时尿频，次数较多，点滴淋漓，但入睡消失，反复发作，无其他痛苦，精神、饮食均正常。

【诊断与鉴别诊断】 ➡

1. 诊断

本病根据病史、临床症状、体征，诊断不难明确。

2. 鉴别诊断

尿频为一临床病证，临证时要明确其原发疾病。尿频本身要将尿路感染和白天尿频综合征鉴别开来。

（1）尿路感染　多有外阴不洁或坐地嬉戏等外侵病史，多以起病急，小便频数，淋漓涩痛，或伴有发热、腰痛等为特征。小婴儿的尿频往往尿急、尿痛等局部症状不突出而仅表现为高热等全身症状。尿检有大量的白细胞或/和脓细胞，尿细菌培养阳性可明确诊断。

（2）白天尿频综合征　本病多发生在婴幼儿时期，多表现为醒时尿频，次数较多，甚者数分钟1次，点滴淋漓，但入睡消失。反复发作，无其他痛苦，精神、饮食均正常。

（3）泌尿系结石和肿瘤　也可导致尿频，临床可结合B超和CT或泌尿系造影等影像学检查进行鉴别。

【辨证施治】 ➡

以下药物剂量以3～5岁小儿为参考。

1. 湿热下注型

起病较急，小便频数短赤，尿道灼热疼痛，尿液淋沥混浊，小腹坠胀，腰部酸痛，婴儿则时时啼哭不安，常伴有发热、烦躁口渴、头痛身痛、恶心呕吐；舌质红，苔薄腻微黄或黄腻，脉数有力。

治法：清热利湿，通利膀胱。

方药：八正散加减。

处方：萹蓄5克，瞿麦5克，滑石10克，车前子10克，金钱草5克，栀子5克，大黄3克，地锦草5克，甘草3克。

加减：发热恶寒加柴胡、黄芩；腹满便溏者去大黄，加大腹皮、焦山楂；恶心呕吐者加竹茹、藿香；小便带血，尿道刺痛，排尿突然中断者，常为砂石所致，可重用金钱草，加海金沙、鸡内金、大蓟、小蓟、白茅根。

2. 脾肾气虚型

病程日久，小便频数，淋漓不尽，尿液不清；神倦乏力，面色萎黄，食欲缺乏，甚则畏寒怕冷，手足不温，大便稀溏，眼睑水肿；舌质淡、或有齿痕，苔薄腻，脉细弱。

治法：温补脾肾，升提固摄。

方药：缩泉丸加味。

处方：益智5克，山药5克，白术5克，薏苡仁6克，淫羊藿5克，乌药5克。

加减：若以脾气虚为主，证见神倦乏力，面黄纳差，便溏，尿液混浊者，可用参苓白术散。若以肾阳虚为主，证见面白无华，畏寒肢冷，下肢水肿，脉沉细无力者，可用济生肾气丸；夜尿增多者加桑螵蛸、生龙骨。若属肺脾气虚者，证见小便频数，点滴而出，不能自控，入睡自止，面色萎黄，容易出汗，神倦体瘦，食欲缺乏，舌淡苔白，脉缓弱，可用补中益气汤合缩泉丸加减。

3. 阴虚内热型

病程日久，小便频数或短赤，低热，盗汗，颧红，五心烦热，咽干口渴，唇干舌红，舌苔少，脉细数。

治法：滋阴清热。

方药：知柏地黄丸加减。

处方：生地黄5克，女贞子5克，山茱萸5克，泽泻5克，茯苓6克，知母5克，黄柏5克，牡丹皮5克。

加减：若仍有尿急、尿痛、尿赤者，加黄连、淡竹叶、萹蓄、瞿麦；低热者，加青蒿、地骨皮；盗汗加鳖甲、龙骨、牡蛎。

【中成药】

（1）济生肾气丸　每服3克，每日2~3次，适用于脾肾气虚型。

（2）知柏地黄丸　每服3克，每日2~3次，适用于肾阴不足兼有膀胱湿热型。

（3）六味地黄丸　每服3克，每日2~3次，适用于肾阴不足型。

（4）三金片　每次 3~6 片，每日 3 次，适用于膀胱湿热型。

【外用药】 ➡

（1）金银花、蒲公英、黄柏、地肤子、百部各 30 克，水煎坐浴，每日 1~2 次，每次 30 分钟。用于膀胱湿热，证见尿频、尿急、尿痛者。

（2）苦参、黄柏各 15 克，土茯苓、蛇床子各 10 克，水煎坐浴，每日 1 剂，坐浴 2 次，用于肝胆郁热，证见尿频、尿急者。

（3）野菊花、苦参、黄柏各 15 克，煎浓汁外洗尿道口，每日洗数次，适用于尿道口异物刺激、尿道口红肿者。

以上外治法来源：马融，韩新民. 中医儿科学. 第 2 版. 北京：中国中医药出版社，2009.

【其他疗法】 ➡

1. 推拿疗法

每日下午揉丹田 200 次，摩腹 20 分钟，揉龟尾 30 次。较大儿童可用擦法，横擦肾俞、八髎，以热为度。适用于脾肾气虚型。

2. 针灸疗法

（1）急性期

主穴：委中、下髎、阴陵泉、束骨。

配穴：热重加曲池，尿血加血海、三阴交，少腹胀痛加曲泉，寒热往来加内关，腰痛取耳穴肾、腰骶区。

操作：针刺，均用泻法。隔日 1 次，7 次为 1 个疗程。

（2）慢性期

主穴：委中、阴谷、复溜、照海、太溪。

配穴：腰背酸痛加关元、肾俞，多汗补复溜、泻合谷，尿频、尿急、尿痛加中极、阴陵泉，气阴两虚加中脘，肾阳不足加关元、肾俞。

操作：亦可取列缺，用毫针，针尖稍向上斜刺 5 分，进针时不捻转，有感应时再行捻转手法，大指向前推捻数次出针。

【单方验方】 ➡

1. 苋菜粥

组成：苋菜 150 克，粳米 100 克，调味品适量。

制作：大蒜取汁，苋菜切碎，粳米煮至八分熟时加入，再煮沸即可，服食时调入精盐、味精少许。

功效：清热解毒利湿。

应用：用于湿热下注型尿频。

2. 金银花方

组成：鲜金银花 100 克，白糖 200 克。将鲜金银花洗净，加入白糖，隔水蒸为浓汁样，连蒸 2 次，混匀后每次取 25 毫升饮用。每日 1 剂。

功效：清热利湿。

应用：用于湿热蕴结下焦型尿频。

以上来源：张奇文，朱锦善. 实用中医儿科学. 北京：中国中医药出版社，2016.

3. 清热利水方

组成：金钱草、萹蓄各 20 克，土茯苓 10 克，生甘草 10 克，煎水服，每日 1 剂。

功效：清热利湿。

应用：用于湿热下注型尿频。

来源：朱锦善. 朱锦善儿科临证 50 讲. 北京：中国中医药出版社，2012.

【预防调护】

（1）注意卫生，常洗会阴与臀部，防止外阴部感染。

（2）勤换尿布和内裤，不穿开裆裤，不坐地玩耍。

（3）注意外阴部清洁，每天晚间及大便后清洗阴部。

（4）湿热下注证者多饮水。虚证患儿要增加饮食营养，加强锻炼，增强体质。

【临床心得】

（1）泌尿系感染是一个容易复发的疾病，故除邪务尽是本病的重要治疗原则。在急性期经过治疗后症状、体征、化验均恢复正常，达到"临床痊愈"者仍需坚持用药 2 周或更长时间，对于慢性期来说则更应坚持较长时间的用药。

（2）神经性尿频的治疗，治疗时间一般较长。初期阶段往往虚象不显，多属脾失健运，气化不利，此期应该注重小便通畅，且要清除感染，解除刺激因素、降低尿酸；后期亦需巩固用药，坚持一段时间，对于防止复发很有必要。

以上两条来源：朱锦善. 朱锦善儿科临证 50 讲. 北京：中国中医药出版社，2012.

（3）本病在治疗过程中，家长切不可随意打骂或责怪患儿，应分散患儿对小便的注意力，加强情感交流，可起到辅助治疗作用。

第四节　遗　尿

　　遗尿是指人体膀胱和肾的功能失调引起的肾系疾病，临床以5周岁以上的小儿睡中小便自遗，醒后方觉为主要特征。本病俗称"尿床"，遗尿病名首见《伤寒论》，《灵枢·本输》曰"三焦者……入络膀胱，约下焦。实则闭癃，虚则遗溺。遗溺则补之，闭癃则泻之。"不但提出了遗溺的病名，而且阐发了其发病机理。

　　正常小儿1岁后白天已渐渐能控制小便，随着小儿生长发育，排尿的控制与表达能力逐步完善。若5岁以后夜间仍不能自主控制排尿而经常尿床，就是遗尿症。多见于10岁以下的儿童，夜间遗尿的儿童中，男孩是女孩的2倍，且有明显的家族倾向。

　　西医将遗尿分原发性遗尿和继发性遗尿，原发性遗尿是指没有明显尿路或神经系统器质性病变者，占70%～80%。继发性遗尿是指继发于下尿路梗阻（如尿道瓣膜）、膀胱炎、神经源性膀胱（神经病变引起的排尿功能障碍）等疾患者。患儿除夜间尿床外，日间常有尿频、尿急或排尿困难、尿细流等症状。本病多与素体虚弱、病后失调、隐形脊柱裂、外生殖器疾病、不良习惯及各种因素所致大脑功能紊乱等有关，但确切原因尚不清楚。如经久不愈，可使儿童精神抑郁，影响身心健康，甚至导致智力迟钝。

【病因病机】 ◉

　　中医认为遗尿多与膀胱和肾的功能失调有关，其中尤以肾气不足，膀胱虚寒为多见。

1. 下元虚寒，肾气不足

　　肾为先天，职司二便；膀胱主藏尿液，与肾相表里。肾气亏虚，致下焦虚寒，膀胱失其温养，气血制约功能失调；肾阳不足，闭藏失职，膀胱失约而遗尿。正如《素问·宣明五气》说："膀胱……不约为遗溺。"先天肾气不足，体质虚寒及有隐形脊柱裂的患儿多属此证。

2. 肺脾气虚，膀胱失约

　　肺脾两脏共同维持正常水液之代谢，肺气虚弱，治节不行，气虚下陷，不能固摄，决渎失司，膀胱不约，津液不藏，脾气虚弱，运化失司，痰浊内阻，心窍被蒙，故当脾肺气虚，上虚不能制下，下虚不能上承，致使无权约束水道，则小便自遗或睡中小便自出。

3. 心肾失交，水火不济

　　遗尿小儿多有睡眠较深，难以唤醒或醒后神志朦胧等现象，也有梦中小便尿于床上者，这与心主神明有关。因心肾失交，水火不济，夜梦纷纭，梦中尿床，或欲醒而不能，小便自遗。

4. 肝经湿热，火热内迫

肝的疏泄功能亦可影响水液代谢、尿液的排泄。如肝经湿热郁结，或饮食所伤，脾胃湿热积滞，热郁化火，火热内迫，下注膀胱而致遗尿。

总的来说，小儿遗尿，病因有寒热之分，病机为肺、脾、肾三脏气化失常，膀胱失约。

【临床表现】 ▶

（1）发病年龄在 5 岁以上，经常性寐中小便自遗，醒后方觉。

（2）睡眠较深，不易唤醒，每夜或隔几日发生尿床，甚则每夜尿床数次。

【辅助检查】 ▶

（1）尿常规、尿培养无异常发现。

（2）X 线检查：观察有无脊柱裂，膀胱尿道造影观察有无机械性梗阻。

（3）尿流动力学检查：尿流率检查观察有无下尿路梗阻，膀胱内压测定观察有否无抑制性收缩。

【诊断与鉴别诊断】 ▶

1. 诊断

（1）病史　注意有无遗传因素，遗尿是否由婴儿开始，后来才出现者及日间有排尿症状者可能继发性遗尿。同时有便秘或神经系统疾患者可能继发于神经源性膀胱。

（2）体检　进行全身详细体检，特别注意肛门括约肌张力是否正常，有无脊柱裂，会阴部感觉有无减退及下肢活动是否正常。

本病根据病史、临床症状、体征，诊断不难明确。

2. 鉴别诊断

（1）尿失禁　其尿液自遗而不分寐寤，不论昼夜，出而不禁，在小儿多为先天发育不全或脑病后遗症的患儿。

（2）神经性尿频　其特点是患儿在白昼尿频尿急，入睡后尿频消失，与遗尿迥然有别。

【辨证施治】 ▶

以下药物剂量以 6 岁小儿为参考。

1. 下元虚寒，肾气不足型

睡中经常遗尿，甚者一夜数次，尿清而长，醒后方觉，神疲乏力，面白肢冷，腰腿酸软，智力稍差，舌质淡，苔薄白，脉沉细无力。

治法：温补肾阳，固涩止遗。

方药：菟丝子散加减。

处方：菟丝子 10 克，巴戟天 10 克，肉苁蓉 10 克，熟附子 6 克，五味子 6 克，益智 10 克，牡蛎 20 克（先煎），桑螵蛸 10 克。

加减：神疲乏力，纳差便溏者，加党参、白术、茯苓、山楂；智力较差者，加人参、菖蒲、远志。

2. 肺脾气虚，膀胱失约型

睡中遗尿，少气懒言，神倦乏力，面色少华，常自汗出，易感冒，食欲缺乏，大便溏薄，舌淡，苔薄，脉细少力。

治法：补肺健脾，固涩止遗。

方药：补中益气汤合缩泉丸加减。

处方：党参 6 克，黄芪 10 克，白术 6 克，陈皮 6 克，当归 6 克，升麻 3 克，益智 6 克，山药 6 克，乌药 6 克，甘草 3 克。

加减：常自汗出者，加煅牡蛎、五味子；食欲缺乏，便溏者，加砂仁、焦神曲；痰盛身肥者，加苍术、山楂、半夏；困寐不醒者，加石菖蒲、麻黄。

3. 心肾失交，水火不济型

梦中遗尿，寐不安宁，烦躁叫扰，白天多动少静，难以自制，或五心烦热，形体较瘦，舌质红，苔薄少津，脉沉细而数。

治法：清心滋肾，安神固涩。

方药：导赤散合交泰丸加减。

处方：黑山栀 9 克，白芍 6 克，白术 6 克，白薇 6 克，益智 6 克，生地黄 6 克，淡竹叶 6 克。

加减：若系阴阳失调而梦中遗尿者，可用桂枝龙骨牡蛎汤。

4. 肝经湿热，火热内迫型

睡中遗尿，尿黄量少，尿味臊臭，性情急躁易怒，或夜间梦语磨牙，面赤唇红，口苦，舌红，苔黄或黄腻，脉弦数。

治法：清热疏肝，固涩小便。

方药：龙胆泻肝汤加减。

处方：龙胆 4 克，黄芩 6 克，栀子 6 克，柴胡 8 克，生地黄 10 克，车前草 6 克，泽泻 8 克，通草 6 克，大黄 4 克，甘草 6 克。

加减：夜寐不宁者，加黄连、淡竹叶、连翘；尿味臊臭重，舌苔黄腻者，加黄柏、滑石。若痰湿内蕴，困寐不醒者，加胆南星、半夏、石菖蒲、远志。若久病不愈，身体消瘦，舌红苔少，脉细数，虽有郁热但肾阴已伤者，可用知柏地黄丸。

【中成药】 ◐

（1）五子衍宗丸，每服 6 克，每日 2 次。用于肾气不足证。

（2）缩泉丸，每服 6 克，每日 2 次。用于脾肾不足证。

（3）补中益气丸，每服 5 克，每日 2 次。用于脾肺气虚证。

【外用药】 ◐

（1）五倍子、何首乌各 3 克，研末。用醋调敷于脐部，外用油纸、纱布覆盖，胶布固定。每晚 1 次，连用 3~5 次，7 天为 1 个疗程。用于遗尿虚证。

（2）葱白 3 根，生硫黄末 3 克，先将连须葱白捣烂，将硫黄末捣匀为膏，睡前置药膏于脐部，外用油纸、纱布覆盖，胶布固定。每晚 1 次，晨起除去，7 天为 1 个疗程。用于遗尿虚证。

（3）覆盆子、金樱子、五味子、菟丝子、仙茅、补骨脂、山茱萸、桑螵蛸各 60 克，丁香、肉桂各 30 克，研末装瓶备用。每 1 克填入脐中，滴 1~2 滴白酒后外用暖脐膏固定，3 天换药 1 次，15 天为 1 个疗程。

【其他疗法】 ◐

1. 针灸治疗

宜以温补脾肾，益气固摄为原则，选穴以任脉、膀胱经及脾经穴为主，酌取关元、肾俞及三阴交三穴施温补手法，同时配合灸疗。经过治疗使患儿下元充实，肾阳振奋，膀胱约束有力。

2. 耳针压豆

遗尿点（在肾点与内分泌点之间，食道点下方）。配穴：肾点、皮质下。使用王不留行子耳穴贴压，将有王不留行子药粒的小胶布块置于选好的耳穴上进行按压，采用双耳交替贴压，隔日交换一次，6 次为 1 个疗程。

3. 推拿疗法

揉龟尾 30 次，揉丹田 200 次，摩腹 20 分钟。较大儿童可用擦法。摩擦肾俞、八髎，以热为度。

【单方验方】◉

夜尿警觉汤

组成：益智 12 克，麻黄、石菖蒲各 10 克，桑螵蛸 15 克，猪膀胱 1 个。

制作及用法：将猪膀胱洗净先煎半小时，然后纳诸药再煎半小时，去渣取汁，分 2 次服。每日 1 剂，连用 4～8 剂。

功效：补肾固涩。

应用：适用于肾虚之遗尿者。

来源：蔡化理．中西医结合儿科试用新方增订本．北京：人民卫生出版社，1979.

【预防调护】◉

（1）对于肾气不足、肾虚等患儿平时可进食具有补肾缩尿之功的食物，如羊肉、狗肉、虾、龟肉、田鸡、狗肾、猪膀胱、鸡肠、猪脊骨、茼蒿等。健脾补肾的药粥，山药、芡实、莲子、薏苡仁、金樱子等，亦可变换食用，且持之以恒。

（2）饮食不宜过咸或过甜，忌食生冷，晚餐少进汤粥、饮料及高蛋白食物。

（3）自幼培养按时排尿的习惯，避免过度疲劳。

（4）积极预防和治疗引起遗尿的原发病。

（5）勿使小儿精神紧张，培养和加强小儿治愈疾病的信心。

【临床心得】◉

（1）小儿发生遗尿其中有一部分来自外在压力，如身边小朋友的嘲笑、父母的责怪等，所以有部分患儿的遗尿可通过心理疏导达到一定的治疗效果。在民间总是或多或少地流传着治疗遗尿的方法，家长切不可盲目跟从，还是应该及时前往正规医院检查及治疗，以免带来其他后遗症。

（2）小儿遗尿症一直是国内外儿科研究者的关注热点。近年来，中医药在小儿遗尿症的病因病机研究、治疗方法研究上取得了一定的研究成果。在传统的肾虚不固、膀胱失约的理论上，逐渐认识到肺脾肾三脏失调为遗尿的重要因素，又提出了脾胃积热、心肾两虚、热蒙神窍、督脉失畅等理论；同时根据新提出的病因病机理论，提出了从肺脾肾论治、从脾论治、从湿热论治、从心肾论治、从五脏并治的中医辨证论治思路，其疗效从临床报道的反馈结果来看均得到了认可。从中医治疗方法研究方面来看，内治法除了传统的中药汤剂内服外，近年来有一些疗效确切，并经过多中心随机双盲的临床试验的中成药出现，在保证疗效的基础上，使内服药治疗更加方便，患儿及家长更易配合。外治法治疗小儿遗尿的研究报道十分丰富，除了传统的针灸、贴敷、推拿疗法外，芒针、电针、穴位注射、经络注射、刮痧、蜂针等外治法在小儿遗尿的治疗上也取得了很好的临床疗效。[来源：曹明璐．中医治疗小儿遗尿病的研究及现状，中国临床医生，2012，40（12）：16-20.]

第五节　五迟五软

　　五迟、五软是小儿生长发育障碍的常见病症。五迟以发育迟缓为特征，五软以痿软无力为主症。五迟是指立迟、行迟、语迟、发迟、齿迟；五软是指头项软、口软、手软、足软、肌肉软，均属于小儿生长发育障碍病症。早在隋代著名医家巢元方的《诸病源候论·小儿杂病诸候》中即有"齿不生""数岁不能行""头发不生""四五岁不能语"诸候。清代《医宗金鉴·幼科心法要诀》将"五迟"列为一门，都是今天所说的五迟五软。

　　西医学上的脑发育不全、智力低下、脑性瘫痪、佝偻病等，均可见到五迟、五软证候。

【病因病机】 ❯

　　中医认为五迟五软的病因主要为先天禀赋不足，亦有属后天失于调养的。

　　肾主骨，肝主筋，脾主肌肉，人能站立行走，需要筋骨肌肉的协调运动。若肝肾脾不足，则筋骨肌肉失养，可出现立迟、行迟；头项软而无力，不能抬举；手软无力下垂，不能握举；足软无力，难于行走。齿为骨之余，若肾精不足，可见牙齿迟出。发为血之余，若肾气不充，血虚失养，可见发迟或发稀而枯。言为心声，脑为髓海，若心气不足，肾精不充，髓海不足，则见言语迟缓，智力不聪。脾开窍于口，又主肌肉，若脾气不足，则可见口软乏力，咬嚼困难，肌肉软弱，松弛无力。

　　五迟五软的病机，可概括为正虚和邪实两个方面。正虚是五脏不足，气血虚弱，精髓不充，导致生长发育障碍。邪实是因产伤、外伤等因素，痰瘀阻滞心经脑络，心脑神明失主所致。

【临床表现】 ❯

　　（1）肾精不足证主要表现在患儿筋骨痿弱，发育迟缓，坐立行走及牙齿生长均明显迟于正常同龄小儿，甚则四五岁后尚不能行走，面色不华，神倦无力，喜卧懒动，头项软弱，抬头不稳或不能抬举；口软唇弛，咀嚼无力，常有流涎；手软下垂，不能握举；足软迟缓，不能站立；肌肉松弛，活动无力；纳少神疲，面色无华，唇舌淡白，苔白或苔少，指纹色淡，脉沉迟无力。

（2）肾气阴两虚证主要表现在出牙、坐立、行走迟缓，发稀易落，肌肉松弛，盗汗少寐，神情淡漠，囟门迟闭，头颅方大，甚者鸡胸龟背，肋骨串珠，肢体软弱，神情呆滞，智力迟钝，面色苍白或萎黄，形瘦神疲，倦怠乏力，食少不化，唇甲色淡，舌淡苔白，脉细数无力。

【辅助检查】 ➡

血生化如维生素 D、血钙、血磷、骨碱性磷酸酶检测出现异常；头颅磁共振可呈脑发育异常；头颅、四肢骨骼 X 线出现骨骼畸形等。

【诊断与鉴别诊断】 ➡

1. 诊断

（1）小儿 2~3 岁还不能站立、行走为立迟、行迟；初生无发或少发，随年龄增长头发仍稀疏难长为发迟；牙齿届时未出或出之甚少为齿迟；1~2 岁还不会说话为语迟。

（2）小儿周岁前后头项软弱下垂为头项软；咀嚼无力，时流清涎为口软；手臂不能握举为手软；2~3 岁还不能站立、行走为足软；皮宽肌肉松软无力为肌肉软。

（3）五迟、五软之症不一定悉具，但见一、二症者可分别做出诊断。还应根据小儿生长发育规律早期发现生长发育迟缓的变化。

（4）可有母亲妊娠期患病用药不当史；产伤、窒息、早产史；养育不当史；或有家族史，父母为近亲结婚者。

本病根据病史、临床症状、体征，诊断不难明确。

2. 鉴别诊断

（1）脑性瘫痪　是指出生前到出生后 1 个月内各种原因所致的非进行性脑损伤或发育缺陷所致的运动障碍及姿势异常，表现为多卧少动，颈项、肢体关节活动不灵等；常伴有智力迟缓，视、听、感觉障碍及学习困难。

（2）脑白质营养不良　1~2 岁发病前运动发育正常，病情呈进行性加重，白细胞或皮肤成纤维细胞中芳香硫酸酯酶 A 活性明显降低是本病的特异性诊断指标。

（3）婴儿型脊髓性肌萎缩症　出生时一般可，3~6 个月后出现症状，肢体活动减少，上下肢呈对称性无力，进行性加重，肌肉萎缩，智力正常。

以下药物剂量以 3 岁小儿为参考。

1. 肝肾不足型

筋骨痿弱，发育迟缓，坐起、站立、行走、生齿等明显迟于正常同龄小儿，头项痿软，天柱骨倒，头颅方大，目无神采，反应迟钝，囟门宽大，夜卧不安，舌淡，苔少，脉沉细无力。

治法：滋补肝肾，填精补髓。

方药：补肾地黄丸加减。

处方：熟地黄 8 克，山茱萸 8 克，鹿茸 2 克，五加皮 6 克，山药 10 克，茯苓 6 克，泽泻 4 克，牡丹皮 4 克。

加减：齿迟者，加紫河车、何首乌、龙骨、牡蛎；立迟、行迟者，加牛膝、杜仲、桑寄生；头项软者，加枸杞子、菟丝子、巴戟天。

2. 心脾两虚型

语言迟钝，精神呆滞，智力低下，头发生长迟缓，发稀萎黄，四肢痿软，肌肉松弛，口角流涎，咀嚼吮吸无力，或见弄舌，纳食欠佳，大便多秘结，舌淡苔少，脉细。

治法：健脾养心，补益气血。

方药：调元散加减。

处方：人参 6 克，黄芪 6 克，白术 6 克，山药 8 克，茯苓 6 克，甘草 3 克，当归 6 克，熟地黄 6 克，白芍 6 克，川芎 4 克，石菖蒲 3 克。

加减：语迟失聪者，加远志、郁金；发迟难长者，加何首乌、肉苁蓉；四肢痿软者，加桂枝；口角流涎者，加益智；纳食不佳者，加砂仁、鸡内金。

3. 痰瘀阻滞型

失聪失语，反应迟钝，意识不清，动作不自主，或有吞咽困难，口流痰涎，喉间痰鸣，舌体胖有瘀斑瘀点，苔腻，脉沉涩。

治法：健脾利湿，化痰散瘀。

方药：通窍活血汤合二陈汤加减。

处方：川芎 5 克，赤芍 5 克，桃仁 5 克，红枣 7 枚，红花 5 克，半夏 3 克，陈皮 3 克，茯苓 8 克，甘草 3 克。

加减：因心肝火旺导致惊叫、抽搐者加黄连、龙胆；大便干结者加生大黄；躁动者加天麻、龟甲。

【中成药】 ➤

（1）杞菊地黄丸，每服 3~6 克，每日 2 次。用于肝肾阴亏证。
（2）十全大补丸，每服 3~6 克，每日 2 次。用于心脾两虚、气血不足者。

【外用药】 ➤

（1）可取当归、生地黄、肉苁蓉各等量，研成细末，用黑豆煎汤去液调和成膏，涂于头部，每日 1 次，7 天为 1 个疗程，可用于发久不生的儿童。
（2）侧柏叶、人参叶、补骨脂、白鲜皮等各 12 克。以上药物分泡于 50 度左右的半斤高酿酒内，浸润 1 周后外用。用于头发不生的儿童。

【其他疗法】 ➤

（1）可选肩髃、曲池、外关、合谷、环跳、足三里、阳陵泉、三阴交、承山等穴位交替使用，采用提插及捻转法，不留针，促进肢体功能恢复；智力低下、语言迟缓可选百会、风池、神门、哑门等穴，得气后留针 15 分钟左右，并间歇捻针，隔日 1 次，15 次为 1 个疗程。
（2）灸法：灸足踝各 3 壮，每日 1 次。用于肝肾亏损证。灸心俞、脾俞，各 3 壮，每日 1 次。用于心脾两虚证。
（3）耳针：取心、肾、肝、脾、皮质下、脑干，隔日 1 次。用于五迟、五软各证。
（4）推拿疗法：取额、脊、腰部穴。上肢部取大椎、肩井、肩髃、曲池、合谷，下肢部取肾俞、命门、腰阳关、环跳、委中、承山、解溪、昆仑、足三里等，用推、拿、按、揉、搓等手法，每日 1 次，1 周休息 1 天，3 个月为 1 个疗程。

【单方验方】 ➤

健脑益智散
组成：紫河车，龟甲，杜仲，何首乌，桃仁，藏红花，当归，天麻，人参，黄芪，菖蒲，羚羊角粉，珍珠粉（以上药物分别研成细粉，每剂 10 克，每日 2 次，用纱布包好炖汤，每晨和每晚睡前配猪肉汤或猪心汤同服，60 天为 1 个疗程）。
功效：补肾益精。
应用：适用于肾虚患儿。

来源：林荣书．心脑病药物临床评价专家谈．1998.

【预防调护】 ➡

（1）大力宣传优生优育知识，禁止近亲结婚。婚前进行健康检查，以避免发生遗传性疾病。

（2）孕妇注意养胎、护胎，加强营养，按期检查，不滥服药物。

（3）婴儿应合理喂养，注意防治各种急、慢性疾病。

（4）重视功能锻炼，加强智力训练教育。

（5）加强营养，科学调养。

（6）用推拿法按摩痿软肢体，防治肌肉萎缩。

【临床心得】 ➡

（1）关于五迟五软的预后，如果是先天禀赋不足所致，病情较重，预后大多不良；如果是后天因素引起者，若症状较轻，治疗及时，可以康复。治疗五迟五软时先应该选择头部核磁共振、脑干听觉诱发电位检查、智商测定、遗传病、代谢病检查等弄清楚诊断，看看能不能治疗（大多数是可以治疗的，但也有些是染色体疾病目前没有治疗的办法）。对于一些脑发育不良引起的五迟五软病，如果治疗能有效果就必须尽快开始康复治疗，如果治疗时间过晚则会耽误病情。3个月以前开始康复效果最佳，极有可能不留下任何后遗症，因为那时候的脑部神经可塑性较强并且生长快。而过了脑部发育阶段，治愈的可能性变小，可能只是改善部分症状而已。

（2）对于先天禀赋不足或肾气亏虚的患儿，古代医家多采用调补肾气的治法，依据具体病情加减药物。清·张璐的《张氏医通·卷十一·婴儿门上》中提到："肾气不足，地黄丸加远志。"明·楼英的《医学纲目·卷之三十九·小儿部》云："小儿禀受血气不足者，则髓不满骨，故软弱而不能行。肾主髓，治法当用钱氏补肾地黄丸……则髓生而骨强，自然行矣。"清·吴谦的《医宗金鉴·幼科心法要诀》中指出发迟多因肾精亏虚，故用巨胜丹治之，亦有医家采用补肾调肝、健脾胃之法进行治疗。清·黄朝坊的《金匮启钥·幼科》中指出："然胃为脏腑之化源，必用补中益气汤以升举其脾气。"对于因胎儿时期受不良刺激所致病者，医家多采用菖蒲丸等方药治疗，清·吴谦的《医宗金鉴·幼科心法要诀》指出："又有惊邪乘入心气，至四五岁尚不能言语者，菖蒲丸主之。"来源：杨慧琳等．精神发育迟滞中医认识探析．亚太传统医药，2017，13（10）：53－54.

第六节　性　早　熟

性早熟是指女孩 8 岁以前、男孩 9 岁以前，出现青春期特征即第二性征的一种内分泌疾病。性征与真实性别一致者为同性性早熟，不一致者为异性性早熟。

本病在古代医学文献中论述较少。现代于 1980 年首次报道用中医中药治疗本病。西医按性早熟引发原因不同分为中枢性（真性性早熟）和外周性（假性性早熟）。

【病因病机】 ⊳

中医认为"女子七岁，肾气盛，齿更发长，二七而天癸至，任脉通，太冲脉盛，月事以时下。""丈夫八岁，肾气实，发长齿更。二八肾气盛，天癸至，精气溢泻，阴阳和，故能有子。"即指儿童在十四五岁开始发育成人，出现各种明显的发育性征。由此可见人体正常发育及性腺的成熟，主要与肾、肝两脏功能及天癸的期至有关。但近年来由于各种因素的影响，很多孩子出现了提前发育的情况，即性早熟。中医认为其病变主要在肝、肾两脏。

（1）阴虚火旺　肾藏精，主生长发育与生殖，具有促进生长发育和生殖的功能，当肾阴不足时，不能制约肾阳，相火偏亢而天癸早至，第二性征提前出现。

（2）肝郁化火　肝藏血，主疏泄，为调节气机之主司。小儿若因疾病或精神因素导致肝气郁结，郁而化火，肝火上炎可导致天癸早至，从而出现性早熟。

【临床表现】 ⊳

女性表现有乳房发育，小阴唇变大，阴道黏膜细胞的雌激素依赖性改变，子宫、卵巢增大，阴毛出现，月经初潮。男性表现为睾丸和阴茎增大，阴毛出现，肌肉发达，声音变粗。男女性均有生长加速，骨成熟加速，最终可导致最终身高低于平均身高。在伴有颅内肿瘤等中枢神经系统病变时，可有头痛、呕吐、视力改变或其他神经系统症状、体征。

【辅助检查】 ⊳

血清促黄体生成素（LH）基础值可用于初筛；促性腺激素释放激素（GnRH）激发试验：本试验对性腺轴功能已启动而促性腺激素基础值不升高者是重要的诊断手段，GnRH可使促性腺激素分泌释放增加，其激发峰值即可作为诊断依据。

【诊断与鉴别诊断】➡

1. 诊断

（1）第二性征提前出现：女童 8 岁前，男童 9 岁前。

（2）血清促性腺激素水平升高达青春期水平。

（3）性腺增大：女童在 B 超下见卵巢容积 >1 毫升，并可见多个直径 >4 毫米的卵泡；男童睾丸容积 ≥4 毫升，并随病程延长呈进行性增大。

（4）身高线性生长加速。

（5）骨龄超越年龄 1 年或 1 年以上。

（6）血清性激素水平升高至青春期水平。

以上诊断依据中，1、2、3 条是最重要而且是必备的。

2. 鉴别诊断

（1）单纯性乳房早发育：为女孩不完全性性早熟的表现，起病常小于 2 岁，仅乳房轻度发育，常呈周期性变化。不伴有生长加速和骨骼发育提前。

（2）先天性甲状腺功能减低症伴发的性早熟：是性早熟的特殊类型，早期患儿的血 LH（促黄体激素）基础值升高，但在 GnRH 激发后不升高，病程较长。身材矮小是其重要特征。

【辨证施治】➡

以下药物剂量以 6 岁小儿为参考。

1. 阴虚火旺型

女孩乳房发育及内外生殖器发育，月经提前来潮；男孩生殖器增大，声音变低，有阴茎勃起。伴颧红潮热、盗汗、五心烦热、舌红少苔、脉细数。

治法：滋阴降火。

方药：知柏地黄丸加减。

处方：知母 6 克，黄柏 6 克，生地黄 8 克，玄参 6 克，龟甲 6 克，龙胆 4 克，牡丹皮 6 克，泽泻 6 克，茯苓 8 克。

加减：五心烦热加淡竹叶、莲子心；潮热盗汗加地骨皮、白薇；阴道出血者加墨旱莲、仙鹤草。

2. 肝郁化火型

女孩乳房发育及内外生殖器发育，月经提前来潮；男孩生殖器增大，声音变低，有阴茎勃起，面部痤疮，伴胸闷不舒或乳房胀痛，心烦易怒，嗳气叹息，舌红苔黄，脉弦细数。

治法：疏肝解郁，清心泻火。

方药：丹栀逍遥散加减。

处方：柴胡5克，枳壳5克，牡丹皮5克，栀子7克，龙胆5克，夏枯草5克，生地黄5克，当归7克，白芍6克，甘草3克。

加减：乳房胀痛加香附、郁金；带下色黄而臭秽者加黄柏等。

【中成药】

（1）知柏地黄丸，每服3~6克，每日2~3次。用于阴虚火旺证。

（2）龙胆泻肝丸，每服3~6克，每日2~3次。用于肝郁化火证。

（3）大补阴丸，每服3~6克，每日2~3次。用于阴虚火旺证。

【其他疗法】

（1）针灸疗法：取三阴交、血海、肝俞、肾俞等。

（2）耳针取内分泌、卵巢、睾丸、肝、肾等穴。

（3）耳穴压丸（肝、脾、肾、内分泌、内生殖器）。耳穴压丸单耳贴压，贴压1周/次，贴压期间按压2次/天，5分钟/次，以痛为宜；隔周1次，两耳交替进行。3个月为1个疗程。

【单方验方】

药物组成：龙胆4克，栀子6克，黄芩5克，柴胡7克，白芍4克，车前子6克，生地黄8克，泽泻8克，夏枯草5克，女贞子8克，麦芽8克，龟甲6克，甘草3克。

功效：滋阴泻火，平肝利湿。

应用：适用于阴虚火旺患儿。

来源：霍咏庄. 第十次全国儿科学术会议论文集.

【预防调护】

（1）幼儿及孕妇禁止服用含有性激素类的滋补品。

（2）儿童不宜使用含有激素的护肤品，不看儿童不宜观看的影视片。

（3）不食用含生长激素合成饲料喂养的禽兽类食物。

（4）哺乳期妇女不宜用药物避孕。

（5）对患儿及家长说明特发性性早熟发生的原因，解除其思想顾虑，提醒家长注意保护儿童，避免遭受凌辱，造成身心创伤。

【临床心得】 ◉➤

（1）性早熟会造成身高偏矮　由于性早熟的孩子体格提前发育，骨骺愈合也会提前，虽然开始身材较同龄的孩子高，但最终身高低于常人，典型的真性性早熟的患儿往往达不到150厘米。性早熟的儿童其实是提前进入青春期，在一段时间内身高增长得很快，但增长期相对较短，也就是青春期缩短。性早熟儿童在生理上已经成熟，但是，由于年龄太小，受教育不多，性早熟孩子的心里无法跟上生理成熟的步伐。于是会出现一些心理问题，比如发生早恋、早孕或者受到性侵犯、发生过早性行为等。在这方面，对女孩子的危害更大。10岁以前是儿童性格的形成期，如发生性早熟将给孩子带来巨大的困惑，性早熟儿童会对自己身体上的变化不能适应，还可能受到同伴的讥笑，产生自卑心理，时间久了，性格将变得孤僻，不愿与人交流、交往，加上心理年龄与生理年龄的差异，往往成为性犯罪的诱因。性早熟带来的代价可能是巨大的，孩子们和家长或许要面对一些成人才面对的话题，比如避孕和性病等。所以对于性早熟患儿我们不但要关心其生理健康，更要关心其心理健康。

（2）小儿脏腑娇嫩，形气未充，为"稚阴稚阳"之体，生理功能发育不完善。性早熟虽归属生殖系统疾病，责之于冲任二脉，但肾乃主藏精、主生殖之脏，为先天之本，肾气的生发是推动小儿生长发育的根本动力；小儿具有"肾常虚"的生理特点，若精血不足，则阴不制阳，相火妄动，冲任失调，天癸早至导致性早熟发生。故阴虚火旺型是临床最常见证型，以滋阴泻火为治则，采用知柏地黄丸加减。方中黄柏、知母泻相火而盛真阴；生地黄、龟甲滋补肾阴，潜阳制火；牡丹皮、泽泻、茯苓泻虚火；夏枯草清肝燥湿。乳房、阴部皆归属肝经，且"乙癸同源"，精血互生，若肾阴不足，水不涵木，加之小儿"肝常有余"，则肝易失疏泄，郁而化火，致天癸早至而发为肝郁化火型，以疏肝解郁为治则，采用柴胡疏肝散化裁。方中柴胡疏肝解郁；当归、白芍柔肝养血；生地黄滋养肝阴；夏枯草清肝散结；黄芩清解肝热；郁金可理气活血。脾胃为后天之本，气血生化之源，小儿"脾常不足"，不耐饥饱，过食肥甘厚味，易伤脾胃，酿生痰湿，辨为痰湿困脾型，以健脾燥湿药为主合理配伍治疗。对于血热妄行型是由于引动相火、血海浮动而使经血早至，引发性早熟。

来源：王博．中医辨证治疗女童真性性早熟研究现状．

第八章

传染病

第一节　麻　疹

麻疹是感受麻疹时邪（麻疹病毒）引起的急性出疹性传染病，临床以发热，咳嗽，鼻塞流涕，泪水汪汪，口腔两颊近臼齿处可见麻疹黏膜斑，周身皮肤按序泛发麻粒样大小的红色斑丘疹，疹退时皮肤有糠麸样脱屑和色素沉着斑为特征。

有关本病的最早记载见于宋《小儿药证直诀·疮疹候》："面燥腮赤，目胞亦赤，呵欠顿闷，乍凉乍热，咳嗽喷嚏，手足梢冷，夜卧惊悸，多睡，并疮疹证，此天行之病也。"明·王肯堂的《证治准绳·幼科·麻疹》将本病分为初热期、见形期、收没期。清代《麻科活人全书》中提出了麻疹出疹时必发热的重要论点，并描述了麻疹的重要并发症为肺炎喘嗽。麻疹是儿科古代四大要证"痧、痘、惊、疳"之一，严重危害小儿身体健康。

本病传染性强，易于引起流行，为儿科常见传染病，且近年来其发病率有增高趋势。发病前1~2周常有与麻疹患者接触史，麻疹患者是唯一的传染源，其出疹前后的5天均有传染性，如有并发症传染性可延长至出疹后10天。四季均可发病，但好发于冬春季节。发病从过去6个月至5岁小儿多见，现在大多是向8个月以内婴儿和7岁以上学龄儿童甚至成人转变。近年来，临床非典型麻疹病例增多，表现为症状较轻，病程较短，重症、逆证少见。麻疹若能及时治疗，合理调护，疹点按期有序布发，则预后良好；若麻疹出现变证，可产生邪毒闭肺、邪毒攻喉、邪陷心肝等逆险证候，甚至危及生命。本病患病后一般可获得终生免疫。

麻疹的病因为感受麻疹时邪，病机为正气与时邪交争，其主要病变在肺、脾。本病在发生发展的过程中往往有顺证与逆证的不同。顺证指人体正气强盛，正邪交争，正气可以抗邪外出，疾病向愈。逆证指邪毒深重，正不敌邪，发生变证。

1. 顺证病机

病变部位主要在肺脾二经。麻毒时邪侵犯肺卫，而见发热、咳嗽、喷嚏、流涕、眼泪汪汪等，为初热期。肺胃热盛，与气血相搏，正气抗邪，托毒外达，从肌肤透发，而见高热、出疹，此为出疹期。疹随热出，毒随疹泄，疹点透齐后，热退疹回。热去津伤，而见皮肤脱屑、舌红少津等，此为收没期。

2. 逆证

邪毒闭肺、热毒攻喉、邪陷心肝产生的病机：若麻毒炽盛，正气不支，无力托毒于外，邪气内陷，产生逆证。邪毒闭肺，肺气郁闭，可见咳喘痰鸣，形成肺炎喘嗽证。麻毒时邪炽盛，化热化火，循经上攻咽喉，而见喉肿声嘶，形成热毒攻喉证。邪毒不能外达，内陷心肝，蒙蔽清窍，引动肝风，而见神昏抽搐，形成邪陷心肝证。

【临床表现】 ⊙▶

1. 典型麻疹

（1）潜伏期　大多为6~18天（平均10天左右）。

（2）前驱期（初热期）　常持续3~4天。起病急，主要表现如下。①发热：多为中度以上，热型不一，一般逐渐升高，小儿也可骤发高热。②上呼吸道炎及结膜炎表现：在发热同时出现咳嗽、喷嚏、流涕、咽部充血等上呼吸道感染症状，及结膜充血、流泪、畏光等结膜炎表现。③麻疹黏膜斑：是麻疹早期的特征性体征，常在出疹前1~2天，即病程2~3天出现。开始时见于磨牙相对的颊黏膜上，为直径0.5~1毫米的灰白色小点，周围有红晕，迅速增多，可累及整个颊黏膜及唇部黏膜，部分可融合扩大成片。于出疹后1~2天消失，但经麻疹疫苗注射的患儿可不出现此黏膜斑。④其他表现：如全身不适、食欲减退、精神不振等。婴儿可有呕吐、腹泻等消化道症状。偶见皮肤荨麻疹、隐约斑疹或猩红热样皮疹，在出现典型皮疹时消失。

（3）出疹期（见形期）　多在发热3~4天后出现皮疹，高热起伏如潮，体温可突然高达40~40.5℃，咳嗽加剧，不思饮食，嗜睡或烦躁不安，重者有谵妄、抽搐。皮疹按序透发，先见于耳后、发际，渐及额、面、颈部，自上而下蔓延至躯干、四肢，最后达手掌与足底。皮疹初为红色斑丘疹，大小不等，高出皮肤，呈充血性，压之褪色，以后部分融合成片，色加深，呈暗红色，少数患儿可呈现出血性皮疹，疹间可见正常皮肤，不伴痒感，3~4 天出齐。严重病例在本期可发生邪毒闭肺、邪毒攻喉、邪陷心肝等危重变证，可见皮疹骤没，或疹稀色淡。

（4）恢复期（收没期）　若无并发症发生，出疹 3~4 天后发热开始减退，食欲、精神等全身症状逐渐好转，皮疹按出疹的先后顺序开始消退，疹退后皮肤留有棕褐色色素沉着伴糠麸样脱屑，一般 7~10 天后消退。

典型麻疹无并发症者病程为 10~14 天。

2. 非典型麻疹

（1）轻型麻疹　多见于有部分免疫者，如潜伏期内接受过丙种球蛋白或 <8 个月有母亲被动抗体的婴儿。主要临床特点为一过性低热，轻度眼鼻卡他症状，全身情况良好，可无麻疹黏膜斑，皮疹稀疏色淡，消失快，疹退后无色素沉着或脱屑，无并发症。常需要靠流行病学资料和麻疹病毒血清学检查确诊。

（2）重型麻疹　主要见于营养不良、免疫力低下继发严重感染者。体温常持续 40℃ 以上，中毒症状重，伴惊厥、昏迷。皮疹密集融合，呈出血性，常伴有黏膜和消化道出血、咯血及血尿。部分患者疹出不透、色暗淡，或皮疹骤退、四肢冰冷、血压下降，出现循环衰竭表现。此型患儿常有肺炎、心力衰竭等并发症，病死率高。

（3）异型麻疹　主要见于接种过麻疹灭活疫苗或减毒活疫苗而再次感染麻疹野病毒株者。临床表现为前驱期短，常无麻疹黏膜斑，持续高热、乏力、肌痛、头痛或伴有四肢水肿，皮疹不典型，呈多样性，出疹顺序可从四肢远端开始，延及躯干、面部。易并发肺炎。本型少见，临床诊断较困难，麻疹病毒血清学检查有助诊断。

【并发症】

1. 肺炎

是麻疹最常见的并发症，占麻疹患儿死因的 90% 以上，多见于 5 岁以下小儿。由麻疹病毒本身引起的间质性肺炎多不严重，常在出疹及体温下降后消退。继发性肺炎病原体多为细菌，常见金黄色葡萄球菌、肺炎链球菌、流感嗜血杆菌等，故易并发脓肿和脓气胸。部分为病毒性肺炎，也可为多种病原体混合感染。多发生于出疹期。继发性肺炎常见于中度营养不良或免疫功能低下的小儿，预后较差，病死率高。

2. 喉炎

由于麻疹病毒本身可导致整个呼吸道炎症，故麻疹患儿常有轻度喉炎表现。如并发细菌感染时，喉部组织明显水肿，分泌物增多，临床出现声音嘶哑、犬吠样咳嗽、吸气性呼吸困难及三凹征，严重者因喉梗阻而窒息死亡。

3. 心肌炎

常见于营养不良和并发肺炎的小儿。轻度仅有心音低钝、心率增快和一过性心电图改变，重者可出现心力衰竭、心源性休克。

4. 神经系统

（1）麻疹脑炎　发病率为1‰~2‰，大多发生在出疹后的2~6天，临床表现和脑脊液改变与病毒性脑炎相似，与麻疹轻重无关。病死率高，后遗症多，存活者中可伴有智力障碍、瘫痪、癫痫等。

（2）亚急性硬化性全脑炎　是少见的麻疹远期并发症，发病率为1/100万~4/100万。病理变化主要为脑组织慢性退行性病变。大多在患麻疹2~17年后发病，开始时症状隐匿，可仅为行为和情绪的改变，以后出现进行性智力减退，病情逐渐恶化，出现共济失调、视听障碍、肌阵挛等表现，晚期因昏迷、强直性瘫痪而死亡。患儿血清或脑脊液中麻疹病毒IgG抗体持续强阳性。

5. 结核病恶化

麻疹患儿因免疫反应受到暂时抑制，可使体内原有潜伏的结核病灶重趋活动恶化，甚至发展为粟粒性肺结核或结核性脑膜炎。

6. 营养不良与维生素 A 缺乏症

由于麻疹病程中持续高热、食欲缺乏或护理不当，可致营养不良和维生素缺乏。有研究显示，麻疹患者维生素 A 浓度与麻疹症状的严重程度呈负相关。由于维生素 A 缺乏，可引起眼干燥症，重者出现视力障碍，甚至角膜穿孔、失明。

【诊断与鉴别诊断】 ➡

1. 诊断

根据流行病学资料、麻疹接触史以及临床上出现急性发热、畏光、眼鼻卡他等症状，应怀疑麻疹的可能。皮疹出现以前，依靠麻疹黏膜斑可以确诊。疹退后皮肤有脱屑及色素沉着等特点，可帮助作出回顾性诊断。麻疹病毒血清 IgM 抗体阳性或分离到麻疹病毒可确诊。

2. 鉴别诊断

包括各种发热、出疹性疾病，见表8-1。

【辨证施治】 ➡

以下药物剂量以 3~5 岁小儿为参考。

表 8-1　小儿常见出疹性疾病的鉴别诊断

病　名	麻　疹		幼儿急疹	风疹/猩红热
潜伏期/天	6～18		7～17	12～19　1～7
初期症状	发热，咳嗽，流涕，泪水汪汪	突发高热，一般情况好	发热，咳嗽，流涕，枕部淋巴结肿大	发热，咽喉红肿化脓疼痛
出疹与发热的关系	发热3～4日出疹，出疹时发热更高	发热3～4日出疹，热退疹出	发热半天到1天出疹	发热数小时到1天出疹
特殊体征	麻疹黏膜斑	无	无	环口苍白圈，草莓舌，线状疹
皮疹特点	玫瑰色斑丘疹自耳后发际→额面、颈部→躯干→四肢，3日左右出齐。疹退后遗留棕色色素斑、糠麸样脱屑	玫瑰色斑疹或斑丘疹，较麻疹细小，发疹无一定顺序，疹出后1～2日消退。疹退后无色素沉着，无脱屑	玫瑰色细小斑丘疹自头面→躯干→四肢，24小时布满全身。疹退后无色素沉着，有少数脱屑	细小红色丘疹，皮肤猩红，自颈、腋、腹股沟处开始，2～3日布满全身。疹退后无色素沉着，有大片脱皮
周围血象	白细胞总数下降，淋巴细胞升高	白细胞总数下降，淋巴细胞升高	白细胞总数下降，淋巴细胞升高	白细胞总数升高，中性粒细胞升高

（一）顺证

1. 邪犯肺卫型（初热期）

发热，微恶风寒，鼻塞流涕，喷嚏，咳嗽，双目畏光、红赤，泪水汪汪，咽红肿痛，倦怠思睡，纳食减少。发热第2～3天，口腔两颊黏膜红赤，贴近白齿处可见麻疹黏膜斑（细小白色疹点，周围红晕，累累如麻，由少增多），舌边尖红，苔薄黄，脉浮数，指纹淡紫。

本期从开始发热至疹点出现，为期约3天，又称疹前期。

治法：辛凉透表，清宣肺卫。

方药：宣毒发表汤加减。

处方：升麻、葛根各6克，前胡6克，桔梗、枳壳（麸炒）、荆芥、防风各5克，薄荷、甘草各3克，木通、连翘、牛蒡子、杏仁、竹叶各5克。

加减：发热恶寒，鼻流清涕者，加紫苏叶、荆芥辛温解表；发热烦躁，咽红口干者，加金银花、蝉蜕辛凉解表；咽痛蛾肿者，加玄参、射干、马勃利咽消肿；潮热有汗，精神疲倦，恶心呕吐，大便稀溏者，加藿香、佩兰燥湿和中；烦闹、尿黄赤短少者，加淡竹叶、通草清心利水。

麻疹轻症表现为低热，有轻度肺卫症状，麻疹黏膜斑不明显，皮肤红色斑丘疹稀疏、色淡，疹退后无色素沉着或脱屑，病程1周左右，无合并症，常作邪犯肺卫诊断，可依此证辨治。

2. 邪入肺胃型（见形期）

壮热持续，起伏如潮，谓之"潮热"，每潮一次，疹随外出。口渴引饮，目赤眵多，咳嗽加剧，烦躁或嗜睡。疹点先从耳后发际开始，继而头面、颈部、胸腹、四肢，最后手心、足底、鼻准部都见疹点即为出齐。疹点初期细小而稀少，渐次加密，疹色先红后暗，稍见凸起，触之碍手，压之褪色。大便秘结，小便短赤。舌质红绛，苔黄腻，脉洪数，指纹紫。

本期从疹点开始出现至疹点透齐，为期约3天，又称为出疹期。

临床以麻疹按期透发者属顺证，故在出疹期不宜轻易退热，同时须注意观察各种逆证征象，早期发现，防止邪毒内陷。

治法：清凉解毒，透疹达邪。

方药：清解透表汤加减。

处方：西河柳6克，蝉蜕3克，葛根6克，升麻4克，连翘3克，金银花3克，紫草根3克，桑叶3克，野菊花3克，牛蒡子6克，甘草4克。

加减：若疹点红赤、紫暗，融合成片者，加牡丹皮、紫草清热凉血；热炽口干者，加生地黄、玄参生津清热；咳嗽盛者，加桔梗、桑白皮、杏仁清肺化痰；壮热不退、面赤、烦躁者，加栀子、黄连、石膏清热泻火；低热不退，口干，舌绛者，加地黄、淡竹叶、玄参养阴清热；齿衄、鼻衄者，加藕节炭、白茅根凉血止血；神志昏蒙、嗜睡者，加石菖蒲、郁金豁痰开窍；身热不起，皮疹未透者，或疹稀色淡者，加黄芪、太子参益气扶正。

3. 阴津耗伤型（收没期）

疹点出齐后，疹点按出疹顺序开始消退，皮肤呈糠麸状脱屑，并有色素沉着，发热渐退，咳嗽渐减，胃纳增加，口干少饮，神宁疲倦，或声音嘶哑，大便干结。舌红少津，苔薄，脉细数，指纹淡紫。

本期从皮疹透齐至疹点收没约3天，临床见于麻疹顺证后期及非典型麻疹病例。

治法：养阴益气，清解余邪。

方药：沙参麦冬汤加减。

处方：沙参6克，玉竹5克，生甘草3克，冬桑叶5克，麦冬6克，白扁豆5克，天花粉5克。

加减：低热不退者，加地骨皮、银柴胡，以清肺退虚热；纳谷不香者，加炒谷芽、炒麦芽，以养胃健脾；大便干结者，加全瓜蒌、火麻仁，以润肠通便。

（二）逆证

1. 邪毒闭肺型

高热烦躁，咳嗽气促，鼻翼煽动，喉间痰鸣，疹点紫暗或隐没，甚则面色青灰，口唇发绀，不思进食，皮疹融合、稠密、紫暗或见瘀斑，乍出乍没，大便秘结，小便短赤。舌质红绛，苔黄腻，脉滑数，指纹紫滞。

此属麻疹过程中逆变重症之一，为合并肺炎喘嗽，病情发展加重，易见心阳暴脱之心力衰竭危候。

治法：宣肺开闭，解毒活血。

方药：麻黄杏仁甘草石膏汤加减。

处方：炙麻黄3克，杏仁6克，甘草3克，炙石膏10克，前胡6克，葶苈子5克，苏子5克，黄芩6克，虎杖3克，桔梗6克，芦根6克。

加减：咳剧痰多者，加浙贝母、鲜竹沥、天竺黄清肺化痰；疹色紫暗，口唇发绀者，加丹参、紫草、桃仁活血化瘀；痰黄热盛者，加鱼腥草清肺解毒；大便干结，苔黄舌红起刺者，可加黄连、大黄、栀子，苦寒直降里热，泻火通腑，急下存阴。

2. 邪毒攻喉型

高热不退，咽喉肿痛或溃烂，吞咽不利，饮水呛咳，声音嘶哑，咳声重浊，声如犬吠，喉间痰鸣，甚则呼吸困难，胸高胁陷，面唇发绀，烦躁不安，皮疹融合、稠密、紫暗或见瘀斑。舌质红，苔黄腻，脉滑数，指纹紫。

本证为逆证中之危重证，须防喉头梗阻、肺气闭塞之危证。

治法：清热解毒，利咽消肿。

方药：清咽下痰汤加减。

处方：玄参6克，桔梗6克，炒牛蒡子5克，甘草3克，浙贝母6克，瓜蒌5克，射干6克，荆芥5克，前胡5克，金银花5克，蒲公英5克，葶苈子5克。

加减：大便干结者，可加大黄、玄明粉泻火通腑。若出现吸气困难、面色发绀等喉梗阻征象时，应采取中西医结合治疗措施，必要时行气管切开。

3. 邪陷心肝型

高热不退，烦躁谵妄，皮疹稠密，聚集成片，色泽紫暗，甚则神志昏迷、四肢抽搐，大便秘结，小便短赤，舌紫绛，苔黄糙起刺，脉弦数，指纹紫、达命关。

治法：平肝息风，清心开窍。

方药：羚角钩藤汤加减。

处方：羚角片5克（先煎），桑叶6克，川贝母3克（去心），生地黄6克，钩藤5克（后入），菊花5克，茯神5克，白芍5克，淡竹茹6克，生甘草3克。

加减：痰涎壅盛者，加石菖蒲、胆南星、矾水、郁金、鲜竹沥清热化痰开窍；大便干结者，加大黄、芒硝清热通腑；高热、神昏、抽搐者，可选用紫雪丹、安宫牛黄丸以清心开窍，镇惊息风。如心阳虚衰，皮疹骤没，面色青灰，汗出肢厥，脉细弱而数者，则用参附龙牡救逆汤加味。

【中成药】➡

（1）双黄连口服液　每支 10 毫升。<3 岁 10 毫升/次，每日 2 次；3~6 岁 10 毫升/次，每日 3 次；>6 岁 20 毫升/次，每日 2 次，口服。用于邪犯肺卫证、邪入肺胃证。

（2）小儿羚羊散　每包 1.5 克。1 岁每次 1/5 包、2 岁每次 1/4 包、3 岁每次 1/3 包，每日 3 次、温开水冲服。用于邪毒闭肺证、邪陷心肝证。

（3）安宫牛黄丸　每丸重 3 克。<3 岁 1/4 丸/次，4~6 岁 1/2 丸/次，每日 1 次，温开水化开送服。用于邪陷心肝证。

（4）痰热清注射液　0.3~0.5 毫升/千克，最大剂量不超过 20 毫升，加入 5% 葡萄糖注射液或 0.9% 氯化钠注射液 100~200 毫升，静脉滴注，控制滴速在每分钟 30~60 滴，每日 1 次，或遵医嘱。用于邪入肺胃证、邪毒闭肺证、邪毒攻喉证。

（5）醒脑静注射液　0.5 毫升/（千克·天），最大剂量不超过 20 毫升，加入 5%~10% 葡萄糖注射液或 0.9% 氯化钠注射液 50~250 毫升，稀释后静脉滴注。用于邪毒攻喉证、邪陷心肝证。

【外用药】➡

（1）麻黄 15 克，芫荽 15 克，浮萍 15 克，黄酒 60 毫升。加水适量，煮沸，让水蒸气布满室内，再用毛巾蘸取温药液，包敷头部、胸背。用于麻疹初热期、见形期，皮疹透发不畅者。

（2）西河柳 30 克，荆芥穗 15 克，樱桃叶 15 克。煎汤熏洗。用于麻疹初热期或见形期，皮疹透发不畅者。

【西医疗法】➡

1. 对症治疗

（1）体温过高，发热≥40℃者，可酌情给予少量退热剂。应注意避免急骤退热，尤其是见形期。

（2）咳嗽痰黏稠或咳而无力者，采用雾化吸入，加用祛痰药。

（3）惊厥或情绪易激惹者，加用镇静剂防止抽搐发生。

2. 合并症治疗

（1）麻疹合并肺炎　麻疹病毒肺炎者，可予利巴韦林注射液。疑为其他病毒引起者，可试用利巴韦林、α-干扰素。继发细菌感染之肺炎选用敏感抗生素。极度烦躁者，需吸氧，并适当应用镇静剂。并发心力衰竭者予以强心剂治疗。

（2）麻疹合并喉炎　剧烈频咳时，可适当应用镇咳祛痰剂。合并细菌性喉炎应选用抗生素。喉炎梗阻症状明显者，应用糖皮质激素（如地塞米松、琥珀酸氢化可的松）静脉给药，一般连用2～3天。病情严重者，应给予吸氧、超声雾化吸入等措施，并给予镇静剂，如异丙嗪或地西泮。Ⅱ～Ⅲ度喉梗阻经上述积极处理仍不能缓解者，应考虑气管切开。

（3）麻疹合并脑炎　抽搐频繁者选用抗惊厥药。应尽量予利巴韦林静脉滴注及α-干扰素肌内注射等抗病毒治疗。同时给予解热、止痉、降低颅内压等对症处理。

【单方验方】 ⊙

升降散加减

组成：僵蚕15克，姜黄10克，蜂蜜20克，大黄3克，鱼腥草30克，黄芩15克，桔梗10克，虎杖15克，贯众15克。

加减：高热严重者加紫雪丹；痰多加海浮石10克；咳嗽严重者加炙紫菀子5克。

功效：宣肺开闭，解毒活血。

应用：适用于邪毒闭肺型。

来源：刘慧.升降散随症加味治疗麻疹合并肺炎的疗效分析.中国现代药物应用，2017，11（4）：179－180.

【预防调护】 ⊙

1. 预防

（1）按计划接种麻疹减毒活疫苗。在流行期间有麻疹接触史者，可及时注射丙种球蛋白以预防麻疹的发病。未接种麻疹疫苗的儿童应在注射丙种球蛋白1月后再接种麻疹疫苗。

（2）经常开窗通风，保持室内空气清洁、新鲜。麻疹流行期间，勿带小儿去公共场所和流行区域，避免与患者接触，减少感染机会。

（3）尽早发现麻疹患儿，隔离至出疹后5天，合并肺炎者延长隔离至出疹后10天。一般对接触者宜隔离观察14天，已做过免疫接种者观察4周。

2. 调护

（1）卧室空气流通，温度、湿度适宜，但要注意避风寒，室内光线不宜太强。

（2）注意补足水分，饮食应清淡、易消化，见形期忌油腻辛辣之品，收没期根据食欲增加营养丰富的食物。

（3）保持眼睛、鼻腔、口腔皮肤的清洁卫生，衣被要暴晒，做到洁净舒适。

（4）对于重症患儿要密切观察病情变化，早期发现合并症。

【临床心得】 ●

（1）麻疹有顺证、逆证之分。顺证即出疹顺利，收没如期，以邪犯肺卫为先，继而热炽肺胃，后期邪退津伤，无合并症。顺证占本病的大多数，预后良好。逆证指出疹不顺利，或暴出暴收，或时隐时现，或出而无序，并易出现合并症。常见合并症有邪毒闭肺、邪毒攻喉、邪陷心肝等，出现合并症者病情较重，严重者有生命危险。另有麻疹轻症者，麻疹黏膜斑不明显，皮肤红色斑丘疹稀疏、色淡，疹退后无色素沉着或脱屑，发热一般不过高，病程 1 周左右，无合并症，预后良好。

（2）麻疹以清凉透疹为基本法则，以"麻不厌透""麻喜清凉"为原则。顺证有宣透、清解、养阴之序：初热期宣肺透疹为主；见形期治以清热解毒，佐以透疹；收没期治以甘寒养阴清热为主。总之，麻疹的治疗以透疹达邪，清凉解毒为要。但清凉不可过用苦寒，以防伤阳而透邪无力；透疹不可过用辛温，以避温燥伤津。逆证的治疗以透疹、解毒、扶正为基本原则。如麻毒内陷，麻疹暴出，皮疹稠密，疹色紫暗者，治以清热解毒，凉血化瘀；如素体虚弱，无力透疹而致皮疹逾期未出，或皮疹稀疏，疹色偏淡者，治以益气升提；如寒邪袭表，皮疹隐没者，治以散寒解表；如麻毒闭肺，治以宣肺开闭，解毒化痰，佐以辛凉透疹；麻毒攻喉，治以清热解毒，利咽消肿，佐以解毒透疹；邪陷心肝，治以平肝息风，清心开窍，佐以解毒透疹。出现心阳虚衰之险证时，当回阳救逆，扶正固脱为先。对于麻疹逆证的重症患儿，还应中西医配合治疗，以提高疗效。

（3）麻疹减毒活疫苗接种以来，儿童麻疹的发病率已显著下降，但随着时间的推移，接种者抗体水平下降，一部分人已失去抗体，易感性增加，使得青少年及成人麻疹的发病率相对升高。

（4）麻疹现一年四季均可发病，但以冬春季节发病最多见，故对冬春季节发热的青少年患者，尤其是伴有皮疹者，一定要考虑麻疹的可能，其他季节发热伴皮疹的患者，亦不可忽视麻疹存在的可能。

（5）青少年麻疹早期缺乏特异性，本病初发症状主要为发热和上呼吸道炎症，而未出现皮疹，极易误诊。有的甚至仅表现为腹痛、腹泻，有的虽出现皮疹，但无柯氏斑；有的突然起病，高热，中毒症状重，卡他症状轻，有的皮疹无自上而下出疹顺序，常开始于四肢，并有时呈斑片或紫癜样；有的早期不当治疗，使用了退热剂和糖皮质激素后，延误出疹过程，导致前驱期延长。

（6）对病因不明的发热，特别是具有咳嗽等呼吸症状且伴有皮疹的青少年，不能用普通常见疾病解释者，应想到麻疹的可能。仔细询问麻疹患者接触史及麻疹疫苗接种史，早期病例应对口腔重点检查。大多数可发现柯氏斑。慎用退热剂，在病情不明的情况下高热应尽可能使用物理降温，如效果不佳时，可少量使用退热剂，并根据出入量平衡原则补充液体及电解质。高热中毒症状严重并出现心肌炎，可用糖皮质激素 2～3 天，好转后即停药，以防病症扩散。

第二节　幼儿急疹

幼儿急疹是发生于婴幼儿时期的一种较轻的急性出疹性传染病。由外感幼儿急疹时邪（人类疱疹病毒 6、7 型）引起，临床以急性高热，3～4 天后体温骤降，同时全身出现玫瑰红色小丘疹，疹退后无痕迹遗留为特征。因其皮疹形似麻疹，多发于婴幼儿，中医学病名为"奶麻"。因其形似麻疹而又与麻疹有别，故又称"假麻"。

本病一年四季均可发病，尤以冬春两季较为普遍。好发年龄为 6～18 个月，6 个月以内婴儿亦可发病，3 岁以后少见，无性别差异。患儿、无症状病毒携带者为主要传染源，呼吸道飞沫传播为其主要传播途径，一般为散发，偶有局部流行。患儿多能顺利出疹，极少发生合并症，一般预后良好，病后可获得持久免疫力。并发症可见中耳炎、下呼吸道感染、心肌炎、心功能不全等，也有严重合并症的报道，如致死性脑炎或脑病、中度肝功能损害、原发性血小板减少性紫癜等。

【病因病机】 ▶

幼儿急疹的病因为感受幼儿急疹时邪，属风热时邪范畴，其主要病变在肺、脾。幼儿急疹时邪由口鼻而入，侵袭肺卫，肺卫失宣，郁于肌表，化热入里，与气血相搏，正邪相争，热蕴肺胃，肺脾母子相传。如《痘疹定论·分别各麻各样调治论》中指出："奶麻、瘾疹之类，皆风热客于脾肺二经所致。"

小儿正气尚充，感幼儿急疹时邪，正邪相争，抗邪激烈，故见高热、囟填（囟门凸起）等症。肺属手太阴经、主皮毛。营为血中津液、主血络。肺卫之邪，盛而内窜，内迫于营，致血络损伤，溢于肌肤，发为红疹，故本病热始退或热退稍后即现玫瑰红色皮疹。若热极邪陷心肝，引动肝风内动，则见四肢抽搐。疹出热退，为时邪出于肺卫，邪毒外泄的佳象，不致病深转重，妄动营血。所以，本病来势虽盛，为时不长，邪热窜营，扰动血络，却能外达热解，不致重伤气阴，预后良好。部分患儿疹出后气阴受损，调养后多能康复。

【临床表现】 ▶

本病的潜伏期为 7～17 天，平均 10 天左右。起病急骤，常突发高热，但精神状态良好，高热早期可能伴有惊厥，患儿可有轻微流涕，咳嗽，眼睑水肿，眼结膜炎，在发热期间有食欲较差、恶心、呕吐、轻泻或便秘等症状，咽部轻度充血，枕部、颈部及耳后淋巴结肿大，高热持续 3~4 天后骤退，身热始退，或热退稍后即出现玫瑰红色小丘疹，压之褪色，初起于躯干，很快波及全身，腰部和臀部较多，面部及肘、膝关节等处少，皮疹出现 1~2 天后即消退，疹退后无脱屑及色素沉着斑。肿大的淋巴结消退较晚，但无压痛。

【诊断与鉴别诊断】 ⊙

1. 诊断

本病根据临床特点，发病年龄和发病季节，诊断不难明确。只有到热退后疹出，才能最后确诊。

2. 鉴别诊断

（1）感冒 幼儿急疹发热与感冒初期发热常不易鉴别。感冒较少出现持续高热，且咳嗽、流涕等症状较明显；幼儿急疹持续高热而其他症状不多，热退时一般状况良好，可伴有轻度腹泻。

（2）麻疹 上呼吸道卡他症状重，病初口腔黏膜有麻疹黏膜斑，发疹和发热可同时存在。详见本章第一节麻疹内"麻疹、幼儿急疹、风疹、猩红热鉴别诊断表"。

【辨证施治】 ⊙

以下药物剂量以 6~18 个月小儿为参考。

1. 邪郁肌表型

骤发高热（体温可达 39.5~40℃，甚至更高），持续 3~4 天，神情正常或稍有烦躁，面赤，口微渴，饮食减少，可有呕吐，腹痛，泄泻，或见囟填，偶见四肢抽搐，咽红，舌质偏红，舌苔薄黄，指纹浮紫。

治法：透表散热。

方药：银翘散加减。

处方：金银花 5 克，连翘 5 克，桔梗 3 克，薄荷 3 克，牛蒡子 3 克，淡竹叶 3 克，甘草 3 克，芦根 3 克，桑叶 3 克，菊花 3 克。

加减：时邪夹寒郁表，发热畏寒，鼻塞流涕者，加紫苏叶、防风解表散寒；壮热不退，烦躁不安者，加淡豆豉、栀子、蝉蜕解肌散热；囟填或见抽搐者，加僵蚕、钩藤、石决明，或加用小儿金丹片凉肝息风；食欲缺乏，大便溏薄者，加葛根、白扁豆、焦山楂调脾止泻；咽部红肿疼痛，颈及耳后淋巴结肿大明显者，加大青叶、蒲公英、浙贝母、射干利咽消肿。

2. 毒透肌肤型

热退身凉，肌肤出现玫瑰红色小丘疹，压之褪色，皮疹始见于躯干部，很快延及全身，经1～2天皮疹消退，肤无痒感，或有口干、纳差，咽红，舌质偏红，苔薄少津，指纹淡紫。

治法：清热生津。

方药：养阴清肺汤加减。

处方：生地黄3克，麦冬、玄参各3克，生甘草、薄荷3克，浙贝母、牡丹皮、白芍（炒）各3克。

加减：食欲缺乏者，加鸡内金、炒麦芽健脾开胃；大便干硬者，加火麻仁、瓜蒌子润肠通便；口干，舌苔少津者，加芦根、玉竹养阴生津止渴。

【中成药】

（1）小儿热速清口服液　＜1岁2.5～5毫升/次，1～3岁5～10毫升/次，每日3～4次，口服。适用于邪郁肌表证。

（2）儿童回春颗粒　＜1岁一次1/4袋，1～3岁一次1/2袋，3～4岁一次3/5袋，5～7岁一次1袋，一日2～3次。适用于邪郁肌表证及兼见抽搐、腹泻者。

【外用药】

艾叶15～20克，路路通15～20克，荆芥15～20克，西河柳15～20克，川芎5～10克，薄荷5～10克，柴胡15～20克。煎水3000ml，待水温40℃左右泡浴。每日1次，每次15～20分钟。用于邪郁肌表型。

【其他疗法】

1. 推拿疗法

发热期：清天河300次，平肝、清心、清肺各100次，补肾阴150次，退六腑150次，上推三关50次，逆运内八卦50次，揉一窝风30次、二扇门30次，顺运外八卦50次，解表四穴（开天门、推坎宫、揉太阳、揉耳后高骨）、揉肺俞、厥阴俞各20次。

出疹期：平肝、清心、清肺各100次，清天河150次，补肾阴150次，分阴阳50次，清大肠100次，退六腑50次，逆运内八卦50次，捻手背7遍，揉一窝风30次，揉五指节、小天心、神门各10次。

2. 西医治疗

目前本病尚无特效治疗，以对症处理为主。无特殊治疗，抗生素治疗无效，不必应用。可给予一般对症处理，高热时给予物理或药物降温，防止高热惊厥。多饮水，给予清淡、易消化食物。伴腹泻时给予调节肠道菌群药物。

【单方验方】 ➡

银翘火郁汤

组成：金银花6克，连翘6克，淡豆豉6克，赤芍、白芍各6克，柴胡3克，升麻3克，葛根3克，牛蒡子3克，薄荷3克（后下），生甘草3克。

功效：透疹散热。

应用：适用于邪郁肌表型。

来源：朱杰，陆奎洪，周慧宁. 银翘火郁汤治疗幼儿急疹139例临床观察. 时珍国医国药，2007，18（1）：177－178.

【预防调护】 ➡

1. 预防

（1）注意观察，好发年龄小儿如出现烦躁、哭闹、食欲差、咳嗽、恶心时，提示有发生本病可能，此时要察看是否发热或出现皮疹。

（2）在婴幼儿集体场所，如托儿所、幼儿园发现可疑患儿，应隔离观察7～10天。隔离患儿，至出疹后5天。

2. 调护

（1）病室空气流通。

（2）饮食宜清淡，富营养，易消化，多饮水。

（3）持续高热者卧床休息，并用物理降温，用冷毛巾敷头部；腋温超过38.5℃者，应予口服退热剂，若出现手足冰凉、汗出不畅者，将手足搓热，并用热毛巾反复交替擦拭全身大血管处，以促进散热，防止惊厥发生。

【临床心得】 ➡

（1）本病以卫气营血辨证为纲，但病在卫分为主，可涉气分，部分邪热窜营，扰动血络，一般不至于迫血动血、闭阻心包。病初为邪郁肌表证，症见急起高热，持续3～4天，除发热外全身症状轻微。热退之际或稍后，皮疹透发，出疹后病情迅速好转，皮疹消退，部分患儿见腹泻、纳差、口干等症。

（2）本病治疗，以透疹散热，疏卫凉营为主。邪郁肌表者，治以疏风清热，宣透邪毒；热退疹出后，治以清热生津，以助康复。

（3）临床早期诊断幼儿急疹可从以下几点考虑。①发病年龄主要在18个月内，尤其是3~8个月，骤起高热，持续3~4天不退，精神、食欲等一般情况好。②咽峡部小溃疡及斑丘疹，可作为幼儿急疹的一个早期体征之一。发热后期可在耳后、颈后、枕骨下触及肿大淋巴结，前囟隆起，患儿无其他神经系统体征。③辅助检查：发热早期白细胞计数升高，中性为主，出疹后白细胞计数下降，以淋巴细胞为主。④排除上呼吸道感染和疱疹性咽峡炎等发热性疾病。前者多伴鼻塞，流涕，突然高热者少，咽部充血较明显，多有家人先患上呼吸道感染病史；而疱疹性咽峡炎多见于夏秋季1~7岁的儿童，局部病变疱疹量多，常影响吞咽和进食，一般无局部淋巴结肿大。于热退过程中出疹者，还需与药疹相鉴别，后者皮疹多形性，且常伴瘙痒症状，血常规中性粒细胞多升高。

若具备以上4条，发热尚未出疹者应考虑为幼儿急疹，若热退疹出，则可确诊。如诊断困难，条件许可，也可行外周血单核细胞培养分离HHV-6病毒，血清HHV-6 IgM、IgG抗体滴度测定及PCR检测HHV-6 DNA等检查加以确诊。

本病病程自限，预后良好，并发症少见且病情较轻。儿科医生应加强对幼儿急疹的认识，争取早诊断、合理治疗，避免盲目使用抗生素，减轻患儿家属焦虑，合理使用医疗资源。

第三节　风　疹

风疹是由感受风疹时邪（风疹病毒）引起的，以轻度发热，咳嗽，全身皮肤出现细沙样玫瑰色斑丘疹，耳后及枕部臖核肿大为特征的急性出疹性传染病。本病又称"隐疹""风痧"，如《素问·四时刺逆从论》记载："少阴有余，病皮痹隐疹，不足病肺痹，滑则病肺风疝，涩则病积溲血。"清代叶天士根据本病的疹形细小如沙，且为时行疾病，命名为"沙子"，加"疒"便为"风痧"。

风疹多见于1~5岁小儿，四季均可发生，但冬春季节好发，可造成流行。与发达国家相比，我国本病仍有较高的发病率。一般症状较轻，少有合并症，恢复较快，预后良好。但是，孕妇在妊娠早期若患此病，常可影响胚胎的正常发育，引起流产、死胎，或导致先天性心脏病、白内障、脑发育障碍等，因此，需特别重视防止妊娠期感染。

【病因病机】

风疹的病因是感受风疹时邪。主要病变在肺卫。肺主皮毛，开窍于鼻，属卫司表。风疹时邪自口鼻而入，首先犯肺，正邪相争，肺卫失宣，太阴热邪，内窜于营，营主血络，营热则血络受损，外泄于肌肤，发为红疹。如《圣济总录·小儿风瘙瘾疹》指出："夫小儿风瘙瘾疹者，由风邪客于腠理，搏于营卫，遂传而为热，熏散肌肉，溢于皮肤，变生瘾疹。"

风疹时邪较轻，犯于肺卫，肺卫失宣，故可见恶风、发热、咳嗽、流涕等症。邪热外泄则泛发皮疹，色泽淡红，分布均匀。若邪毒内窜，阻滞少阳经络，则耳后、枕部臖核肿胀。少数患儿邪势较盛，内犯气营、燔灼肺胃，可见壮热、烦渴、便秘、尿赤、皮疹鲜红或深红，疹点分布较密。本病偶因邪毒炽盛，出现内陷心肝的严重变证。

【临床表现】

本病流行期间，患儿有风疹接触史。初期类似感冒，发热1天左右，皮肤出现淡红色斑丘疹，再1天后皮疹布满全身，出疹1～2天后，发热渐退，皮疹逐渐隐没，皮疹消退后，可有少量糠麸样皮肤脱屑，但无色素沉着。一般全身症状较轻，但常伴耳后及枕部臖核肿大、左胁下痞块（脾脏）轻度肿大。

【诊断与鉴别诊断】

（1）诊断　本病根据病史、临床症状、体征，诊断不难明确。

（2）鉴别诊断　本病应与麻疹、幼儿急疹、猩红热相鉴别，详见本讲第一节小儿常见出疹性疾病的鉴别诊断（表8-1）。

【辨证施治】

以下药物剂量以3～5岁小儿为参考。

1. 邪犯肺卫型

发热恶风，喷嚏流涕，轻微咳嗽，精神疲倦，饮食欠佳，皮疹先起于头面、躯干，随即遍及四肢，分布均匀，疹点稀疏细小，疹色淡红，一般2～3日逐渐消退，肌肤轻度瘙痒，耳后及枕部臖核肿大触痛，舌质偏红，舌苔薄白，或见薄黄，脉象浮数。

治法：疏风，解热，透邪。

方药：银翘散加减。

处方：金银花5克，连翘5克，竹叶3克，牛蒡子3克，桔梗5克，甘草3克，荆芥3克，薄荷3克，豆豉5克。

加减：耳后、枕部臖核肿胀疼痛者，加蒲公英、夏枯草、玄参以清热解毒散结；咽喉红肿疼痛者，加僵蚕、木蝴蝶、板蓝根清热解毒利咽；皮肤瘙痒不舒者，加蝉蜕、僵蚕祛风止痒；左胁下痞块肿大者，加牡丹皮、郁金疏利少阳。

2. 邪入气营型

壮热口渴，烦躁哭闹，疹色鲜红或紫暗，疹点稠密，甚至可见皮疹融合成片或成片皮肤猩红，小便短黄，大便秘结，舌质红赤，舌苔黄糙，脉象洪数。

治法：清气凉营解毒。

方药：透疹凉解汤加减。

处方：桑叶5克，薄荷3克，牛蒡子5克，蝉蜕3克，连翘5克，黄芩5克，紫花地丁5克，赤芍5克，紫草5克。

加减：口渴多饮者，加天花粉、鲜芦根清热生津；大便干结者，加大黄、玄明粉泻火通腑；皮疹稠密，疹色紫暗者，加地黄、牡丹皮、丹参清热凉血。

若本病邪陷心肝，出现高热不退、神昏抽搐等症者，治当清热解毒，开窍息风，常用黄连解毒汤合羚角钩藤汤加减。

【中成药】 ➡

（1）板蓝根颗粒　＜3岁3克/次，3~6岁6克/次，＞6岁10克/次，每日3次。温开水冲服，用于邪犯肺卫型。

（2）痰热清注射液　0.3~0.5毫升/千克，最高剂量不超过20毫升，加入5%葡萄糖注射液或0.9%氯化钠注射液50~200毫升，静脉滴注，控制滴速在每分钟30~60滴，每日1次，或遵医嘱，用于邪入气营型。

【西医疗法】 ➡

（1）以对症和支持疗法为主。早期可予利巴韦林、干扰素等抗病毒治疗。对并发细菌感染者，可选用有效抗生素治疗。

（2）先天性风疹患儿可长期携带病毒，影响其生长发育，应早期检测听力，如有听力受损，给予特殊教育与治疗，以提高其生活质量。

1. 消疹汤

组成：生石膏30克，知母18克，羚羊角6克，重楼4.5克，薄荷6克，连翘6克，蝉蜕4.5克，僵蚕6克。

功效：清热解毒，解肌透疹。

应用：适用于邪犯肺卫型。

来源：沈嫱，张娆．消疹汤治疗病毒性风疹56例疗效观察．临床合理用药杂志，2009，2（22）：58－59．

2. 银防五味饮

组成：银柴胡10克，防风15克，五味子10克，乌梅10克，薏苡仁15克，冬瓜子15克，金银花10克，白鲜皮15克，地肤子15克，赤芍10克。

功效：清热解毒，疏风通络。

应用：适用于邪入气营型。

来源：官超云．银防五味饮治疗小儿风疹86例临床观察．中国临床研究，2011，3（3）：35－36．

【预防调护】 ➤

1. 预防

（1）保护孕妇，尤其在妊娠早期（妊娠3个月内），应避免与风疹患者接触。

（2）接种风疹疫苗，对儿童及婚前女子进行接种，具有预防风疹的效果。

（3）小儿有与风疹患者密切接触史者，可口服板蓝根颗粒预防发病。

2. 调护

（1）患儿在出疹期间不宜外出，防止交叉感染，采取隔离措施应隔离至出疹后5天。

（2）患儿应注意休息与保暖，避免复感外邪。多饮开水，少食辛辣刺激之品。对体温较高者可作物理降温。

（3）皮肤瘙痒者，不要用手挠抓，防止损伤皮肤导致感染。衣服宜柔软宽松。

【临床心得】 ➤

（1）风疹以温病卫气营血辨证为纲，主要辨识病证的轻重。风疹轻症邪在卫分，表现为发热不高，鼻塞流涕，皮疹布发，疹稀色红，皮疹经 2~3 天自然消退，神清、纳食正常。重症表现壮热不退，烦躁不宁，口渴欲饮，疹点稠密，疹色鲜红或紫暗，为邪犯气营，临床较少见。

（2）本病治疗，以疏风清热为基本法则。清热宜分清表热、里热，根据在卫、气、营、血分之不同，分别施以解表清热、清气凉营、清热解毒，并佐以透疹之法，使疹出邪祛病安。辨病情之轻重，重症需及时清气凉营解毒，偶见邪毒炽盛内陷心肝者则当清热解毒，开窍息风。

（3）高热、嗜睡、昏迷、惊厥者，应按流行性乙型脑炎的原则治疗。出血倾向严重者，可用肾上腺皮质激素治疗，必要时输新鲜全血。

（4）可用棉花蘸湿生理盐水清洗五官，年龄大的患儿可用盐开水漱口；在清洗完鼻腔分泌物后，可涂以石蜡油或金霉素软膏，以保护鼻腔黏膜。

第四节　水　痘

水痘是指感受水痘时邪（水痘－带状疱疹病毒）引起的一种传染性很强的急性出疹性疾病。临床以发热，皮肤黏膜分批出现瘙痒性斑丘疹、疱疹及结痂同时并存为特征，因其疱疹内液清亮如水，疹形椭圆似豆，故中西医均称为水痘。水痘之名首见于《医说》："其疮皮薄如水疱，破即易干者，谓之水痘。"又称"水花""水疱""水赤痘"。

全年皆可发生，冬春季多见，主要通过空气飞沫经呼吸道传播，也可通过接触患者疱疹内的疱浆而感染，任何年龄皆可发病，以 6~9 岁为多见。由于本病传染性极强，从出疹前一日到皮疹全部干燥结痂（7~8 日）均有传染性，故容易在集体幼托机构发生流行。感染水痘多有终身免疫，很少再有第二次感染，但可以发生带状疱疹。6 个月内的婴儿带有自母体获得的被动免疫的抗体而不发水痘。本病病情较轻，痊愈后皮肤一般不留瘢痕，预后良好，少数患儿可因邪毒炽盛而出现内陷厥阴或邪毒闭肺之变证，甚至危及生命。

【病因病机】

本病病因为外感水痘时邪病毒、内蕴湿热所致，其病变主要在肺、脾二经。盖肺主皮毛，脾主肌肉，时行邪毒由口鼻而入，蕴郁肺脾，与内湿相搏，蕴蒸于肌表，则发为水痘。

1. 邪伤肺卫

水痘时邪由口鼻而入，上犯于肺，肺失清宣，故见发热、流涕、咳嗽；时邪内犯脾胃，脾失健运，水湿内停，正气抗邪外达，时邪夹湿透于肌表，正盛邪轻，则水痘稀疏，疹色红润，疱浆清亮；疹透湿热清解，疱疹结痂，则疾病痊愈。

2. 毒炽气营

若禀赋不足，素体虚弱，或感邪较重，邪盛正衰，热毒炽盛，内犯气营，外透肌表，则致壮热、烦躁、水痘密集、疹色暗紫、疱浆混浊等。邪毒炽盛，内陷心肝者，症见神昏、抽搐等症；邪毒闭肺者，则见高热咳嗽、喘急鼻煽等症。

【临床表现】

（1）潜伏期　10～21天，一般为14～16天。

（2）前驱期　出疹前24小时可有一些前驱期表现，如轻微发热、不适、食欲差，有时伴有猩红热样或麻疹样皮疹。

（3）出疹期　皮疹特点为：①首发于头、面和躯干，继而扩展到四肢，末端稀少，呈向心性分布；②起初皮疹为红色斑疹和丘疹，继之变为透明饱满的水疱，24小时后中央凹陷，水疱易破溃，2～3天迅速结痂；③皮疹陆续分批出现，伴明显痒感，在疾病高峰期可见到斑疹、丘疹、疱疹和结痂同时存在；④黏膜皮疹还可出现在口腔、眼结膜、生殖器等处，易破溃形成溃疡。

【诊断与鉴别诊断】

1. 诊断

本病起病前2～3周有水痘接触史；结合临床症状、体征、实验室检查可明确诊断。

2. 鉴别诊断

（1）脓疱疮　好发于炎热夏季，以头面部及肢体暴露部位多见，起初为疱疹，很快成为脓疱，疱液混浊，疱液可培养出细菌。

（2）水疥（丘疹样荨麻疹）　婴幼儿多见，常有过敏史，无发热、咳嗽等上呼吸道感染征象。皮疹多见于四肢，可分批出现，为红色丘疹，顶端有小疱疹，壁较水痘坚硬，不易破溃，瘙痒显著，周围无红晕，不结痂。

（3）蛇串疮（缠腰火丹）　成人居多，丘疹或水疱成簇，如带状分布，皮肤有显著灼痛感。

【辨证施治】

以下药物剂量以3～5岁小儿为参考。

1. 邪伤肺卫

发热轻微，或无热，鼻塞流涕，喷嚏，咳嗽，1~2日后皮肤出疹，疹色红润，疱浆清亮，根盘红晕不明显，疹粒稀疏，躯干部较多，伴有痒感，舌苔薄白，脉浮数。

治法：疏风清热，利湿解毒。

方药：银翘散加减。

处方：金银花5克，连翘5克，荆芥3克，薄荷3克，淡竹叶3克，牛蒡子5克，桔梗5克，甘草3克，滑石6克，车前子6克。

加减：咳嗽有痰者加桑叶，杏仁，浙贝母宣肺化痰；咽喉肿痛加板蓝根，马勃清热解毒利咽；疱疹痒甚者加白鲜皮，地肤子祛湿止痒。

2. 毒炽气营

壮热烦躁，口渴欲饮，面赤唇红，口舌生疮，疱疹稠密，疹色紫暗，疱浆混浊，根盘红晕，大便干结，小便短黄，舌红或绛，苔黄糙而干，脉数有力。

治法：清气凉营，解毒化湿。

方药：清胃解毒汤加减。

处方：金银花5克，连翘5克，板蓝根8克，黄芩5克，生石膏10克，生地黄5克，牡丹皮5克，赤芍5克，紫草5克，淡竹叶3克，滑石6克。

加减：口舌生疮，大便干结者加生大黄，全瓜蒌通腑泻火；口干唇燥，津液耗伤者加麦冬，芦根养阴生津；邪毒炽盛，内陷厥阴，神昏抽搐者加钩藤，羚羊角镇惊息风；邪毒闭肺，高热咳嗽，气喘鼻煽者可予麻杏石甘汤加减。

【中成药】

① 板蓝根颗粒　5克/次，每日3次。适用于邪伤肺卫证。
② 小儿牛黄清心散　3克/次，每日2~3次。适用于邪陷心肝证。

【外用药】

① 青黛适量，布包，扑撒于疱疹局部。每日1~2次，适用于水痘瘙痒，疱疹破溃者。
② 黄连膏，适量涂擦于疱疹局部，每日1~2次。适用于疱疹成疮，或局部干燥疼痛者。
③ 苦参30克，浮萍15克，芒硝30克，煎水外洗；或用金银花藤10克，车前草15克，板蓝根15克，蒲公英15克，煎汤外洗。每日2次。适用于水痘瘙痒者。
④ 青黛30克，煅石膏50克，滑石50克，黄柏15克，冰片10克，黄连10克。共研细末，用适量麻油调和均匀，涂擦患处，每日1次。适用于水痘疱浆混浊或疱疹破溃者。

【其他疗法】 ⊙

1. 针灸疗法

治以清热疏风利湿。取穴：大椎、曲池、合谷、丰隆、三阴交。若痘疹紫暗，加血海以除血分湿热；若邪陷营血，高热神昏，加刺水沟、十宣放血，以清营凉血，清心开窍。

2. 西医疗法

抗病毒可以选择阿昔洛韦静脉输注。重症水痘可以联合应用丙种球蛋白。

【单方验方】 ⊙

1. 蜡梅解毒汤

组成：蜡梅花9克，金银花9克，菊花9克，连翘9克，板蓝根9克，黄连3克，紫花地丁9克，蝉蜕3克，赤芍6克，木通3克，甘草6克。

功效：清热凉营，佐以渗湿。

应用：适用于毒热重型水痘。

来源：赵萍，陈燕萍. 蜡梅解毒汤治疗小儿毒热重证型水痘62例. 江苏中医药，2003，（3）：27－28.

2. 水痘1号方

组成：当归10克，金银花12克，黄连5克，赤芍10克，连翘15克，白芷10克，紫花地丁10克，牡丹皮10克，葛根10克，牛蒡子10克，甘草5克。

加减：体温高、疱疹多、疹色绛紫或焦黑，热毒较盛者，即去当归、白芷，加蒲公英、紫草、生地黄；若体温高、口干舌燥、大便结者，为胃火炽热之象，即去当归、赤芍、牛蒡子、白芷，加生石膏、知母、淡竹叶、生大黄。

功效：清热解毒。

应用：适用于水痘初起。

3. 水痘2号方

组成：党参12克，当归12克，金银花10克，白术10克，白芍10克，连翘12克，黄芪10克，白芷8克，黄连3克，生谷芽10克，生甘草5克。

加减：疱疹明显收敛者，可去黄连、金银花；若舌苔滑腻、脾湿未清者，加青皮、陈皮、山楂；体质甚虚者，可加熟地黄、枸杞子、鹿角胶。

功效：温养气血，清泄余热。

应用：用于水痘后期（康复期）

来源：董汉良．水痘的中医辨治——访王氏痘麻科第三代传人王大文先生．中国社区医生，2008，（9）：39 – 40.

【预防调护】 ➤

（1）控制传染源，隔离患儿至全部疱疹结痂为止。对有接触史的易感儿，应检疫 3 周，给予水痘减毒活疫苗，可预防本病。

（2）切断传播途径。本病流行期间，少去公共场所。对已被水痘患儿污染的被服、用具及居室，应采取通风、曝晒、煮沸、紫外线灯照射等措施进行消毒。

（3）对易感孕妇，使用大剂量肾上腺皮质激素、免疫抑制剂患儿及免疫功能受损、恶性肿瘤患儿等应尽量避免与水痘患者接触，已接触者在 72 小时内应给予水痘 – 带状疱疹免疫球蛋白被动免疫，如孕妇已患水痘，则应终止妊娠。

（4）发病期间应保持室内空气流通、新鲜，注意避免风寒，防止发生感染。

（5）饮食宜清淡、易于消化，多饮温开水，忌食辛辣刺激性的食物。

（6）保持皮肤清洁，避免搔抓损伤皮肤，内衣要柔软勤换，以防擦破皮肤，引起感染。

（7）水痘患儿应禁用激素，对原用激素者应及时减至生理量。

【临床心得】 ➤

中医学认为该病是由风热时邪经口鼻侵入、蕴于肺脾两经所致。治疗上应遵循"初起宜发表，水痘出透，次宜清里""但用轻剂解之（《婴童百问》）"的总原则，以清热、利湿为基本法则。在病位上应分清表里，在治疗上清热宜分表热及里热，祛湿应根据湿邪之所在，分别采用芳香化湿、淡渗利湿之法。同时，应视湿与热之轻重在治疗上有所侧重。且还应参考古人提出的"不可过度宣散"和"不宜燥湿"的观点。水痘有轻重之分，中医认为此与邪气之强弱、正气之充足有关。故应依据实际情况辨证论治，如出现高热难退、神昏抽搐等情况，应选择及时就医，以免延误或加重病情。

第五节　手足口病

手足口病是由感受手足口病时邪（肠道病毒，多由柯萨奇病毒 A 组 16 型或肠道病毒 71 型）引起的急性发疹性传染病，临床以手足皮肤、口咽部发生疱疹为特点。

本病一年四季均可发生，夏秋季节多见，病毒可通过唾液、疱疹液、粪便等污染的手、毛巾、手绢、牙杯、玩具、食具、奶具以及床上用品、内衣等引起间接接触传播；患者咽喉分泌物及唾液中的病毒可通过飞沫传播；如接触被病毒污染的水源，亦可经水感染；门诊交叉感染和口腔器械消毒不合格亦是造成传播的原因之一。任何年龄皆可发病，以5岁以下小儿居多。本病传染性强，易引起流行，本病感染后对同型病毒能产生较持久的免疫力。一般预后良好，少数重症患儿可合并心肌炎、脑炎、脑膜炎等，甚至危及生命。

本病在中医古籍中无专门记载，但对于疱疹、疮疹等的有关论述应包含本病在内。

【病因病机】 ➡

本病由外感时行邪毒所致，其病变脏腑主要在肺脾。肺主宣发肃降，司呼吸，外合皮毛，开窍于鼻，为水之上源，脾主四肢肌肉，司运化，开窍于口，为水谷之海。时行邪毒由口鼻而入，内犯于肺，下侵于脾，肺脾受损，水湿内停，与时行邪毒相搏，蕴蒸于外，则发生本病。

1. 邪犯肺脾

小儿脏腑娇嫩，不耐邪扰，脾常不足，易受损伤。若调护失宜，时行邪毒由口鼻而入，则伤及肺脾。肺气失宣，卫阳被遏，则发热、咳嗽、流涕；脾气失宣，胃失和降，则纳呆、恶心、呕吐或泄泻；肺脾受损，水湿内停，与时行邪毒相搏，熏灼口腔则口咽部发生疱疹，甚则破溃疼痛、流涎拒食；湿热蕴蒸肌肤则发为疱疹。因多数患儿邪毒不重，病势较轻，故疱疹仅限于手足皮肤及口咽部，分布稀疏，全身症状轻浅，可快速痊愈。

2. 湿热蒸盛

若素体虚弱，或感邪较重，邪盛正衰，湿热蒸盛，内燔气营，外灼肌肤，则壮热、口渴、面赤心烦、溲赤便结，疱疹密集，波及四肢、臀部，甚或毒邪内陷而见神昏谵语、抽搐等。若湿热滞留不去，内犯于心，气阴暗耗，心神被扰，则可出现心悸气短、胸闷乏力、虚烦不眠等，甚至阴损及阳，心阳虚脱而危及生命，均为严重变证。

【临床表现】 ➡

（1）潜伏期2～7天，多数患儿突然起病，于发病前1～2日或发病的同时出现发热，多在38.0℃左右，可伴咳嗽、流涕、头痛、口痛、纳差、恶心、呕吐、泄泻等症状。一般体温越高，病程越长，则病情越重。

（2）口腔及手足部发生疱疹。口腔疱疹多发生在硬腭、颊部、牙龈、唇内及舌部，破溃后形成小的溃疡，疼痛较剧，年幼儿常表现为烦躁、哭闹、流涎、拒食等。在口腔疱疹后1～2日可见皮肤斑丘疹，呈离心性分布，以手足部多见，并很快变成疱疹，疱疹呈圆形或椭圆形，扁平凸起，如米粒至小豆粒大，质地较硬，多不破溃，内有混浊液体，周围绕以红晕，其数目少则几个，多则百余个。疱疹长轴与指、趾皮纹走向一致。少数患儿臂、腿、臀等部位也可出现，但躯干及颜面部极少。疱疹一般 7～10 日消退，疹退后无瘢痕及色素沉着。

【诊断与鉴别诊断】 ➡

1. 诊断

发病前 1～2 周有手足口病接触史。结合临床症状、体征、实验室检查可明确诊断。

2. 鉴别诊断

（1）水痘　由感受水痘－带状疱疹病毒所致。多在冬春季节发病，以 6～9 岁小儿多见，有水痘接触史。以发热、皮肤黏膜分批出现斑丘疹、疱疹、结痂为特征。疱疹多呈椭圆形，较手足口病稍大，呈向心性分布，以躯干、头面多，四肢少，疱壁薄，易破溃结痂，其长轴与躯干的纵轴垂直，在同一时期、同一部位斑丘疹、疱疹、结痂并见。

（2）疱疹性咽峡炎　由柯萨奇 A 组病毒感染引起，亦好发于夏秋季，5 岁以下小儿多见。起病较急，常突发咽痛、高热、流涕、头痛，疱疹主要发生在咽部和软腭，周围红赤，1～2 日疱疹破溃形成溃疡，疼痛明显，伴流涎、拒食、呕吐等，皮疹很少累及颊黏膜、舌、牙龈以及口腔以外部位皮肤。

【辨证施治】 ➡

以下药物剂量以 3～5 岁小儿为参考。

1. 邪犯肺脾

发热轻微，或无发热，流涕咳嗽，咽红疼痛，或纳差恶心，呕吐泄泻，1～2 日后或同时出现口腔内疱疹，破溃后形成小的溃疡，疼痛流涎，不欲进食。随病情进展，手掌、足趾部出现米粒至豌豆大小斑丘疹，并迅速转为疱疹，分布稀疏，疹色红润，根盘红晕不著，疱液清亮，舌质红，苔薄黄腻，脉浮数。

治法：宣肺解表，清热化湿。

方药：甘露消毒丹加减。

处方：金银花 5 克，连翘 5 克，黄芩 5 克，薄荷 3 克，豆蔻 3 克，藿香 5 克，石菖蒲 5 克，滑石 6 克，茵陈 5 克，板蓝根 8 克，射干 5 克，浙贝母 5 克。

加减：恶心呕吐者，加紫苏梗、竹茹和胃降逆；泄泻者，加泽泻、薏苡仁祛湿止泻；高热者，加葛根、柴胡解肌退热；肌肤痒甚者，加蝉蜕、白鲜皮祛风止痒；恶寒者加防风、荆芥祛风解表胜湿；若发热、口渴、恶心呕吐、泄泻、舌红苔黄者，合葛根黄芩黄连汤解表清里，化湿和中。

2. 湿热蒸盛

身热持续，热势较高，烦躁口渴，口腔、手足、四肢、臀部疱疹分布稠密，或成簇出现，疹色紫暗，根盘红晕显著，疱液混浊，口臭流涎，灼热疼痛，甚或拒食，小便黄赤，大便秘结，舌质红绛，苔黄厚腻后黄燥，脉滑数。

治法：清热凉营，解毒祛湿。

方药：清瘟败毒饮加减。

处方：黄连2克，黄芩5克，栀子5克，连翘5克，生石膏10克，知母5克，生地黄5克，赤芍5克，牡丹皮5克，大青叶6克，紫草5克，车前草6克。

加减：偏于湿重者，去知母、生地黄，加藿香、滑石、竹叶清热利湿；大便秘结者，加生大黄、玄明粉泄热通便；腹胀满者，加枳实、厚朴理气除胀；口渴喜饮者，加麦冬、芦根养阴生津；烦躁不安者，加淡豆豉、莲子心清心除烦；瘙痒重者，加白鲜皮、地肤子祛风止痒。

若邪毒炽盛，内陷厥阴，而见壮热、神昏、抽搐者，加用安宫牛黄丸或紫雪等清心开窍，平肝息风。若邪毒犯心，而见心悸、胸闷、气短者，配以扶正祛邪、活血化瘀、温振心阳、养心固本等辨证施治。

【中成药】 ➡

① 开喉剑喷雾剂　喷涂患处，每次适量，每2小时一次，适用于邪犯肺脾证。

② 小儿豉翘清热颗粒　6月至1岁，1克/次；1~3岁，2克/次；>3岁，3克/次，3次/日，适用于邪犯肺脾证。

【外用药】 ➡

① 西瓜霜、冰硼散等涂擦口腔内患处，每日3次。用于口腔疱疹。

② 如意金黄散、青黛散：任选一种，麻油调敷于手足疱疹患处，每日3次。适用于手足疱疹。

③ 金银花15克，板蓝根15克，蒲公英15克，车前草15克，浮萍15克，黄柏10克。每日1剂，水煎外洗手足疱疹处，适用于手足疱疹重者。

【其他疗法】 ➡

1. 针灸疗法

主穴：大椎、肺俞、曲池、尺泽、关元、气海、足三里、三阴交。

配穴：发热加风池、少商；大便干结或便溏加天枢、上巨虚；消化不良或厌食、拒食加中脘、脾俞、胃俞；咽痛加合谷、天突；皮疹或疱疹加血海、少商、商阳。

操作：针用泻法，不留针，每天针灸一次，3次为1个疗程，共治疗3个疗程。

2. 中药保留灌肠

组成：羚羊角粉0.15克，钩藤10克，天麻5克，石膏15克，黄连5克，炒栀子5克，大黄5克，菊花10克，薏苡仁10克，全蝎5克，僵蚕10克，牡蛎15克，煎水100毫升。

用法用量：1~3岁，20毫升/次；3~5岁，30~50毫升/次，保留灌肠，每日1次，重症每日2次。

【单方验方】

1. 大青三花汤

组成：大青叶20克，金银花10克，野菊花10克，扁豆花10克，柴胡6克，杏仁8克，黄芩6克，姜半夏8克，连翘10克，甘草3克。

功效：宣肺解表，清热利湿。

应用：适用于邪犯肺脾证。

来源：张超景. 自拟大青三花汤加味治疗小儿手足口病28例. 福建中医药，2013，44（4）：32.

2. 一石饮

组成：滑石粉60克，甘草粉10克，青黛粉10克，生地黄10克，木通6克，苍术10克，黄柏10克，牛膝10克。

功效：清热化湿解毒。

应用：适用于手足口病邪犯肺脾证。

来源：马红明. 张永华治疗小儿手足口病经验. 河南中医，2010：（4）：365－366.

【预防调护】

（1）本病流行期间勿带孩子去公共场所，发现疑似患者，应及时进行隔离。对密切接触者应隔离观察7~10日，并给予抗病毒药物治疗；体弱者接触患儿后，可予以丙种球蛋白肌注，以作被动免疫。

（2）注意养成个人良好的卫生习惯。对被污染的日常用品、食具和患儿粪便及其他排泄物应及时消毒处理，衣物置阳光下暴晒。

（3）患病期间应注意卧床休息，房间空气流通，定期开窗换气，保持空气新鲜。

（4）给予清淡、富含维生素的流质或软食，温度适宜，多饮温开水。进食前后可用生理盐水或温开水漱口，以减轻食物对口腔的刺激。

（5）注意保持皮肤清洁，对皮肤疱疹切勿搔抓，以防破溃感染。对已有破溃感染者，可用金黄散或青黛散麻油调后敷于患处，以收敛燥湿，助其痊愈。

（6）密切观察病情变化，及时发现邪毒内陷及邪毒犯心等并发症。

【临床心得】 ◗

手足口病好发于夏季，与气候有关，夏季炎热，雨水较多，湿热之气偏盛，再加之小儿饮食结构的日益精细化，高蛋白、高能量的食品易于阻碍脾胃运化，小儿脾常不足，脾胃素虚，易内生湿热（引自：王华，《张涤教授治疗小儿手足口病经验》）。在本病治疗的始末，应重视"未病先防，既病防变"，以扶正祛邪、消食导滞、通便泄毒为治疗原则。小儿患病、发病迅速，一般预后良好，少数发生变证的患儿可危及生命，故应早发现、早治疗。

手足口重症病例早期识别：3岁以下的患者，当出现以下表现时有可能在短期内发展为危重病例，应密切观察病情变化：持续高热不退；精神差、呕吐、易惊、肢体抖动、无力；呼吸、心率增快；出冷汗、末梢循环不良；高血压；外周血白细胞计数明显增高；高血糖。临床上重症手足口病可出现神经系统受累表现，如：精神差、嗜睡、易惊、谵妄；头痛、呕吐；肢体抖动、肌阵挛、眼球震颤、共济失调、眼球运动障碍；无力或急性弛缓性麻痹、惊厥。体征可见脑膜刺激征，腱反射减弱或消失；更甚者可出现频繁抽搐、昏迷、脑疝；呼吸困难、发绀、血性泡沫痰、肺部啰音、休克等循环功能不全表现。故应加强防治，时刻提高警惕，早期发现、早期治疗。

第六节　流行性腮腺炎

流行性腮腺炎是由于感受时邪（腮腺炎病毒）引起的一种急性呼吸道传染病，临床以发热、耳下腮部漫肿疼痛为主要特征，即中医所说的"痄腮"。

本病一年四季都可发生，冬春季易于流行，春季尤甚。人群普遍易感，任何年龄均可发病，但以5~15岁为最多，2岁以下小儿少见，40岁以上少见。主要传播途径为飞沫（唾液中含大量病毒）传播，本病传染性极强，能在儿童集体内流行，一次患病后可获终生免疫。一般预后良好，但有0.5%~2.3%的病死率，主要原因是重症腮腺炎病毒脑炎。

【病因病机】

本病因感受腮腺炎时邪引起，腮腺炎时邪从口鼻而入，内侵足少阳胆经，足少阳之脉绕耳而行，邪毒蕴阻，与气血相搏，壅阻凝结于耳下腮部，故见发热、耳下腮部漫肿疼痛等症。

1. 邪犯少阳

腮腺炎时邪由口鼻而入，首犯肺卫，卫表失和，故见发热恶寒，头痛咽痛，继则邪毒入里，侵犯足少阳胆经，足少阳之脉绕耳而行，邪毒循经上攻腮颊，与气血相搏，结于耳下腮部，则见腮腺肿胀疼痛，发为本病，邪阻经脉，枢机不利，则张口咀嚼不便。

2. 热毒壅盛

若感邪较重，或素体虚弱，正不胜邪，邪从火化。毒热炽盛，壅阻少阳经脉，气血凝滞，则见腮部肿胀疼痛，坚硬拒按，张口咀嚼困难；热毒炽盛，则高热不退，烦躁不安，口渴欲饮，尿少而黄。

足少阳胆经与足厥阴肝经互为表里。热毒炽盛者，邪盛正衰，邪陷厥阴，扰动肝风，蒙蔽心包，可见高热、抽搐、昏迷等证，此为邪陷心肝之变证。足厥阴肝经循少腹络阴器，邪毒内传，可见睾丸肿胀、疼痛，或少腹疼痛等症，此为毒窜睾腹之变证。

【临床表现】

本病起病急，初期可有发热、头痛、无力、食欲缺乏等全身症状，多数无前驱症状而以耳下部肿大为最早病象。在发病当日或次日即见腮部肿胀，体温上升可达40.0℃。通常先起于一侧，1~2日波及对侧，亦有两侧同时肿大，约1/4患者始终限于一侧。肿胀以耳垂为中心向四周蔓延，致下颌后沟消失，局部有疼痛或感觉过敏，张口进食，特别是吃酸硬食物时，疼痛加剧（因唾液排出受阻），腮肿表面不红，边缘不清，触及微热，按之有弹性，有轻度压痛，腮管口（相当于上颌第二白齿对应的颊黏膜）常见红肿（无脓性分泌物），腮部肿大常在2~3日达高峰，此时全身症状也较前加重，再经4~5天后腮肿逐渐消退，全身症状（发热、乏力、食欲减退等）亦逐渐消失，整个病程1~2周。严重者可并发脑膜炎、脑膜脑炎、睾丸炎、卵巢炎及胰腺炎等疾病。

【诊断与鉴别诊断】

1. 诊断

根据流行病史及发病2~3周前有流行性腮腺炎患儿密切接触史，腮腺肿大的特点及血象不难诊断。

2. 鉴别诊断

（1）化脓性腮腺炎　中医名为发颐，腮腺肿大多为一侧，局部红肿热痛明显，疼痛拒按，成脓时局部有波动感，按压腮腺部可见腮腺管口有脓液溢出，无传染性，常继发于猩红热、伤寒等细菌感染性疾病之后，血白细胞总数及中性粒细胞增高，本病可反复。

（2）急性淋巴结炎　耳前、颈部和下颌角淋巴结发炎时，局部疼痛较重，有头面部或口咽部感染灶，周围血象白细胞总数及中性粒细胞增高。

【辨证施治】

以下药物剂量以 3 ~ 5 岁小儿为参考。

（一）常证

1. 邪犯少阳

轻微发热恶寒，一侧或两侧耳下腮部漫肿疼痛，触之痛甚，咀嚼不便，或有头痛、咽红肿痛、纳少，舌质红，苔薄白或薄黄，脉浮数。

治法：疏风清热，散结消肿。

方药：柴胡葛根汤加减。

处方：柴胡 6 克，天花粉 6 克，葛根 10 克，黄芩 5 克，桔梗 6 克，连翘 5 克，牛蒡子5 克，生石膏 12 克，甘草 5 克，升麻 5 克。

加减：咽喉肿痛者，加马勃、玄参清热利咽；纳少呕吐者，加竹茹、陈皮清热和胃；发热恶寒者加白芷、紫苏叶疏风解表；咳嗽者，加前胡、浙贝母宣肺化痰止咳。

2. 热毒壅盛

高热，一侧或两侧腮部漫肿胀痛，范围大，坚硬拒按，张口咀嚼困难，或有烦躁不安，面赤唇红，口渴欲饮，头痛呕吐，咽红肿痛，颌下肿块胀痛，纳少，尿少而黄，大便秘结，舌质红，苔黄，脉滑数。

治法：清热解毒，软坚散结。

方药：普济消毒饮加减。

处方：黄芩 5 克，黄连 2 克，连翘 5 克，玄参 5 克，马勃 5 克，板蓝根 8 克，牛蒡子 5克，僵蚕 5 克，升麻 5 克，柴胡 6 克，陈皮 5 克，桔梗 6 克，太子参 5 克，甘草 5 克。

加减：热甚者加石膏、知母清热泻火；腮部肿胀甚，坚硬拒按者加海藻、昆布、牡蛎软坚散结，赤芍、牡丹皮凉血解毒，活血消肿；呕吐者，加竹茹清热和胃止呕；大便秘结者加大黄、玄明粉通腑泄热；口渴唇燥伤阴者，重用玄参，加天花粉清热养阴生津。

（二）变证

1. 邪陷心肝

高热不退，耳下腮部漫肿疼痛，坚硬拒按，头痛，烦躁，呕吐剧烈，神昏嗜睡，反复抽搐，舌红，苔黄，脉弦数。

治法：清热解毒，息风开窍。

方药：清营汤合羚角钩藤汤加减。

处方：水牛角10克，生地黄5克，玄参5克，淡竹叶5克，麦冬5克，丹参8克，黄连2克，金银花6克，连翘6克，羚羊角2克，钩藤6克，桑叶5克，菊花5克，白芍6克，川贝母3克，竹茹6克，甘草5克。

加减：头痛剧烈者，加龙胆、石决明清肝泻火；恶心、呕吐甚者加竹茹、赭石清热降逆止呕；神昏者加服至宝丹清热镇惊开窍；抽搐频作者加服紫雪丹解毒平肝息风。

2. 毒窜睾腹

腮部肿胀的同时或腮肿渐消时，一侧或双侧睾丸疼痛，或脘腹、少腹出现疼痛，痛时拒按，或伴发热、呕吐，尿黄便结，舌红，苔黄，脉浮数。

治法：清肝泻火，活血止痛。

方药：龙胆泻肝汤加减。

处方：龙胆5克，栀子5克，黄芩5克，柴胡6克，泽泻5克，当归6克，车前子8克，生地黄5克，甘草5克。

加减：睾丸肿大明显者加青皮、莪术、皂角刺理气活血消肿；腹痛、呕吐者加郁金、竹茹、半夏清肝和胃止呕；少腹痛甚者加香附、木香、红花行气活血止痛；腹胀便秘者加大黄、枳壳理气通腑。

【中成药】 ▶

① 腮腺炎片　4~6片/次，每日3次。适用于邪犯少阳证。

② 赛金化毒散　0.25~0.5克/次，每日2次。适用于热毒壅盛证。

③ 羚珠散　1岁以内，0.5支/次；1~3岁，0.5~1支/次；3岁以上，1支/次；每日3次。适用于邪陷心肝证。

【外用药】 ▶

① 如意金黄散或青黛散适量，以醋或茶水调，外敷患处。每日1~2次。适用于腮部肿痛，已破溃者禁用。

② 鲜仙人掌适量，青黛少许。鲜仙人掌洗净后捣烂绞汁，加青黛少许，涂患处。每日2 次。适用于腮部肿痛。

③ 鲜生地黄、鲜蒲公英、鲜马齿苋，取 1~2 种适量，捣烂外敷患处。每日 2 次。适用于腮部肿痛。

④ 鲜芙蓉叶、鲜败酱草各适量，捣烂；青黛 10 克，大黄 10 克，皂角刺 10 克，荔枝核 10 克，研成细末。将以上药物用适量清水混合调匀，敷于睾丸肿痛部位，并用布袋托起睾丸，药干后继续加少量清水敷贴。每日 1 次。适用于睾丸肿痛者。

【其他疗法】

1. 刺络疗法

取患侧少商、少泽，局部以 2% 碘酒消毒，以三棱针快速刺入少许后挤血，一般挤出数滴，用消毒干棉球拭去，再用 2% 碘酒消毒，98% 病例一次治愈。取耳穴：腮腺、额、枕、内分泌、皮质下（患侧或双侧），用三棱针或其他就便器材点刺以上穴位，挤出少量血液并用消毒棉球擦净，仅采用一次性治疗，可不用其他任何药。也有仅在患侧耳尖放血，挤出 6~8 滴后即可。

2. 针灸疗法

针刺翳风、颊车、合谷等穴，强刺激。发热者，加曲池、少商；烦躁者，加神门；并发睾丸炎者，加血海、三阴交；抽搐者，加印堂、百会、人中。操作：毫针刺，用泻法，每日 1 次，每次留针 30 分钟，或点刺出血，10 次为 1 个疗程。

3. 灯火灸疗法

即用柴头或浸油灯草点灼耳穴下屏尖（肾上腺）或取角孙配大椎。耳穴下屏尖可刺激下丘脑 – 肾上腺皮质的活性，提高机体抗炎、抗过敏、抗病毒的能力，可迅速抑制和杀灭流腮病毒。点灼时有瞬间发出响声为准（有轻度的伤），灼后有痛痒感觉，反应越明显效果越好。

4. 激光疗法

用氦氖激光照射少商、合谷、阿是。每穴照射 5~10 分钟，每日 1 次，连用 3~5 天。适用于腮部肿痛。

【单方验方】

消腮饮

组成：板蓝根 20 克，蒲公英 20 克，大黄 10 克，柴胡 10 克，地龙 6 克，马勃 6 克，僵蚕 10 克，赤芍 10 克，忍冬藤 15 克，络石藤 15 克，前胡 10 克，玄参 10 克，桔梗 6 克，山豆根 6 克，白茅根 10 克。

功效：清热解毒，化瘀散结。

应用：适用于邪犯少阳及热毒壅盛证。

来源：刘树华. 治疗小儿流行性腮腺炎经验介绍. 中医儿科杂志，2007，3（4）：44 - 45.

【预防调护】

（1）本病流行期间，易感者应尽量避免去公共场所活动；对可疑患儿应及早进行隔离观察；集体机构的接触儿童应检疫 3 周。

（2）出生 14 个月可接种腮腺炎减毒活疫苗，或进行麻疹 - 风疹 - 腮腺炎三联疫苗接种。

（3）发病期间应隔离治疗，直至腮腺肿胀完全消退为止。

（4）发病期间患儿居室应保持空气流通，衣被用具等应消毒处理。

（5）患儿应卧床休息，直至热退、腮部肿胀消退为止；并发睾丸炎者适当延长卧床休息时间。

（6）饮食选择清淡、易消化的流质饮食或软食，忌酸、硬、辣等刺激性食品，每餐后用生理盐水漱口，保持口腔清洁。

（7）有高热、头痛、嗜睡、呕吐者应密切观察病情变化，及时发现并发症，并作出相应处理。睾丸肿痛甚者，局部可给予冷湿敷，并用纱布做成吊带，将肿胀的阴囊托起。

【临床心得】

在临床应用中医治疗本病时强调从中医整体观念出发进行辨证施治，强调标本兼治，但不可攻伐太过，注意兼顾患儿脾胃，中病即止。

·第九章·

寄生虫病

第一节 蛔 虫 病

蛔虫病是指感染蛔虫卵引起的小儿常见肠道寄生虫病，临床以脐周疼痛、时作时止、饮食异常、大便下虫或粪便镜检有蛔虫卵为主要特征。蛔虫古又称"长虫""蚘虫""蛟蛕"，《灵枢·厥病》提出："肠中有虫瘕及蛟蛕……心肠痛，憹作痛，肿聚，往来上下行，痛有休止，腹热，喜渴涎出者，是蛟蛕也。"成虫寄生于小肠，劫夺水谷精微，妨碍正常的消化吸收，严重影响儿童的生长发育。

本病无明显的季节性。农村感染率高于城市，这与粪便污染和不良卫生习惯有着密切关系；儿童感染率高于成人，多见于 3～10 岁的儿童，小儿由于脾胃薄弱，未养成良好的卫生习惯，易被不洁饮食所伤。蛔虫病有不同表现，轻者可无症状，或仅见脐周时有疼痛；重者耗伤小儿气血，面黄肌瘦，形成蛔疳，甚至出现蛔厥证、虫瘕症等严重并发症，应积极救治。

【病因病机】

蛔虫病主要病因是吞入了感染性蛔虫卵。小儿缺乏卫生常识，双手易接触不洁之物，又喜吸吮手指、以手抓取食物，或食用未洗净的生冷水果，或饮用不洁之水，以致食入虫卵，进入胃肠，形成蛔虫病。此外，饮食不节，过食生冷油腻，损伤脾胃，积湿成热或素体脾胃虚弱，可为蛔虫滋生创造有利条件。如《景岳全书·诸虫》所述："或由湿热，或由生冷，或由肥甘，或由滞腻，皆可生虫……然以上数者之中，又惟生冷生虫为最。"指出乱食生冷不洁之物是蛔虫病最为常见的病因。本病病位在脾胃、肠腑，可影响到胆腑。

1. 虫踞肠腑

蛔虫寄居肠内，频频扰动，致肠腑不宁，气机不利。小肠盘聚于中腹部，故腹痛多发生在脐周，虫静则疼痛缓解。蛔虫扰动胃腑，胃气上逆，见呕恶、流涎；蛔虫上逆，形成吐蛔。虫踞肠腑，劫取水谷精微，损伤脾胃，脾失健运，胃滞不化，见食欲异常，饮食不荣肌肤而见消瘦。重者面黄肌瘦、精神疲乏，甚至肚腹胀大、四肢瘦弱，形成蛔疳。虫聚肠内，脾胃失和，内生湿热，熏蒸于上，可见龋齿、鼻痒、面部白斑、白睛蓝斑，少数见皮肤瘙痒、风团。

2. 虫入胆腑

蛔虫好动而尤喜钻孔，当受到某些刺激，如肠道寒温不适或食糜异常，使蛔虫受扰在肠腑中窜动。最常见为蛔虫上窜入胆道致气机不利，疏泄失常，表现为右上腹部剧烈疼痛，伴有呕吐，或为胆汁，或见蛔虫，甚则肢冷、汗出，形成"蛔厥"之证。

3. 虫聚成瘕

蛔虫性喜团聚。若大量蛔虫壅积肠中，互相扭结，聚集成团，可致肠道阻塞，格塞不通，形成虫瘕。肠腑气机阻塞，不通则痛，故腹痛剧烈，腹部扪之有条索状物；胃失通降，腑气上逆，而见呕恶和大便不通。

【临床表现】 ⊙

（1）可有吐蛔、排蛔史。

（2）反复脐周疼痛，时作时止，腹部按之有条索状物或团块，轻柔可散，食欲异常，形体消瘦，可见挖鼻、咬指甲、睡眠磨牙、面部白斑。

（3）合并蛔厥、虫瘕，可见阵发性剧烈腹痛，伴恶心呕吐，甚或吐出蛔虫。蛔厥可伴有畏寒发热，甚至出现黄疸；虫瘕腹部可扪及虫团，按之柔软可动，多见大便不通。

【辅助检查】 ⊙

（1）大便病原学检查　应用直接涂片法或厚涂片法或饱和盐水浮聚法检出粪便蛔虫卵，即可确诊，但粪检未检出也不能排除本病。

（2）血象检查　蛔虫幼虫在体内移行期白细胞总数增高，嗜酸粒细胞计数增高。

（3）B超检查　可见虫体影像。

【诊断与鉴别诊断】 ➤

（1）诊断　本病根据病史、临床症状、体征及辅助检查，可诊断。

（2）鉴别诊断　本病需与常见急腹症如急性胆囊炎、急性阑尾炎、肠套叠、急性腹膜炎相鉴别，后者一般有发热症状，腹部查体异常，腹部 B 超可辅助诊断。

【辨证施治】 ➤

以下药物剂量以 3～5 岁小儿为参考。

1. 肠虫证

脐腹部疼痛，轻重不一，时作时止；不思饮食，或嗜异食；大便不调，或泄泻，或便秘，或便下蛔虫；面色多黄滞，可见面部白斑，白睛蓝斑，唇内粟状白点，夜寐齘齿。甚者，腹部可扪及条索状物，时聚时散，形体消瘦，肚腹胀大，青筋显露。舌尖红赤，舌苔薄白或腻，脉弦滑。

治法：驱蛔杀虫，调理脾胃。

方药：使君子散加减。

处方：使君子 6 克，芜荑 3 克，苦楝皮 2 克，槟榔 3 克，甘草 3 克。

加减：腹痛明显者加川楝子、延胡索、木香；腹胀满，大便干者加大黄、青皮或玄明粉；呕吐者，加竹茹、生姜。驱虫之后，以异功散或参苓白术散加减。虫积日久，脾虚胃热者，可用攻补兼施之肥儿丸。若出现发热、咳嗽或哮喘，属于蛔虫幼虫移行证者，按咳喘论治，并予驱虫。

2. 蛔厥证

有肠蛔虫症状。突然右上腹或剑突下绞痛，弯腰屈背，辗转不宁，肢冷汗出，疼痛可暂时缓解减轻，但又反复发作，恶心呕吐，常吐出胆汁或蛔虫。重者腹痛持续而阵发性加剧，可伴畏寒发热，甚至出现黄疸。舌红，舌苔多黄腻，脉弦数或滑数。

治法：安蛔定痛，继之驱虫。

方药：乌梅丸加减。

处方：乌梅 5 克，细辛 1 克，椒目 3 克，黄连 2 克，干姜 2 克，附子 1 克，桂枝 3 克，当归 3 克，人参 2 克，延胡索 2 克，白芍 6 克。

加减：疼痛剧烈者加木香、枳壳；兼便秘腹胀者加生大黄、玄明粉、枳实；湿热壅盛，胆汁外溢，有发热、黄疸者，去干姜、附子、桂枝等温燥之品，酌加茵陈、栀子、郁金、黄芩、大黄、枳壳。若确诊为死蛔，不必先安蛔，可直接予大承气汤加茵陈。

3. 虫瘕证

有肠蛔虫症状。突发阵发性脐腹剧烈疼痛，部位不定，呕吐频繁，可吐出蛔虫，便秘，腹胀，腹部可扪及质软、无痛的可移动团块。病情持续不缓解者，见腹硬、压痛明显，肠鸣，无矢气。舌苔白或黄腻，脉滑数或弦数。

治法：通腑散结，驱蛔下虫。

方药：驱蛔承气汤加减。

处方：大黄5克，玄明粉3克，枳实2克，厚朴2克，乌梅5克，椒目3克，使君子3克，苦楝皮2克，槟榔3克。

加减：疼痛剧烈者加木香、枳壳、延胡索。

【中成药】

① 化虫丸2~6克/次，每日1~2次，空腹或睡前服。适用于肠蛔虫证。

② 复方鹧鸪菜散1岁，0.3克/次；2~3岁，0.45克/次；4~6岁，0.6克/次；7~8岁，0.9克/次；10~14岁，1.2克/次，每日1次，清晨空腹开水送服，连服3日。适用于肠蛔虫证。

③ 使君子丸6~10克/次，每日1次。适用于肠蛔虫证。

【外用药】

① 外敷疗法　新鲜苦楝皮200克，全葱100克，胡椒20粒，共捣烂如泥，加醋150毫升，炒热，以纱布包裹，置痛处，反复多次，以痛减为度。适用于肠蛔虫证。

② 灌肠疗法　苦楝皮、槟榔、莱菔子、全瓜蒌、茵陈、番泻叶、陈皮各15克，水煎取液150~300毫升，分两次保留灌肠，2日为1个疗程。适用于虫瘕证。

【其他疗法】

1. 推拿疗法

用掌心以旋摩法顺时针方向按摩患儿脐部，手法由轻到重。如虫团松动，但解开慢，可配合捏法帮助松解。一般经过30~40分钟按摩后，虫团即可开解，腹痛明显减轻，梗阻缓解。若推拿前1小时口服植物油50~100毫升，则效果更好。适用于虫瘕证。

2. 针灸疗法

（1）迎香透四白、胆囊、内关、足三里、中脘、人中。强刺激，泻法。适用于蛔厥证。

（2）天枢、中脘、足三里、内关、合谷。强刺激，泻法。适用于虫瘕证。

3. 西医治疗

（1）甲苯咪唑　100毫克/次，每日2次或每日200毫克顿服，连服3日。用于驱虫。2岁以下儿童禁用。

（2）阿苯达唑　每日400毫克顿服，如需要，10日后重复1次。用于驱虫。2岁以下儿童禁用，有蛋白尿、化脓性皮炎、癫痫及各种急性疾病者，不宜使用本品。

（3）枸橼酸哌嗪　每日100~160毫克/千克，最大量不超过3克，睡前顿服，连服2日。用于驱虫。有肝肾功能不良、神经系统疾病或对本品过敏者禁用。

【单方验方】 ◐

胆蛔汤

组成：炒榧子肉15克，使君子12克（打碎），槟榔12克，乌梅10克，苦楝皮15克（小儿药量酌加减）。

功效：驱虫，安蛔，止痛。

应用：适用于胆道蛔虫、肠道蛔虫。

来源：邓铁涛．邓铁涛临床经验辑要．北京：中国医药科技出版社，1998．

【预防调护】 ◐

（1）注意个人卫生，饭前便后洗手，不吃生冷或未清洗干净的蔬菜瓜果，不饮用生水，以减少虫卵进口的机会。

（2）不随地大便，妥善处理好粪便，切断传染途径，防止水源及食物污染。

（3）建议秋冬季节驱蛔，驱蛔药宜空腹服用，服药后要注意休息和饮食，保持大便通畅，注意服药后反应及排便情况。

（4）饮食宜清淡，少食辛辣、肥甘厚味之品，以免助热生湿。

（5）蛔厥时，口服食醋60~100毫升，有安蛔止痛的作用。

【临床心得】 ◐

（1）本病以驱蛔杀虫为主，辅以调理脾胃之法。具体应用，当视患儿体质强弱区别对待。体壮者，当先驱虫，后调脾胃；体弱者，驱虫扶正并举；体虚甚者，应先调理脾胃，继而驱虫。如病情较重，腹痛剧烈，或出现蛔厥、虫瘕等证者，根据蛔虫"得酸则安、得辛则伏、得苦则下"的特性，先予酸、辛、苦等药味，以安蛔止痛治标，也可以标本兼施，安蛔、驱虫、通下并用，使胆腑、肠腑通利，腹痛较快缓解。

（2）本病腹痛，可配合外治、针灸、推拿等法。如并发症严重，经内科治疗不能缓解者，应考虑手术治疗。

第二节　蛲　虫　病

蛲虫病是由蛲虫寄生于人体引起的小儿常见肠道寄生虫病，临床以夜间肛门及会阴附近奇痒并可见蛲虫为特征。蛲虫色白，形细小如线头，俗称"线虫"。《诸病源候论·九虫病诸候》首次提出蛲虫的命名，以后均沿用此名，西医学亦称之为蛲虫病。

本病无明显的季节性。蛲虫卵对外界的抵抗力强，易于传播，患儿是唯一的传染源。由于产出的虫卵不需要体外孵化，可经污手感染，或相互传染，故在幼儿园等集体机构或家庭中容易传播流行。一般城市感染率高于农村，儿童高于成人，2~9岁儿童感染率最高，以集体机构为主。蛲虫的寿命一般不超过2个月，如无重复感染可自行痊愈。因此，本病强调预防为主，防治结合杜绝重复感染，否则药物治疗亦难以奏效。

【病因病机】

蛲虫病病因为吞入感染期蛲虫卵。雌虫夜间在肛门皮肤的湿润区排卵，刺激皮肤而引起瘙痒，小儿用手指抓痒，手指及指甲内沾染虫卵。若再以手摄取食物，或吸吮手指，虫卵即被吞入消化道，在小肠下段及大肠内发育为成虫。此外，虫卵可借污染的衣物、被褥、玩具、尘埃等，直接或间接进入消化道；部分虫卵在肛门外孵化，逸出的幼虫再爬进肛门，侵入大肠，而造成逆行感染。雌虫排卵后大多死亡，但有时也可再返回邻近的阴道、尿道等器官。

蛲虫寄生肠内可致脾胃受损，运化失司，湿热内生等。虫体游行咬蚀肛门、尿道口，湿热下注，而致肛门奇痒、尿频、尿急或遗尿，如《圣济总录·蛲虫》云："……蛲虫咬人，下部痒。"若湿热上扰心神，则烦躁、睡眠不宁；蛲虫扰动，气机不利，可见恶心、腹痛；虫积日久，吸取精微，损伤脾胃，患儿纳食减少，气血不足，无以滋养肌肤，则面黄肌瘦、神疲乏力。

【临床表现】

（1）平素有喜以手摄取食物、吸吮手指等不良卫生习惯。

（2）以夜间肛门及会阴部奇痒，睡眠不安为主要临床表现，可并见尿频、遗尿、腹痛等症。大便或肛周可见 8～13 毫米长白色线状成虫。

【辅助检查】 ➡

（1）大便病原学检查　因蛲虫不在肠内产卵，故粪检虫卵的阳性率极低。主要用肛门拭纸法检查虫卵，常用方法如下。①透明胶纸法：用透明胶纸粘擦肛门周围皮肤，虫卵即被粘于胶面，然后将纸平贴在玻片上，镜检虫卵。②棉签拭子法：用蘸有生理盐水的消毒棉签擦拭肛周，然后将拭擦物洗入饱和生理盐水，漂浮法查虫卵。检查均宜在清晨便前进行，多次检查可提高阳性率。

（2）血象检查　嗜酸粒细胞计数增高。

【诊断与鉴别诊断】 ➡

1. 诊断

根据临床症状、同时检出虫卵或成虫可确诊。

2. 鉴别诊断

（1）肛门湿疹　以奇痒难忍、局部密集小丘疹或丘疱疹为主要临床特点，搔抓后局部皮肤易破溃渗出，反复发作致肥厚、色素沉着甚至苔藓样变。

（2）尿路感染　以尿频、尿急、尿痛为主要临床特点，必要时行血常规、尿常规、尿细菌培养等检查辅助诊断。

【辨证施治】 ➡

以下药物剂量以 3～5 岁小儿为参考。

1. 虫扰魄门

肛门、会阴部瘙痒，夜间尤甚，睡眠不宁，烦躁不安，或尿频、遗尿，或女孩前阴部分泌物增多，舌苔薄白或薄黄，脉有力。

治法：杀虫止痒，结合外治。

方药：驱虫粉。

处方：常用使君子粉杀虫，大黄粉泻下虫体，以 8∶1 比例混合。每次剂量 0.3 克 ×（年龄 +1），每日 3 次，饭前 1 小时吞服，每日总量不超过 12 克，疗程 7 天。此后每周服药 1～2 次，持续 2～3 周，可防止再次感染。

加减：湿热下注，肛周溃烂者，加黄柏、苍术、滑石；腹痛者加木香、白芍。

2. 脾虚虫扰

肛门、会阴部瘙痒，夜间尤甚，睡眠不宁，烦躁不安，或尿频、遗尿，或女孩前阴部分泌物增多，食欲缺乏，形体消瘦，面色苍黄或大便稀溏，舌淡，苔白，脉无力。

治法：杀虫止痒，调理脾胃。结合药物外治。

方药：驱虫粉合参苓白术散。

处方：驱虫粉同上，加人参5克，白术5克，茯苓5克，白扁豆3克，山药5克，砂仁3克，莲子肉3克，大枣2克，桔梗2克，薏苡仁5克。

加减：面色无华，睡眠不安者，加当归、酸枣仁、首乌藤（夜交藤）；大便稀溏者，加炮姜、煨葛根、木香；泄泻者，加黄连、车前子；腹痛者加陈皮、川芎；痒甚者加白鲜皮、地肤子、蛇床子。

【中成药】 →

化虫丸：2～6克/次，每日1～2次，早晨空腹或睡前用温水送服。适用于虫扰魄门证。

【外用药】 →

① 百部150克，苦楝皮60克，乌梅9克。加水适量，煎煮取汁20～30毫升，保留灌肠，连续3日为1个疗程。用于驱杀蛲虫。

② 百部50克，苦参25克。共研细末，加凡士林调成膏状，每晚睡前用温水洗肛门后涂药膏，连用7天。用于杀虫止痒。

③ 蛲虫栓1粒/次，夜间塞肛，连用3日。用于杀虫止痒。

【其他疗法】 →

西医治疗

① 恩波吡维铵（扑蛲灵）　5毫克/千克睡前顿服（总量不超过0.25克），必要时2～3周后重复治疗1次。用于驱虫。

② 阿苯达唑　200～400毫克/次顿服。服药后间隔1～2周再服100～200毫克/次可预防再次感染。2岁以下小儿禁用。用于驱虫。

【单方验方】 →

民间验方

组成：使君子 3 克，苦楝皮 3 克，槟榔 3 克，川厚朴 6 克，广木香 3 克，炒枳壳 3 克，炒麦芽 3 克。

功效：祛湿杀虫止痒。

应用：适用于虫扰魄门证。

来源：吴润生. 民间验方治疗蛲虫病［J］. 天津医药，1976，（05）：249.

【预防调护】 ➡

（1）加强卫生宣教，普及预防蛲虫感染的知识，改善环境卫生，切断传播途径。

（2）注意个人卫生，养成良好的卫生习惯，如勤剪指甲、不吸吮手指、饭前便后洗手、尽早穿满裆裤等。

（3）衣被、玩具、用具应勤清洗及消毒。

【临床心得】 ➡

本病以驱虫为主，常内服、外治相结合。蛲虫常居于直肠和肛门，故重视外治法如直肠给药和涂药法。对病久脾胃虚弱者，在驱虫、杀虫时，应注意调理脾胃。本病重视预防，防治结合，才能达到根治的目的。

第三节 绦 虫 病

绦虫病是指绦虫成虫或幼虫寄生于人体引起的肠道寄生虫病，临床以腹痛、泄泻、饮食异常、乏力、大便排出绦虫节片为特征。因绦虫病患者大便中不时排出扁平白色的脱落节片，故也称为"寸白虫""白虫"。如《诸病源候论·寸白虫候》说："寸白者，九虫内之一虫也……形小褊。"对绦虫的形状做了具体描述。绦虫中的带绦虫和蛔虫、蛲虫在我国古代统称为"三虫"。绦虫的种类很多，以猪带绦虫和牛带绦虫最常见。

本病分布甚广，在喜食生的或未煮熟的猪肉、牛肉的地区多发，甚至形成流行。感染绦虫的人是绦虫的传染源，人也可以作为猪带绦虫的中间宿主。本病以青壮年多见，10 岁以下儿童及 60 岁以上老人少见，但儿童随年龄增长，感染率增高。肠绦虫病预后一般良好，但病程长者可影响儿童生长发育。需高度警惕猪带绦虫引起的囊虫病，其远较绦虫病对人体的危害性大，可引起癫痫、瘫痪，甚至失明等。

【病因病机】 ◐

绦虫病的发生，主要是进食了含有囊尾蚴的生的或未煮熟的猪肉、牛肉所引起。成虫寄生在人的小肠，虫卵随粪便排出体外，虫卵被猪或牛吞食后，在肌肉组织中发育成囊尾蚴，人若食入含有囊尾蚴的猪、牛肉即可受感染。如《金匮要略·禽兽鱼虫禁忌并治》说："食生肉……变成白虫。"

囊尾蚴进入小肠，在胆汁的刺激下，头节翻出吸附于肠壁，长出节片，形成链体，约经3个月发育为成虫。虫体在肠内扰乱气机，损伤脾胃，致腹痛、腹胀、恶心呕吐、饮食异常、大便不调。虫踞肠中，劫夺精微，气血化源不足，使患儿面色萎黄、消瘦乏力。

【临床表现】 ◐

（1）有吃生或未煮熟的猪肉、牛肉的饮食史。

（2）肛门自动逸出或大便排出乳白色扁长如带状绦虫节片，有腹痛、泄泻、恶心、食欲减退或亢进，及头痛、头晕、注意力不集中等症状。猪绦虫病并囊虫病者皮肤肌腠可扪及结节。

【辅助检查】 ◐

（1）大便检查发现绦虫卵或绦虫节片。寻找节片是简便而可靠的诊断方法，且阳性率高于检查虫卵。检查虫卵可用肛门拭子或直接涂片法，由于绦虫虫卵不直接排入患儿肠道，故并非每一病例皆可从粪便中查获虫卵。

（2）免疫学诊断 抗原皮内试验、补体结合试验、乳胶凝集试验等可选用，阳性率为73.3%～99.2%。

【诊断与鉴别诊断】 ◐

1. 诊断

本病根据病史、临床症状、体征及辅助检查可诊断。

2. 鉴别诊断

囊虫病：本病是由猪肉绦虫的幼虫寄生于人体如脑、眼睛、肌肉等肠外组织所致，可分为脑囊虫病、皮下组织及肌肉囊虫病、眼囊虫病，症状表现为癫痫、瘫痪，甚至失明等。既往有绦虫病史，X线、B超、CT、MRI及脑室造影等影像学检查、粪便检查、免疫学检查可辅助诊断。

【辨证施治】 ⊙➤

以下药物剂量以 3～5 岁小儿为参考。

证候：大便中发现白色节片或节片自肛门自动逸出，肛门作痒，部分患儿有腹胀或腹痛、泄泻、食欲异常、大便不调；少数患儿有夜寐不安，磨牙，皮肤瘙痒；病程长者伴体倦乏力、面黄肌瘦、纳呆、便溏。舌淡，脉细。

治法：驱绦下虫。

方药：驱绦汤。

处方：南瓜子 50～100 克炒熟去壳，晨起空腹服用，2 小时后取槟榔 10～40 克打碎，水煎取汁 40～60ml，一次服用。

加减：驱虫后继以健脾丸调理脾胃，若脾胃虚弱之象明显者，应先调补脾胃，后予驱虫。腹痛较重者加延胡索、香附；腹胀者加厚朴、苍术；夜寐不安者加酸枣仁、首乌藤（夜交藤）；心脾亏虚者可用归脾汤加减。

【中成药】 ⊙➤

化虫丸：2～6 克/次，每日 1～2 次。

【其他疗法】 ⊙➤

西医治疗

① 氯硝柳胺　总剂量：<2 岁者 0.5 克/天，2～6 岁者 1 克/天，>6 岁者 2 克/天，分 2 次空腹服，充分嚼碎，间隔 1 小时，服后 2 小时服泻药导泻。对猪绦虫、牛绦虫均有效。

② 阿苯哒唑 15～20 毫克/（千克·天），分 2 次饭后服用，10 日为 1 个疗程。一般需 2～3 个疗程或更久，每个疗程间隔 15～20 日。作用温和缓慢，副作用轻，为治疗囊虫病的首选药。未愈者可酌情加疗程或改服吡喹酮。

③ 吡喹酮 10～15 毫克/千克，空腹顿服。

【预防调护】 ⊙➤

（1）做好肉类检疫，禁食含有囊尾蚴的肉类。

（2）加强科普宣传，普及吃生肉或半生肉的危害。改进烹调方法和不良饮食卫生习惯，切生熟肉的刀砧分开。

（3）做好人粪管理，避免猪、牛、羊接触人的大便，切实做到人畜分居，使牲畜免受感染。

（4）服药前晚禁食或进软食，晨起空腹服药，使药物与虫体能更好地接触，服药后加服泻药或多饮水，有利于虫体从体内排出。

（5）服用驱虫药后，排便时应坐立在放有温水的便盆上，以利于检查排虫是否完整。

（6）治疗猪带绦虫时，应避免呕吐，防止自身感染，引起囊虫病。

（7）检查驱虫后 24 小时全部粪便，寻找头节。对驱虫后未找到头节者，应随访 3~6 月，若无绦虫节片或虫卵排出，也视为痊愈，否则需要重复治疗。

【临床心得】 ◐

本病以脏腑辨证为纲。几乎所有的患儿都有排绦虫节片史，初起多属实证，病久脾胃虚弱之象渐显。病初体实者，当驱泻虫体；病久体虚者，辅以调理脾胃，或先调脾胃，再予驱虫，或驱虫与调理脾胃并重。

第十章

其他疾病

第一节　夏季热

　　夏季热又称暑热症，是婴幼儿在暑热天发生的一种特有的季节性疾病。临床以长期发热、口渴、多饮、多尿、少汗或汗闭为特征。

　　本病多见于 3 岁以内的婴幼儿，6 个月以内或 5 岁以上的相对少见。我国南方如华东、中南、西南等气候炎热地区多见。发病集中在 6、7、8 三个月，并与气温升高、气候炎热有密切关系，气温愈高，发病愈多，且随着气温升高而病情加重。秋凉以后，症状能自行消退。本病若无其他合并症，预后良好。有的患儿可连续数年发病，但是次年发病的症状一般较上一年轻，病程也较短。近年来随着生活和居住条件改善，本病发病率下降，发病程度也逐渐减轻，而不典型病例增加。中医药在改善症状、缩短病程方面有其独特疗效。

【病因病机】 ▶

　　夏季热发病主要与小儿体质有关。可因小儿先天禀赋不足，肾气不充，如早产儿、小于胎龄儿，或因后天调护失宜，脾胃虚弱者，或病后体虚，如泄泻、麻疹等疾病后期气阴两伤。以上诸多因素使患儿在入夏以后，不能耐受暑气熏蒸而容易患本病。

1. 暑伤肺胃

　　暑性炎热，容易耗气伤津。如果小儿不能耐受暑气，就会出现肌肤腠理受灼，暑气由外而内侵袭肺胃，出现暑热内蕴，肺胃津液耗伤的情况，津液亏损就会出现内热炽盛，可见发热、口渴多饮；肺主清肃，外合皮毛腠理，主管汗孔的开合，暑气损伤肺和卫表，腠理不能正常开合，同时肺津已经被暑热所伤，水源不足，故可见少汗或汗闭；小儿脾胃薄弱，暑伤脾气，中阳不振，气虚下陷，水液得不到蒸化，使水液下趋膀胱而尿多；汗尿同属阴津，同源而异物，所以汗闭则尿多，尿过多又可以损津液，津伤则出现饮水自救的表现，因而形成少汗或汗闭、口渴多饮、多尿的临床表现。

2. 上盛下虚

若疾病日久或小儿体虚先天禀赋不足，脾肾阳虚，真元受损，命门火衰，出现下肢清冷，大便稀溏；阳气不足，肾脏失于温煦，出现肾不摄水，膀胱固摄作用失调，小便清长无度；真阴不足，津亏不能上济于心，心胃之火并蒸于上，可见发热、心烦、口渴，这样真阳独虚于下，心胃热淫蒸腾于上，形成了阳虚于下而热蒸于上的"上盛下虚"证。

本病虽发生于夏季，但主要因为小儿体质虚弱不耐夏季炎暑而发，并无实质上的暑邪外感，因而无暑邪入营入血之传变，至秋凉后可自愈。但如缠绵日久，也会影响小儿体质。随着患儿年龄增长，脾气渐充，肾气渐长，体质增强，所以有次年夏季可不再发病，或连续数年发病者，但逐年减轻，逐渐向愈的倾向。

【临床表现】 →

1. 发热

多数患儿表现为暑天渐渐起病，在夏季长期发热，热型不定或不规则，热势随气温升降，原来体温不高，随着气温上升而体温随之上升，可在 38 ~ 40℃，并随着气温升降而波动。气温越热，体温越高。即使应用解热药，体温也往往只能暂时下降，但这种发热，即使不治疗，在雨后或气候凉爽时体温又会有所下降。发热期可达 1 ~ 3 个月。

2. 少汗或汗闭

虽有高热，但汗出不多，仅在起病时头部稍有汗出，甚或无汗。

3. 多饮多尿

患儿口渴逐渐明显，饮水日增，24 小时可饮水 2000 ~ 3000 毫升，甚至更多。小便清长，次数频繁，每日可达 20 ~ 30 次，或随饮随尿。

4. 其他症状

包括烦躁不安、易哭、唇干舌燥、皮肤干燥灼热等，病初一般情况良好。发热持续不退时可伴食欲减退，形体消瘦，面色少华，或伴精神萎靡、倦怠乏力，但很少发生惊厥。

临床特点可概括为"三多一少"，即多发热、多口渴、多尿、少汗或无汗，但到秋凉之后，上述症状便完全可以不药而愈。

血常规正常，部分患儿呈淋巴细胞百分数增高，大小便及其他检查无病理性改变。

【诊断与鉴别诊断】➡

1. 诊断

本病根据病史、临床症状、体征，诊断不难明确。

2. 鉴别诊断

疰夏：疰夏多发生在长夏季节，以青壮年女性为主，主要表现为低热，一般无高热、汗闭、口渴多饮、多尿特征，可伴有食欲减退，身困乏力。

【辨证施治】➡

以下药物剂量以 1~3 岁小儿为参考。

1. 暑伤肺胃

入夏后体温渐高，发热持续，气温越高，体温越高，皮肤灼热，少汗或无汗，口渴引饮，小便频数，烦躁，口唇干燥，舌质稍红，苔薄黄，脉数。

治法：清热解暑，养阴生津。

方药：王氏清暑益气汤加减。

处方：西瓜翠衣 10 克，荷梗 3 克，西洋参 3 克，麦冬 3 克，石斛 6 克，黄连 1 克，知母 3 克，淡竹叶 3 克，粳米 6 克，甘草 3 克。

加减：烦躁明显者，加莲子心、玄参；神疲纳少者加白术、麦芽；舌苔白腻者加藿香、佩兰、扁豆花；胃热亢盛，高热烦渴引饮者用白虎加人参汤；烦渴欲呕，舌红苔少者为暑气内扰，用竹叶石膏汤。

2. 上盛下虚

精神萎靡或虚烦不安，面色苍白，下肢清冷，小便清长，频数无度，大便稀溏，身热不退，朝盛暮衰，口渴多饮，舌质淡，舌苔薄黄，脉细数无力。

治法：温补肾阳，清心护阴。

方药：温下清上汤加减。

处方：附子 3 克，黄连 2 克，龙齿 6 克，磁石 10 克，补骨脂 3 克，菟丝子 3 克，覆盆子 3 克，桑螵蛸 3 克，石斛 6 克，缩泉丸 3 克。

加减：若心烦口渴，舌红赤者，加淡竹叶、玄参、莲子。

肾阴肾阳俱亏者用白虎加人参汤合金匮肾气丸加减。

【中成药】⊙

（1）生脉饮口服液：每服 5 毫升，每日 2 ~ 3 次。用于暑伤肺胃证。

（2）健儿清解液：每服 5 ~ 10 毫升，每日 2 次。用于暑伤肺胃证热重纳差者。

【其他疗法】⊙

1. 针灸治疗

（1）取足三里、中脘、肾俞、大椎、风池、合谷等穴，视病情行补泻手法。如下元肾阳不足者，针后加药条灸。

（2）推拿疗法　推三关，退六腑，分阴阳，推脾土，清天河水，揉内庭、解溪、足三里、阴陵泉，摩气海、关元。用于暑伤肺胃证。

2. 中药药浴

香薷、鲜扁豆花、厚朴、金银花、连翘各 15 克，薄荷叶、竹叶各 20 克，鲜荷叶边 30 克（1 次药用量）。上药入 3500 ~ 4000 毫升水中，煎煮约 15 分钟，滤去药渣，入盆中。待水温降至 38 ~ 40℃时，将患儿置于药液中，取半仰位。重点洗浴患儿颈项、腋下、胸、背、手足心等部位。每次 10 ~ 15 分钟，每日 3 次。药浴后予患儿饮用适量温水。

来源：王霞．中药浴治疗小儿夏季热 21 例观察［J］．天津中医，2000，（04）：50.

3. 中药外敷

将 10 克生栀子捣烂，加鸡蛋清 1 个，面粉 30 克和成糊状，外敷双侧涌泉。每日更换 1 次，1 个星期为 1 个疗程。

来源：王顺农．生栀子捣烂外敷涌泉穴治疗小儿夏季热 39 例疗效观察［J］．中国乡村医生，1997，（06）：17 – 18.

【单方验方】⊙

1. 石荷饮

组成：鲜石斛 6 克，薄荷、连翘、钩藤、黄芩各 3 克，冬瓜子 5 克，青蒿、甘草各 2 克，鲜荷叶一角，六一散 15 克。

用法：每日 1 剂，水煎内服。视情况予 2～6 剂。

功效：辛凉透表，清热利尿，除湿解暑。

应用：夏季热见暑邪热毒损伤气津。

来源：姜鹤林，金秋玲．石荷饮治疗小儿夏季热 54 例 [J] ．浙江中医杂志，2010，45（11）：808.

2. 清暑温下汤

组成：浙青蒿 3 克，扁豆花 4 克，川厚朴花 3 克，六一散 4.5 克，制附子 1.2 克，川黄连 2 克，太子参 4 克，薏苡仁 6 克，黄芪 4 克，白术 3 克，覆盆子 3 克。水 350 毫升煎取 80 毫升，分次温服，日服一剂。

功效：清解暑湿，温下益元。

应用：夏季热暑湿困于上，肾元虚于下。

来源：陈越．自拟清暑温下汤治疗小儿夏季热 32 例 [J] ．中医药学刊，2003，（04）：615－616.

3. 三鲜三豆饮

组成：鲜竹叶 6 克，鲜芦根 15 克，鲜白茅根 15 克，白扁豆 15 克，绿豆 15 克，小黑豆 15 克。

用法：水煎服，日一剂。

功效：清热解暑，生津止渴，健脾养胃。

应用：小儿夏季热。

来源：刘汉兴．三鲜三豆饮治疗小儿夏季热 [J] ．陕西中医函授，1990，（05）：48－49.

【预防调护】 ➡

（1）改善居住条件，注意通风，保持凉爽。有条件者使用室内空调。

（2）加强体格锻炼。防治各种疾病，特别是麻疹、泄泻、肺炎、疳证等，病后要注意调理，及时恢复健康。

（3）采用空调降低病室温度，使之保持在 26～28℃为宜。

（4）饮食宜清淡，注意营养物质的补充，少喝白开水，可用西瓜汁、金银花露等代茶。

（5）高热时可适当用物理降温。常洗温水浴，可帮助发汗降温。注意皮肤清洁，防止合并症出现。

【临床心得】 ➡

夏季热为小儿不耐暑气熏蒸而致，以伤气伤阴为主。疾病初期，但见发热、口渴多饮、多尿，纳食如常，舌红脉数，为暑伤肺胃证；若发热持续不退，随之多饮多尿，食欲渐退，面色苍白，身体日渐消瘦，口唇干燥，皮肤灼热，肢端欠温，精神疲乏，舌淡，脉无力者，为上盛下虚证。暑伤肺胃者，以清暑泄热，益气生津为主；若病久及肾，上盛下虚，则宜温下清上。

小儿夏季热，其发病的一般机制是体弱受暑，但临床诊断还须根据小儿体虚之偏阴偏阳、所受暑气之热多湿多，分别其具体证型，才好确定治法与方药。大体而言，分暑热伤津与暑湿伤气两大类，因此治疗还需在扶正解暑的一般原则下，严格区别养阴与益气、清热与除湿的主次关系。方药方面，则恰好有 2 张同名方剂，可为蓝本：一个是李东垣的清暑益气汤，一个是王孟英的清暑益气汤。前者侧重益气除湿，后者侧重清热生津。另外生脉散、益元散、清络饮、七味白术散等名方，也是随证选用和化裁的有效参考方。

来源：姚芷龄，刘英锋，黄利兴．姚荷生诊治小儿夏季热的特色［J］．江西中医药，2002，（02）：1－2．

本病发于夏季，因小儿体质稚嫩，不能耐受夏季炎暑而致，并非感受暑邪，因而，无暑邪入营血之传变。多种因素致患儿体质虚弱，入夏后，不能耐受炎暑熏蒸易发为本病。①小儿脏腑稚嫩，气血未充，盛夏时，常因断乳后导致伤食停瘀，蕴而发热。②小儿素体肺胃热盛，胃阴受损与盛夏暑热蒸迫肺气而导致本病。③夏季发热缠绵日久，蒸热不止，阴损及阳，肾阳不振，脾阳运化失职，脾肾阳虚而发为本病。属本虚标实，故治疗时须注重维护阴津阳气，用药切忌大苦大寒、大辛大热，切忌攻伐有毒，以免损伤小儿清灵的脏腑，当中病即止。

来源：罗小花．傅淑清辨治小儿夏季热的经验浅述［J］．北方药学，2015，12（02）：195，119．

第二节　皮肤黏膜淋巴结综合征

皮肤黏膜淋巴结综合征又称川崎病，是一种全身性的血管炎性病变，为急性发热性出疹性疾病，临床以不明原因发热、皮疹、球结膜充血、草莓舌、颈淋巴结肿大、手足硬肿为特征。本病的病因尚未明了，现在多认为是易患宿主体内由多种感染病原触发的一种免疫介导的全身性血管炎。本病根据其起病急骤，发热及其他临床表现，可归属于中医学温病范畴，运用卫气营血辨证论治已取得较好疗效。

本病好发于婴幼儿，男女比例为（1.3～1.5）：1，病程多为 6～8 周。绝大多数患儿经积极治疗可以康复，但有 1%～2% 死亡率，死亡原因多为心肌炎、动脉瘤破裂及心肌梗死，有些患儿的心血管症状可持续数月至数年。

【病因病机】 ➡

本病由于感受温热邪毒，循卫气营血传变，邪气从口鼻而入，犯于肺卫，继而入气，蕴于肺胃，入营扰血，侵犯营血，充斥内外，高热伴皮疹为主要临床症状，病变脏腑以肺胃为主，常累及心肝肾诸脏。

温热邪毒，初犯于肺卫，蕴于肌腠，酿生发热。入里化火，内入肺胃，阳热亢盛，炽于气分，气分热盛，见壮热不退；邪热熏蒸营血，动血耗血，见皮肤斑疹，口腔黏膜及眼结膜充血等症；热毒走窜流注可见手足硬肿；热毒痰邪凝阻经络，臀核肿大疼痛；热邪久羁，耗气伤津，致口干，舌红，草莓舌。热炽营血，血液凝滞，运行不畅，造成胸闷、心痛等血瘀诸证。病之后期，热去而气虚阴津耗伤，疲乏少力，指趾皮肤蜕皮。

【临床表现】 ➡

（1）发热　发热为最早出现的症状，持续 7~14 天或更久（2 周至 1 个月），体温常达 39℃ 以上，抗生素治疗无效。

（2）皮肤改变　急性期手足呈硬性水肿，手掌和足底中期出现潮红，恢复期在甲床皮肤交界处出现特征性指趾端片状蜕皮。常在发热 1~4 天躯干出现斑丘疹或多形性红斑样皮疹，肛周皮肤发红、恢复期蜕皮。

（3）黏膜改变　双侧球结膜充血，于起病 3~4 日出现，无脓性分泌物，热退后消散。口唇干红皲裂，口腔黏膜弥漫充血，舌乳头突起、充血呈草莓舌。

（4）淋巴结肿大　一过性颈淋巴结急性非化脓性肿胀，病初出现，热退时消散。

（5）重症患儿可合并冠状动脉病变、胆囊积液、关节炎、无菌性脑脊髓膜炎、面神经瘫痪、高热惊厥等并发症，偶见肺梗死、虹膜睫状体炎等。

【辅助检查】 ➡

（1）血常规　白细胞总数及中性粒细胞百分比增高，或有轻度贫血，血小板第 2 周开始增多，血液呈高凝状态。

（2）血沉明显增快。

（3）C 反应蛋白增高。

（4）血清蛋白电泳显示球蛋白升高，以 α_2 球蛋白显著。

（5）心电图改变，如 ST 段、T 波异常及心律紊乱等。

（6）超声心动图　在半数患者可发现心血管病变，如心包积液、左室扩大、二尖瓣关闭不全及冠状动脉扩张等。

【诊断与鉴别诊断】 ➡

1. 诊断

本病根据病史、临床症状、体征，排除其他疾病后典型病例诊断可明确，但临床对于不典型和不完全型的诊断有一定困难。

2. 鉴别诊断

（1）幼年类风湿病　发热时间较长，可持续数周或数月，对称性、多发性关节炎，尤以指趾关节受累比较突出，类风湿因子常为阳性。

（2）渗出性多形性红斑　不规则红斑及多样性皮疹，眼、唇有脓性分泌物及假膜形成，皮疹包括斑疹、丘疹、荨麻疹和疱疹，疱疹破裂后可形成溃疡。

【辨证施治】 ➡

以下药物剂量以 1~3 岁小儿为参考。

1. 卫气同病

发病急骤，持续高热，恶风目赤，口渴咽红，手掌足底潮红，躯干皮疹显现，颈部瘰核肿大，或伴咳嗽，轻度泄泻，舌质红，舌苔薄黄，脉象浮数。

治法：辛凉透表，清热解毒。

方药：银翘散加减。

处方：金银花 5 克，连翘 5 克，生石膏 10 克，知母 5 克，薄荷 3 克，牛蒡子 5 克，荆芥 5 克，淡豆豉 5 克，淡竹叶 3 克，芦根 9 克，桔梗 5 克，甘草 3 克。

加减：颈部瘰核肿大者，加浙贝母、僵蚕；手掌足跖潮红者，加地黄、黄芩、牡丹皮；关节肿痛者，加桑枝、虎杖。

2. 气营两燔

壮热不退，昼轻夜重，烦躁不宁或有嗜睡，咽红目赤，唇赤干裂，肌肤斑疹，或见关节疼痛，或颈部瘰核肿痛，手足硬肿，指趾蜕皮，舌质红绛如草莓，舌苔薄黄，脉数有力。

治法：清气凉营，解毒化瘀。

方药：清瘟败毒饮加减。

处方：水牛角 10 克，生地黄 5 克，玄参 5 克，黄芩 5 克，栀子 3 克，桔梗 5 克，赤芍 5 克，连翘 5 克，淡竹叶 3 克，牡丹皮 3 克，生石膏 10 克，知母 3 克。

加减：大便秘结者，加用生大黄；热重阴伤者，加麦冬、鲜石斛、竹叶；腹痛泄泻者，加黄连、木香、苍术、焦山楂；颈部瘰核肿痛者，加夏枯草、蒲公英。

3. 气阴两伤

身热渐退，倦怠乏力，动辄汗出，口渴喜饮，咽干唇裂，指趾端蜕皮或潮红脱屑，心悸，纳少；舌质红，舌苔少，脉细弱不整。

治法：益气养阴，清解余热。

方药：沙参麦冬汤加减。

处方：太子参5克，麦冬5克，沙参5克，天花粉5克，玉竹5克，五味子3克，桑叶3克，扁豆衣3克，丹参5克，赤芍3克。

加减：纳呆者加茯苓、焦山楂、焦六神曲；低热不退者加地骨皮、银柴胡、地黄；大便硬结者加瓜蒌子、火麻仁；心悸，脉律不整者加牡丹皮、黄芪。

【中成药】

（1）双黄连口服液　<3岁10毫升/次，每日2次；3~6岁10毫升/次，每日3次；>6岁20毫升/次，每日2~3次，口服。用于邪在卫气证。

（2）生脉饮口服液　5毫升/次，每日3次，口服。用于气阴两伤证。

（3）丹参滴丸　1~3粒/次，每日3次，温开水送服。用于血瘀证。

（4）清开灵注射液　1毫升/（千克·天），最大剂量不超过20毫升，以10%葡萄糖注射液10毫升稀释1毫升清开灵的比例，静脉滴注，每日1次。注意滴速勿快，以每分钟20~40滴为宜。用于气营两燔证。

【其他疗法】

1. 西医治疗

（1）丙种球蛋白　1~2克/千克，于8~12小时静脉缓慢滴注。宜于发病早期（10日以内）应用，有退热、预防冠状动脉病变的作用。

（2）阿司匹林　30~50毫克/（千克·天），分2~3次服，热退后逐渐减量，2周左右减至3~5毫克/（千克·天），顿服，维持6~8周。如有冠状动脉病变时，应延长用药时间，直至冠状动脉恢复正常。

（3）严重并发症　并发心源性休克，心力衰竭及心律失常者，予相应治疗。

2. 针灸疗法

热在卫气者，取穴大椎、曲池、合谷、十宣，快针强刺激，泻法不留针；热在气营，扰动心神者，取穴心俞、神门、内关，平补平泻法，留针20分钟。每日1次，5天为1个疗程。

3. 中药外敷

金黄膏：适量涂于绵纸或纱布上，敷肿大的颈淋巴结。每日1～2次。

【预防调护】◯➡

（1）合理喂养，适当户外活动，增强体质。

（2）积极防治各种感染性疾病。

（3）饮食宜清淡新鲜，补充足够水分。保持口腔清洁。适度卧床休息。

（4）密切观察病情变化，特别是及时发现并发症。

（5）本症患儿须随访半年至1年。有冠状动脉扩张者须长期随访，直到冠状动脉扩张消失为止。病后第1月、第2月、第3月、第6月、第12月，2年建议完善超声心动图检查。

【临床心得】◯➡

皮肤黏膜淋巴结综合征初起邪在肺卫，证见发热恶风，咽红，多为时短暂；热炽气分，高热持续，口渴喜饮，皮疹布发；继入营血，证见斑疹红紫，草莓舌，烦躁嗜睡；后期气阴两伤，证见疲乏多汗，指趾蜕皮。本病易于形成瘀血证，症见斑疹色紫、手足硬肿、舌质红绛、指纹紫滞等，若是瘀血阻塞脉络，还可见心悸、右胁下癥块等多种征象。治疗原则以清热解毒，活血化瘀为主。初起疏风清热解毒，宜辛凉透达；热毒炽盛治以清气凉营解毒，苦寒清透；后期气耗阴伤，则予益气养阴为主，甘凉柔润。本病易形成瘀血，自初期至后期始终应注意活血化瘀法的应用。温毒之邪多从火化，最易伤阴，在治疗中又要分阶段滋养胃津，顾护心阴。

川崎病属温热病范畴，辨证以卫气营血为纲。发病过程分为3期，初期表现以卫气同病为主；中期分为温毒发疹、气营两燔，火毒内炽、气血两燔及疹毒郁结、痰凝阻络3型，恢复期分为热恋阴伤和气阴两伤2型，活血化瘀贯穿于川崎病治疗的始终。［来源：李小青，匡琳等．川崎病治疗进展［J］．现代临床医学，2016，42（5）：328－330.］

本病发病以4～9月为多，加之本病热势盛，转化快，如初起即可见卫气同病，继而可有营血同见的演变规律，故辨证当属温病范畴中的风温与暑温。由于患儿原本禀赋不足，感温以后，束于肺卫，故初起可见卫分症状，由于温邪化火较快，又可旋即进入气分，约1周，邪热则可深入营血，达到本病的高峰阶段。根据本病的主症与发病规律，临床上可将其分为急性期与恢复期两类。其治疗则宗叶天士"在卫汗之可也，到气才可清气，入营犹可透热转气"之旨。辨证之中兼以迎头截击，以防邪之深入。如一见卫分证即可加入气分之药，如黄芩、石膏之类。（来源：董幼祺，董继业著．董氏儿科．北京：中国中医药出版社，2010.）

第三节 过敏性紫癜

过敏性紫癜是一种以小血管炎为主要病变的全身性血管炎综合征，以皮肤紫癜、关节肿痛、腹痛、便血及血尿、蛋白尿等肾脏损伤的症状为主要临床表现。本病属于中医学"血证""肌衄""紫癜风""葡萄疫"等范畴。

本病各年龄阶段均可发生，以学龄儿童多见，3~14岁为好发年龄。男孩多于女孩。一年四季均可发生，以春秋季发病较多。本病多数预后良好，轻症经7~10天痊愈，部分患儿可复发，复发间隔时间数周至数月不等，也可反复发作持续1年以上，出现肾脏损害甚至肾功能衰竭或伴有颅内出血等不良情况。

【病因病机】 ▷

过敏性紫癜的发生，内因多为小儿素体禀赋不足，正气亏虚，外因则与外感风热、湿热伤络、饮食失节蕴生内热有关。内有伏热兼外感时邪是本病发生的主要原因。

本病病机为风热毒邪蕴阻于肌表血分，迫血妄行，或素体阴虚，血分伏热，复感风邪，与血热相搏，壅盛成毒，致使脉络受损，血溢脉外。因小儿身体稚嫩，腠理不密，易感风邪，故此病多发于小儿；小儿脾常不足，肾常虚，发病时常见损伤脾肾二脏，出现尿血、便血等症；因风性善变，游走不定，流窜经络关节，可见关节肿痛。本病急性期多为阳证、实证，病机重在血热、血瘀；病久者则转阴证、虚证，病机不离气虚、阴虚，而各阶段均有不同程度的血瘀。

1. 风热伤络

风热之邪从口鼻而入，内伏血分，郁蒸于肌肤，与气血相搏，灼伤脉络，血不循经，渗于脉外，溢于肌肤，积于皮下，则出现紫癜；气血瘀滞肠络，中焦气血阻滞，则见腹痛便血；若风热夹湿，或与内蕴之湿热相搏，下注膀胱，灼伤下焦之络，则见尿血；瘀滞于关节之中，则见关节肿痛。

2. 血热妄行

邪热由表入里，或饮食内生蕴热，热入血分，灼伤脉络，迫血妄行。血液渗于脉络之外，留于肌肤，积于皮下，形成紫癜。内伤胃肠血络，则便血呕血；灼伤肾络，则见尿血。

儿科病中医特色诊疗与处方

3. 湿热痹阻

湿热邪毒，浸淫腠理，郁于肌肤，阻滞四肢经络，痹阻关节，致关节肿痛屈伸不利。湿热邪毒损伤络脉，血溢脉外而成紫癜，多布于关节周围。

4. 气不摄血

小儿禀赋不足，脏腑内伤，脾气亏虚，不能统血摄血，血液不循常道而溢于脉络之外，发为紫癜。若久病不愈，反复出血，脏腑虚损，脾气虚弱，血液失摄，气随血损，以致气血两虚。病情反复，气血耗损日久，脏腑内伤，脾胃之气受损，气血生化不足，摄血统血无权，则致紫癜反复出现而色淡。

5. 阴虚火旺

热邪伤阴，阴虚则火旺；疾病反复发作，反复出血伤阴，阴血耗损，易致肝肾阴亏，虚火内生；或者患儿素体阴虚，虚火乘扰则血随火动，以致离经妄行，形成紫癜，虚火灼伤下焦之络，则尿血，并可使之迁延日久。

【临床表现】 ▶

（1）发病前有上呼吸道感染史，或药物、食物过敏等病史。

（2）典型皮肤症状：皮肤分批出现对称分布、大小不等、高出皮面、压之不褪色的斑丘疹样紫癜，以双下肢伸侧及臀部为多。

（3）约2/3患儿出现消化道症状，以脐周或下腹部绞痛伴呕吐为主，部分患儿同时伴有关节痛和尿异常（血尿或蛋白尿）改变。

【辅助检查】 ▶

（1）血常规：血小板计数正常或升高。

（2）凝血功能：出血、凝血时间正常，血块收缩试验正常。部分患儿毛细血管脆性试验阳性。

（3）血沉轻度增快。

（4）肾脏受累者尿常规可有镜下血尿、蛋白尿等肾脏损伤表现。

（5）肾组织活检可确定肾脏病变性质。

（6）有消化道症状者大便隐血试验多阳性。

【诊断与鉴别诊断】 ▶

1. 诊断

典型病例根据病史、临床症状、体征，除外其他疾病引起的血管炎及其他出血性疾患不难诊断，部分无典型皮疹病例临床诊断较困难。

2. 鉴别诊断

（1）特发性血小板减少性紫癜　皮肤、黏膜可见非对称性瘀点及瘀斑。不高出皮面，可遍及全身。血小板计数减少，出血时间延长，骨髓中成熟巨核细胞减少，血块收缩不良，束臂试验阳性。

（2）风湿热　二者均可有关节肿痛及低热，于紫癜出现前较难鉴别，随着病情的发展，皮肤出现紫癜，则易于鉴别。

（3）外科急腹症　在皮疹出现前发生腹痛等症状者需与急腹症鉴别，各种急腹症腹痛的部位常与相关脏器的位置有关，且有与之相应的临床症状。儿童期出现急性腹痛者，要考虑过敏性紫癜的可能，往往腹痛症状较重而腹部体征不明显，同时应仔细寻找典型皮肤紫癜，注意关节、腹部、肾脏的综合表现，争取早期明确诊断。

【辨证论治】 ▶

以下药物剂量以 6～12 岁小儿为参考。

1. 风热伤络

全身紫癜布发，尤多见于下肢和臀部，对称分布，颜色鲜红，呈丘疹或红斑，大小形态不一，可融合成片，或有痒感，伴发热，微恶风寒，咳嗽，咽红，或见关节疼痛、腹痛、便血、尿血等症。舌质红，苔薄黄，脉浮数。

治法：祛风清热，凉血安络。

方药：银翘散加减。

处方：金银花 9 克，连翘 9 克，牛蒡子 9 克，薄荷 6 克，淡竹叶 9 克，淡豆豉 6 克，荆芥 9 克，板蓝根 9 克，紫草 6 克，赤芍 6 克。

加减：皮肤瘙痒者，加地肤子、蝉蜕、僵蚕；咳嗽者，加桑叶、菊花、前胡；尿血者，加白茅根、小蓟、茜草；关节痛者，加秦艽、防己、牛膝；腹痛者，加广木香、延胡索。

2. 血热妄行

发病急骤，皮肤瘀斑密集，甚则融合成片，色泽鲜红，伴鼻衄、齿衄，或有发热，面赤，咽干而痛，心烦，渴喜冷饮，大便干燥，小便短赤，舌质红绛，苔黄燥，脉弦数。

治法：清热解毒，凉血消斑。

方药：犀角地黄汤加减。

处方：水牛角 20 克，生地黄 12 克，牡丹皮 6 克，赤芍 6 克，紫草 6 克，玄参 6 克，黄芩 9 克，甘草 3 克。

加减：皮肤紫癜多者，加知母、仙鹤草、栀子；鼻衄量多者，加炒蒲黄、白茅根；尿血者，加小蓟、大蓟；便血者，加生地榆、槐花炭；便秘者，加生大黄；目赤者，加青黛、菊花。

3. 湿热痹阻

皮肤紫癜多见于关节周围，尤以膝、踝关节为主，关节肿胀灼痛，肢体活动不便，或伴腹痛、泄泻，舌质红，苔黄腻，脉滑数或弦数。

治法：清热利湿，通络止痛。

方药：四妙丸加味。

处方：苍术9克，牛膝9克，黄柏9克，薏苡仁12克。

加减：关节肿痛，活动受限者，加赤芍、鸡血藤、忍冬藤；泄泻者，加葛根、黄连、马鞭草；尿血者，加小蓟、石韦、地黄；若腹痛较著者，可配以芍药、甘草。

4. 气不摄血

病程较长，紫癜反复发作，隐约散在，色泽淡紫，腹痛绵绵，神疲倦怠，面白少华，食少纳呆，头晕心悸，舌质淡，苔薄白，脉细无力。

治法：健脾益气，养血摄血。

方药：归脾汤加减。

处方：党参9克，白术12克，茯苓12克，甘草3克，黄芪9克，当归6克，酸枣仁9克，阿胶6克，龙眼肉9克，木香6克，生姜3克，大枣6克。

加减：食欲缺乏加砂仁、焦神曲；腹痛便血者，加防风炭、生地榆；出血不止者，加鸡血藤、血余炭、阿胶。

5. 阴虚火旺

起病较缓，皮肤紫癜时发时止，瘀斑色暗红，鼻衄、齿衄或尿血，血色鲜红，可伴见低热盗汗，心烦少寐，口燥咽干，大便干燥，小便黄赤，舌光红，舌苔少，脉细数。

治法：滋阴降火，凉血止血。

方药：大补阴丸加减。

处方：熟地黄12克，龟甲12克，黄柏9克，知母6克，牡丹皮6克，牛膝9克，墨旱莲12克。

加减：鼻衄、齿衄者，加白茅根、焦栀子；低热者，加银柴胡、地骨皮；盗汗者，加煅牡蛎、煅龙骨、五味子。若尿中红细胞较多者，可另吞三七粉、琥珀粉。

【中成药】 ⊙

（1）归脾丸（浓缩丸）＜1岁服3～4丸/次，1～3岁服4～5丸/次，4～7岁服6～7丸/次，＞7岁服8～10丸/次，每日3次，温开水送服。用于气不摄血证。

（2）荷叶丸　>7 岁服 4.5 克/次，每日 2~3 次，空腹温开水送服。用于血热妄行证。

（3）复方丹参注射液　0.5 毫升/（千克·天），加入 5% 葡萄糖注射液 100~250 毫升中静脉滴注，每日 1 次，疗程 2~4 周。用于血瘀证。

【其他疗法】

1. 西医治疗

（1）对症治疗　有消化道症状时应限制粗糙饮食，服用大剂量维生素 C、钙剂及抗组胺药可降低毛细血管脆性；有大量出血时要考虑禁食或输血，可静脉滴注西咪替丁，20~40 毫克/（千克·天）。

（2）抗凝治疗　本病常有纤维蛋白原沉积、血小板沉积和血管内凝血的表现，临床应注意抗凝治疗的应用。

① 肝素　肝素钠剂量为 100 单位/千克，加入 5% 或 10% 葡萄糖注射液 100 毫升中静脉滴注，每日 1 次，连续 7~10 天。使用肝素制剂时，需注意检查凝血相关指标，防止出血。

② 抗血小板凝集药　潘生丁 3~5 毫升/（千克·天），分 2~3 次口服。

（3）糖皮质激素　糖皮质激素可改善腹痛及关节症状，但不能减轻紫癜，不能减少肾脏损害的发生，故腹痛或关节肿痛是应用此类药物的适应症状。急性发作症状明显时予泼尼松 1~2 毫克/（千克·天），分 3 次口服，症状缓解后即可停药，疗程多在 10 日内。严重者可静脉滴注氢化可的松或甲泼尼龙，症状缓解后逐渐减量停药。

2. 针灸疗法

取穴八髎、腰阳关。艾炷隔姜灸，每穴灸 45 分钟，每日 1 次，半个月为 1 个疗程。用于气不摄血证、阴虚火旺证。

3. 中药外洗

消癜汤外洗方：紫苏叶、蝉蜕、蒲公英、紫草等，煎煮，汤药温度在 37℃ 时，泡洗局部皮肤，15~30 分钟/次，每日 1~2 次，泡洗后注意避风保暖，多饮温开水，及时更换衣服，禁食发物。

来源：欧阳学认，许华，连逸青. 许华运用中医外治法治疗小儿常见病经验 [J]. 上海中医药杂志，2017，51（08）：27－29.

【单方验方】

1. 金蝉脱衣汤

组成：金银花 10 克，蝉蜕 3 克，连翘 10 克，防风 5 克，薏苡仁 15 克，茵陈 10 克，猪苓 10 克，苍术 10 克，赤芍 6 克，红枣 3 枚，郁金 6 克，桂枝 3 克。

功效：清热疏风，化湿和络。

应用：用于风热夹湿型小儿过敏性紫癜。

来源：陈锴，董继业，董幼祺等．董幼祺运用金蝉脱衣汤治疗小儿过敏性紫癜临证经验［J］．中华中医药杂志，2016，31（07）：2601－2603.

2. 过敏煎加味

组成：银柴胡 10 克，防风 10 克，五味子 5 克，乌梅 10 克，生甘草 5 克，紫苏 10 克。

功效：益气固表，散风祛湿。

应用：用于过敏性紫癜。

加减：属气不摄血者合归脾汤；肝肾阴虚者合六味地黄汤；阴虚火旺者合茜根散；兼风热合银翘散；血热合犀角地黄汤；关节疼痛、活动受限者加赤芍、络石藤；腹痛者加延胡索（元胡）、白芍；血尿者加小蓟、白茅根；皮肤瘙痒明显者加白鲜皮、地肤子和蝉蜕。

来源：沈湘妹．过敏煎加味治疗儿童复发性过敏性紫癜 68 例临床观察［J］．中国初级卫生保健，2010，24（12）：86－87.

3. 消癜汤

组成：生地黄、白术、白茅根各 20 克，南沙参、水牛角粉、仙鹤草各 30 克，牡丹皮、茯苓各 15 克，丹参 30 克，蝉蜕、甘草各 10 克，三七粉（冲服）5 克。

功效：凉血清热，补气祛风，活血化瘀。

应用：用于过敏性紫癜。

加减：风盛血热证患者方加防风、金银花、僵蚕、板蓝根、土茯苓、地肤子、白鲜皮；气虚失摄证者加山药、黄芪、金荞麦；瘀血阻络证者加益母草、蒲黄、赤芍等。

来源：刘欣，侯立红，夏芸芸等．消癜汤治疗过敏性紫癜 54 例［J］．陕西中医，2015，36（06）：712－713.

【预防调护】 ➡

（1）积极防治上呼吸道感染，清除慢性感染灶，驱除体内各种寄生虫。

（2）注意寻找引起本病的各种原因，去除致敏原。

（3）定期复查尿常规，注意预防肾脏损害的发生。

（4）避免接触可疑致敏原，如花粉、油漆等；饮食宜清淡，忌虾蟹及肥甘厚腻辛辣之品。

（5）急性期或出血量多时，宜卧床休息，限制患儿活动，消除紧张情绪。

（6）饮食宜软而少渣。如有消化道出血时，应禁食；如腹痛不重，仅有大便潜血阳性者，可给流食或半流食。

（7）密切观察腹痛、泄泻、黑便及关节疼痛、肿胀情况及尿检变化。

过敏性紫癜应首先辨清标本虚实。起病急，病程短，紫癜颜色较鲜明者多属实证；起病缓慢，病情反复，病程迁延，紫癜颜色较淡者多属虚证。又可根据出血部位和程度以及伴随症状辨轻重。一般仅有紫癜者病情较轻，若伴有尿血、便血、颅内出血，或出血量较大，气随血脱者，病情较重。

过敏性紫癜的治疗不外祛因和消斑两方面，可标本同治，症因兼顾。实证以清热凉血为主，随证配用祛风通络、缓急和中；虚证以滋阴降火、益气摄血为主。紫癜为离经之血，皆属瘀血，故活血化瘀贯穿始终。临证需注意证型之间的相互转化或同时并见，治疗时要分清主次，统筹兼顾。

对过敏性紫癜的治疗早期当以祛邪为主，迁延期则当顾护气阴为本，消除紫癜为标。由于本病常见复发，是标证虽去而内脏功能尚未恢复之故。因此，紫癜消退后若有肾脏损害者，仍应继续调治，方能获得远期疗效。

本病的临床表现繁多，但综合分析，其本质为湿热交织、耗血动血，本病发病脾肾不足、湿热郁滞是本，肺气不足、外邪侵袭为标。急性发作期以湿热内盛，血热妄行为多见，属实证、热证。慢性期则以气血阴亏，血脉瘀滞为主，属虚证、瘀证。紫癜的发生多在温病后期，湿热毒邪未尽，蕴郁血分，伤及经络，迫血妄行而致。治疗上以清热祛湿凉血为主，以青黛、紫草、紫花地丁、赤芍、牡丹皮、薏苡仁、败酱草为基本方剂，随证加减。发病初期多为皮肤型，皮疹颜色多鲜红，证属毒热内蕴，熏蒸肌肤。治疗上以清热解毒、凉血止血为主。方中加地肤子、白鲜皮以清皮肤、肌肉之积热。若皮疹迁延日久，色紫暗，则加血余炭、蒲黄炭、丹参、川芎活血化瘀以止血。中期的患儿出现腹型，表现腹痛、呕吐、便血，证属湿热蕴结、痹阻胃肠，为湿热合邪。方中加橘核、乌药、炙延胡索、乳香、没药；呕吐加竹茹、橘红；便血加地榆炭、槐角。伴关节肿痛者，属湿热蕴结、痹阻经络证，为湿热合邪，交阻络脉。方中加怀牛膝、鸡血藤、木瓜、伸筋草等清热祛湿，通经活络。

来源：胡艳，幺远，柳静等. 裴学义老中医治疗过敏性紫癜经验［J］. 中国中医急症，2009，18（04）：577－578.

第四节　免疫性血小板减少性紫癜

免疫性血小板减少性紫癜是最常见的获得性出血性疾病。免疫因素导致血小板破坏增多和巨核细胞成熟障碍，临床以皮肤黏膜和内脏出血为特征，又称"特发性血小板减少性紫癜"。

本病属于中医学"血证""发斑"等范畴。一年四季均可发病，以春季的发病率最高，发病年龄多在 2～5 岁，病死率为 1%，主要致死原因为颅内出血。

【病因病机】 ➡

小儿素体正气亏虚是发病之内因，外感时邪或其他疫气是发病之外因。

本病多为本虚标实之证，病位主要在心、肝、脾、肾四脏，其主要病机在于热、虚、瘀。若因外感风热邪毒及疫气蕴阻于肌表血分，迫血妄行，外溢皮肤孔窍所致，以实证为主；若因素体心脾气血不足，肾阴亏损，虚火上炎，血不归经所致，以虚证为主。其热又有虚、实之分：实热是指胃火炽盛，或肝郁化火，或感受邪毒，内伏营血；虚热是指阴虚火旺，虚火内盛。虚者脾肾两虚，以致血液化生不足和失于统摄；或肝肾阴虚，阴虚内热，迫血妄行。瘀由火热伤络，络伤血瘀；或气虚血瘀，瘀伤血络。故本病病机以虚为本，热瘀为标。

本病分急性型和慢性型，急性型多因外感风热或疫毒之邪，热毒内侵，内扰营血，灼伤血络，迫血妄行，溢于脉外，出现皮肤、黏膜紫癜或伴其他出血，多属实证。慢性型常因病程迁延，气血耗伤，以致脏腑气血亏损。虚损多表现为脾气虚弱、阴虚火旺和脾肾阳虚，以虚证为主。出血之后，离经之血瘀于皮下体内，或反复出血，则为虚实夹杂之证。

(1) 风热伤络　小儿腠理疏松，表卫不固。若外感四时不正之气，尤其是风热邪毒入侵，郁于皮肤，伤于血络，迫血妄行，溢于脉外，渗于皮下，则形成紫癜。

(2) 血热妄行　不论是外感之热毒还是内生之郁热，内舍血内，迫血妄行，均可使络脉受灼损伤，血溢脉外，出于肌肤腠理，少则成点，多则成斑，弥漫散布，瘀积而成紫癜。

(3) 气不摄血　素体脾气亏虚，不能统血摄血，血液不循常道，溢于脉外而成紫癜。或疾病迁延日久，反复出血，血出既多，气亦随血而损，以致气血两虚。气虚则不能摄血，脾虚则不能统血，血失统摄，溢于肌肤而成紫癜。

(4) 阴虚火旺　反复大量出血之后，阴血耗损，肾阴不足，精血匮乏，虚火内生，虚火灼伤络脉，血脉受损，则紫癜反复出现，病程迁延。

【临床表现】 ➡

(1) 皮肤黏膜见瘀点、瘀斑。瘀点多为针尖样大小，一般不高出皮面，多不对称，可遍及全身，但以四肢及头面部多见。无明显肝、脾、淋巴结肿大。可伴有鼻衄、齿衄、尿血、便血等，严重者可并发颅内出血。

(2) 临床分型：根据病程的长短将本病分为两型，≤6 个月为急性型，>6 个月为慢性型。

【诊断与鉴别诊断】 ◉

1. 诊断

根据以上临床表现及辅助检查可基本诊断。

2. 鉴别诊断

注意排除其他可引起血小板减少的疾病，如再生障碍性贫血、急性白血病、过敏性紫癜、系统性红斑狼疮、血栓性血小板减少性紫癜、继发性血小板减少性紫癜等。

（1）继发性血小板减少性紫癜　多继发于急性感染，因引起血小板破坏增多而致血小板减少，出现紫癜。此类紫癜原发疾病经治疗后紫癜很快消失，且很少反复发作。

（2）过敏性紫癜　发病前可有上呼吸道感染或食物、药物过敏等病史。皮肤分批出现对称分布、大小不等、高出皮面、压之不褪色的斑丘疹样紫癜，以双下肢伸侧及臀部为多，常兼见关节肿痛、腹痛、便血、尿血。血小板计数正常或升高；出、凝血时间正常，血块收缩试验正常；部分患儿毛细血管脆性试验阳性，血沉轻度增快。肾脏受累者尿液检查与肾小球肾炎类似。大便隐血试验可呈阳性。

【辨证施治】 ◉

以下药物剂量以 3~5 岁小儿为参考。

1. 风热伤络

发病前常有外感病史，发热、畏风、恶寒、咳嗽、咽痛等，后见针尖大小的皮内或皮下瘀斑，色红，分布不均，以四肢较多，可伴有鼻衄、齿衄等，舌红，苔薄黄，脉浮数。

治法：疏风清热，凉血止血。

方药：银翘散加减。

处方：连翘5克，金银花5克，桔梗3克，薄荷5克，淡竹叶5克，生甘草3克，荆芥穗2克，淡豆豉2克，牛蒡子3克。

加减：咽喉红肿者，加白芷；鼻衄者加白茅根、仙鹤草、血余炭；皮肤瘙痒者，加蝉蜕、地肤子、白鲜皮。

2. 血热妄行

起病急，出血一般较重，皮肤瘀斑紫红，常密布成片，多伴有鼻衄、齿衄等出血症状，严重者可伴有壮热面赤，烦躁口渴，咽干喜冷饮，大便干结，小便短赤，舌质红绛，或有瘀斑，苔黄燥，脉弦数或滑数。

治法：清热解毒，凉血止血。

方药：犀角地黄汤加减。

处方：水牛角 10 克，生地黄 5 克，芍药 3 克，牡丹皮 3 克，玄参 2 克，大青叶 3 克。

加减：出血倾向较重、内热象明显者，加石膏、知母；齿衄、鼻衄者，加用白茅根、仙鹤草、栀子；尿血者，加小蓟、大蓟；便血者，加地榆炭、槐花炭；腹痛者，加甘草。

3. 气不摄血

紫癜反复发作，斑色暗淡，面色萎黄或苍白无华，神疲乏力，食欲缺乏，纳少肌瘦，头晕心悸。舌淡红，苔薄白，脉细无力。

治法：益气摄血，健脾养心。

方药：归脾汤加减。

处方：白术 3 克，当归 3 克，茯苓 3 克，黄芪 6 克，龙眼肉 3 克，远志 3 克，酸枣仁 3 克，党参 3 克，木香 2 克，炙甘草 2 克。

加减：阴血亏虚者，加黄精、熟地黄；食欲缺乏者，加焦三仙；出血绵延不止者，加三七、白及、蒲黄炭。

4. 阴虚火旺

皮肤紫癜时发时止，病程较长，伴齿衄、鼻衄，潮热盗汗，手足心热，心烦颧红，口干咽燥。舌红少津，脉细数。

治法：滋阴清热，凉血宁络。

方药：大补阴丸加减。

处方：熟地黄 5 克，生地黄 5 克，知母 3 克，黄柏 3 克，龟甲 3 克，丹参 3 克，牡丹皮 3 克。

加减：阴虚明显者，加地骨皮、银柴胡；盗汗明显者，加煅龙骨、煅牡蛎、浮小麦；鼻衄、齿衄者，加焦栀子、白茅根；病情日久不愈，阴损及阳者，酌用肉苁蓉、淫羊藿、巴戟天。若因长期服用大量激素呈阴虚火旺之象，可用知柏地黄丸。

5. 脾肾阳虚

皮肤紫癜色暗，下肢多见，可伴鼻衄、齿衄等出血症状，出血色淡，形寒肢冷，面色㿠白，头晕，气短，精神困倦，纳少便溏。舌质淡或有瘀点瘀斑，苔薄白，脉沉或细弱。

治法：温补脾肾，养血生髓。

方药：右归丸加减。

处方：熟地黄 3 克，山药 3 克，山茱萸 3 克，枸杞子 3 克，菟丝子 3 克，鹿角胶 2 克，杜仲 3 克，肉桂 1 克，当归 2 克。

加减：气虚者，加黄芪、党参、茯苓、白术；阳虚者，加巴戟天、肉苁蓉、鹿茸；血瘀者，加三七、牡丹皮、赤芍；脾虚纳呆者，加焦山楂、陈皮、砂仁等。

6. 瘀血阻络

紫癜色紫，有瘀块、血肿，经久不消，或有腰痛，痛处固定，针刺样疼痛为主，齿龈及眼周紫黑，舌质紫暗，或有瘀斑，舌苔薄，脉细涩。

治法：活血化瘀，养血补虚。

方药：桃红四物汤加减。

处方：熟地黄3克，当归3克，白芍3克，赤芍3克，丹参3克，川芎2克，桃仁2克，红花2克。

加减：出血较重者，去赤芍、丹参，加紫草、仙鹤草、茜草；气虚明显者，加黄芪、党参、山药；血虚明显者，加阿胶、制何首乌；瘀斑或血肿严重，舌紫暗者，选加失笑散、三七粉、云南白药、血竭；脾胃虚弱纳呆者，加白术、炒谷芽、炒麦芽。

【中成药】 ➡

（1）归脾丸（浓缩丸）　1岁以内每次3~4丸，1~3岁每次4~5丸，4~7岁每次6~7丸，7岁以上每次8~10丸，每日3次，温开水送服。用于气不摄血证。

（2）云南白药　每次0.4克，每日3~4次，凉水送服。用于各种出血。

【外用药】 ➡

百草霜15克，龙骨30克，枯矾30克。共研细粉，用棉签蘸药粉塞于鼻腔内。用于治疗鼻衄不止者可即刻见效。

来源：石效平. 中西医临床儿科学. 北京：中国中医出版社，1996.

【其他疗法】 ➡

食疗方：

（1）花生衣、大枣各30克。水煮熟后加红糖即可食用，每日1次。

（2）大麦100克，红枣15枚，加水500毫升，共煮至150毫升，每日1剂。

（3）白扁豆100克，红枣20枚，冰糖50克，共煮服，每日2次。

（4）鲜白茅根（切碎）150克，鲜藕（切片）200克，煮汁常饮，每日4~5次。

【单方验方】 ➡

（1）甘草12~20克，煎汤取汁，分早晚2次服用。停药若复发者，可再用。一般于服药 3~4 天出血停止，5~14 天皮肤原有瘀点瘀斑消散吸收。

（2）仙鹤草、赤小豆、薏苡仁、大枣、牡蛎各 30 克，牡丹皮、生地黄、黄柏、栀子、连翘各 15 克，丹参 12 克，甘草 9 克。在此方基础上可随证加减，用于各型的治疗。

（3）鲜荷叶 1 张，大枣 10 枚。煎汤饮，能使血小板迅速增加。

来源：王英珍，周佃渠，赵海清等．现代中医学．天津：天津科学技术出版社，2009.

【预防调护】 →

（1）预防感冒，以减少发病，或避免使好转的病情再次加重。

（2）忌用对血小板有抑制作用的药物，如阿司匹林等。

（3）急性期出血较严重的小儿应卧床休息，避免外伤。

（4）密切观察病情变化，注意出血的量、色与部位。若出现头痛眩晕，乃颅内出血的先兆，应及时检查处理。

（5）饮食以容易消化的食物为主，忌食干、硬、刺激性食物。

【临床心得】 →

（1）本病治疗见效后容易复发，应在治疗的同时叮嘱患者注意避外邪、调畅情志、调摄饮食、适当运动。

（2）急性期以血热炽盛，营阴受灼，迫血妄行为表现，多用清热凉血止血之法。中后期以气不摄血，血溢脉外为表现，以健脾益气养血为主进行治疗。

来源：李雄安，赵国荣，毛娅男等．赵国荣教授治疗血小板减少性紫癜经验．湖南中医药大学学报，2015，35（05）：45-46.

第五节　维生素 D 缺乏性佝偻病

维生素 D 缺乏性佝偻病，又称佝偻病，是由于儿童体内维生素 D 不足，导致钙磷代谢失常，从而使正在生长的骨骺端软骨板不能正常钙化，造成骨骼病变为特征的全身慢性营养缺乏性疾病。主要临床表现为多汗、夜啼、烦躁、枕秃，肌肉松弛，囟门迟闭，甚至鸡胸肋翻、下肢弯曲。《小儿药证直诀》中称其"龟胸""龟背"，为本病胸骨与脊柱畸形的证候记载。《诸病源候论》中提出背偻、多汗、夜啼、齿迟、发稀等与本病相关的证候，并提出"数见风日"的预防措施。

本病的发生与日照不足有关，多发于冬春季节，3岁以下幼儿多见，尤其是1岁以内的婴儿发病率较高。多数患儿属轻症，一般预后良好。重者可遗留骨骼畸形，影响儿童正常生长发育。

【病因病机】➡

本病的发生不外乎先天不足、后天失养两方面。本病病机以脾肾亏虚为本，常累及心、肺、肝三脏。各种病因导致小儿脾肾虚弱，脾气不足则出现纳呆、神疲、乏力；脾不健运，土不生金，致肺气虚损，则肌肉软弱，毛发稀疏，多汗；脾虚气血生化乏源，肾虚精血不足，致肝阴血不足，肝阳偏旺，则烦躁夜啼；心阴不足，心火偏亢，则夜啼、惊惕；重则肾虚骨弱，囟门迟闭，骨骼畸形，发育迟缓。

1. 先天不足

妊娠期母体调摄失宜、营养不足或患有其他疾病，均直接影响腹中胎儿，导致胎儿先天禀赋不足，肾气不充。

2. 后天失养

产妇生产后母乳不足或人工喂养，未及时添加辅食，或食物的量或者质不能满足婴儿的需要，调护不当，致气血生化乏源，脏腑失养，脾肾亏损。或者婴幼儿未得到足够阳光照射，致使脏腑筋骨失于阳光温煦，致骨骼发育不坚而致本病。

【临床表现】➡

本病临床表现可分为四期。

（1）初期　多汗、烦躁、睡眠不安、夜间惊啼、枕秃、有脱发圈、囟门迟闭、牙齿迟出等。

（2）活动期（激期）　除初期表现加重外，以轻中度骨骼改变为主，可见乒乓头、方颅、肋串珠、肋外翻、鸡胸、漏斗胸、龟背、手脚镯、下肢弯曲等骨骼病变。

（3）恢复期　患儿症状改善，体征减轻，但可遗留骨骼畸形。

（4）后遗症期　重症患儿常残留不同程度的骨骼畸形，无其他临床症状。

【诊断与鉴别诊断】➡

1. 诊断

本病多见于婴幼儿，好发于冬春季节。综合发病年龄、时间、喂养情况及临床表现及辅助检查不难确诊。

2. 鉴别诊断

（1）脑积水　中医学称"解颅"。发病常在出生后数月，前囟及头颅进行性增大，且前囟饱满紧张，骨缝分离，两眼下视，如"落日状"。X 线片示颅骨穹隆膨大、颅骨变薄、囟门及骨缝宽大等。

（2）呆小病　又称克汀病，因甲状腺功能减退所致。不仅有出牙与囟门晚闭，还有患儿智力明显低下，表情呆滞，皮肤粗糙干燥，血钙磷正常，X 线片示骨龄延迟，但钙化正常。查血甲状腺素 T_4 和促甲状腺激素（TSH）可资鉴别。

【辨证施治】 ➡

以下药物剂量以 1~3 岁小儿为参考。

1. 肺脾气虚

多汗，头发稀疏而见枕秃，面色少华，神疲乏力，肌肉松弛，纳呆，大便不调，反复感冒，舌质淡，苔薄白，指纹淡，脉细软无力。

治法：健脾补肺，益气固表。

方药：玉屏风散合人参五味子汤加减。

处方：黄芪 5 克，防风 3 克，人参 3 克，白术 3 克，茯苓 3 克，麦冬 3 克，五味子 3 克，甘草 2 克。

加减：汗多者加龙骨、牡蛎；大便不实者加山药、白扁豆、莲子；睡眠不安者加远志、首乌藤。

2. 脾虚肝旺

面色少华，多汗，神疲纳呆，夜惊啼哭，甚至抽搐，坐立行走无力，囟门迟闭，舌质淡，苔薄白，指纹淡，脉细弦。

治法：健脾平肝。

方药：益脾镇惊散加减。

处方：人参 3 克，白术 3 克，茯苓 3 克，龙齿 3 克，钩藤 3 克，灯心草 3 克，甘草 2 克。

加减：多汗者加五味子、煅龙骨、煅牡蛎；夜卧不安者加远志、首乌藤；反复抽搐者加全蝎、蜈蚣；立行迟缓无力者加枸杞子、杜仲。

3. 肾精亏损

面色苍白无华，头汗淋漓，肢软乏力，神情淡漠呆滞，出牙、坐立、行走迟缓，囟门不闭，头颅方大，鸡胸、龟背，或见漏斗胸，肋外翻，下肢弯曲，舌质淡，苔少，指纹淡，脉细无力。

治法：补肾填精。

方药：补天大造丸加减。

处方：紫河车5克，人参3克，黄芪5克，白术3克，茯苓3克，山药5克，鹿角胶3克，枸杞子3克，当归3克，熟地黄3克，白芍3克，龟甲5克，酸枣仁3克，远志2克。

加减：汗多者加煅龙骨、煅牡蛎；纳呆食少者加砂仁、陈皮；智力落后者加石菖蒲、郁金。

【中成药】

（1）龙牡壮骨颗粒　<2岁5克/次，2~7岁7克/次，>7岁10克/次，每日3次，温开水冲服。用于肺脾气虚及肾精亏损证。

（2）玉屏风口服液　<1岁3毫升/次，1~5岁5~10毫升/次，6~14岁10毫升/次，每日3次，口服。用于肺脾气虚证以肺虚为主，多汗而反复感冒者。

（3）六味地黄口服液　<6岁5毫升/次，≥6岁10毫升/次，每日2次，口服。用于肾精亏损证。

【外用药】

生蟹足骨15克（焙干），白蔹15克（捣碎），乳汁调敷于骨缝上。每日换1次。

来源：周德生，肖志红．中医验方全书．长沙：湖南科技出版社，2011．

【其他疗法】

1. 西医治疗

补充维生素D。预防本病：每日服维生素D 400 IU。治疗：轻症每次用维生素$D_3$20万国际单位，肌内注射，每月1次，连用2次；中重症每次用维生素$D_3$30万国际单位，肌内注射，每月1次，连用2~3次。

2. 针灸疗法

针刺关元、气海、足三里，针后加灸。有培补正气之功，适用于肺脾气虚证。

3. 推拿疗法

（1）一般推拿　推补肾水15~20分钟，揉小天心5分钟，推补脾土5分钟，推上三关

3 分钟。有补肾健脾平肝之功，适用于脾虚肝旺、肾精亏虚证。

（2）三字经推拿　揉二马，补脾，平肝，清天河水。有补脾平肝之功，适用于脾虚肝旺证。咳嗽有痰加顺运八卦；惊重加捣小天心；大便稀加揉外劳宫。

来源：张奇文，朱锦善．实用中医儿科学．北京：中国中医药出版社，2016.

【单方验方】 ➡

（1）紫河车 1 具，煅牡蛎、黄芪各 30 克，蜈蚣 10 条，青盐 10 克，焙干研为细粉，分 100 小包，每次 1 包，温开水冲服，每日 2 次，连服 1 个月。

（2）龟甲、鳖甲、鸡内金、鹿角、海螵蛸（乌贼骨）各等分，研为细末，每服 1 克，每日 2 次。用于肾精亏损。

（3）四粉散：醋炒鱼骨 50 克，紫河车粉 7 克，炒鸡蛋壳 18 克，白糖 25 克，共研为细末，每次口服 0.5 克，每日 3 次，可久服。

（4）壮骨散：龙骨、牡蛎、太子参、淫羊藿各 10 克，共为细末，每次 0.5 克，每日 3 次，口服。

来源：张奇文，朱锦善．实用中医儿科学．北京：中国中医药出版社，2016.

【预防调护】 ➡

（1）早期补充维生素 D，每天口服预防量。
（2）婴儿于 2 个月开始多晒太阳，每天平均 1 小时以上。
（3）提倡母乳喂养，及时添加富含维生素 D 及钙磷丰富的食物。
（4）患儿衣带应宽松，不要久坐久立。

【临床心得】 ➡

（1）维生素 D 缺乏性佝偻病属虚证，治疗原则为健脾益气，滋补肝肾，填精壮骨。

（2）病之早期，多属脾肺气虚，治以健脾补肺，也可出现气血亏虚或脾虚肝旺，前治以益气养血，后治以健脾平肝。激期多属脾肾两亏，治以健脾补肾。后期累及肝肾，当肝脾肾同补，填精壮骨，佐以健脾。

（3）本病属虚证，故补益药属正治之法，补益药有补气、补血、补阴、补阳之别。补气药有人参、党参、西洋参、太子参、黄芪、白术、山药、白扁豆、甘草等。脾胃为后天之本，本类药物不仅在本病初期使用，在激期、后期、恢复期也可配合使用。

来源：张奇文，朱锦善．实用中医儿科学．北京：中国中医药出版社，2016.

第六节　婴　儿　湿　疹

婴儿湿疹是发生于1~2岁婴儿的过敏性皮肤病，以皮肤红斑、丘疹、水疱、渗出、黄痂、脱屑伴瘙痒为临床特征。患儿常有家族过敏史，多见于人工哺育的婴儿。

婴儿湿疹是小儿皮肤科常见病和多发病，病因复杂，好发于头面部，也可及躯干四肢，表现为多形性皮疹，伴严重瘙痒，引起婴儿哭闹不安，影响食欲、睡眠和身体发育，相当于中医学的"奶癣"。其发病以过敏体质为多，可泛发或局限，无明显季节性，易反复发作，多始发于1~3个月的婴儿，一般在2岁以内可愈。

《诸病源候论·癣候》指出："小儿面上癣，皮如甲错起，干燥，谓之乳癣。"《外科正宗·奶癣》指出了病因，并描述了皮损表现，如："奶癣，因儿在胎中，母食五辛，父餐炙煿，遗热于儿，生后头面遍身发为奶癣，流滋成片，睡卧不安，搔痒不绝"。《医宗金鉴·外科心法要诀·婴儿部》中又称之为"胎敛疮"，且将其分为"干敛""湿敛"。

【病因病机】 ▶

本病的发生，多由湿热内蕴，或脾虚湿盛，复受风、湿、热邪侵袭，内外邪气相搏，发于肌肤所致。若迁延日久，致血虚风燥，肌肤失养，可反复发作，缠绵难愈。

（1）禀赋不足，胎火湿热遗留　小儿若先天禀赋不足，加之孕母喜食辛辣香燥之物，或感受湿热邪毒，胎产之时，母体胎火湿热遗于小儿，蕴阻于小儿肌肤而发为湿疹。

（2）风、湿、热邪入侵　小儿肌肤薄嫩，易感外邪。风为百病之长，可挟湿热而入。风、湿、热邪相互搏结，发于肌肤，风性善行而数变，湿性黏滞，故见皮肤红斑、水疱、糜烂、渗液、瘙痒变幻无常，缠绵难愈。

（3）乳食不当，调护失宜　小儿脾常不足，若乳食不当，则脾胃受损，运化失司，脾虚湿盛，外泛肌肤；或湿聚郁而生热，湿热俱盛，搏结肌肤；或因调护失宜，食物过敏，肥皂等洗洁之物刺激及衣物摩擦，均可诱发而为湿疹。

（4）由于邪深病久，湿郁化火，耗伤津血，以致出现血虚风燥，肌肤失养之证候。

【临床表现】 ▶

（1）好发于1~3个月婴儿面颊、额部、眉间和头部，严重时躯干四肢也可累及。

（2）皮疹形态多样，多对称分布，时轻时重。初发皮疹为对称性分布红斑，后其上逐渐出现丘疹、丘疱疹、水疱，常因搔抓、摩擦导致水疱破损，形成渗出性糜烂面，水疱干涸后可形成黄色痂。患儿自觉瘙痒。如果继发感染可出现脓疱和脓痂，可伴局部淋巴结肿大和发热等全身症状。部分患者皮疹表面干燥，表现为小丘疹上覆盖少量灰白色糠皮样脱屑；也可表现为脂溢性，表现为小斑丘疹上附着淡黄色脂性黏液，后者可形成痂。

（3）患儿常蹭头、搔抓，伴纳少、烦躁、哭闹、夜寐不安等。

【诊断与鉴别诊断】 ◯➡

1. 诊断

部分患儿和其家族中有哮喘、过敏性鼻炎等病史。结合发病年龄、发病季节、喂养状况、是否接触刺激物等和典型临床表现，一般不难诊断。

2. 鉴别诊断

（1）尿布皮炎　仅发生在臀部、阴部、大腿等处和尿布相接触的部位，损害为境界清楚的红斑，其他地方无皮损。

（2）脓疱疮　多发于夏季，为暑邪湿热入侵所致。皮损初为孤立红斑、水疱，水疱较大，可自颜面迅速延及它处，并很快溃破，干燥结痂而愈，具有传染性。

【辨证施治】 ◯➡

以下药物剂量以1~2岁婴儿为参考。

1. 湿热俱盛

皮疹见红斑、丘疹、水疱、糜烂，滋水淋漓，味腥而黏，或有结痂，瘙痒难忍，皮疹多发于头面部及躯干、四肢的屈侧面，伴有烦躁不安，纳呆，小便短赤，大便干结，舌质红，苔黄腻，脉滑，指纹青紫。

治法：清热利湿，祛风止痒。

方药：消风导赤汤加减。

处方：生地黄3克，茯苓3克，金银花2克，牛蒡子2克，白鲜皮2克，薄荷3克，黄连1克，通草3克，灯心草1克。

加减：发于上部或弥漫全身者，加桑叶、菊花、苍耳子；发于中部或肝经所分布者，加龙胆、栀子、黄芩；发于下部者，加车前子；瘙痒甚者，加徐长卿、地肤子；皮损焮红灼热者，加赤芍、牡丹皮。

2. 脾虚湿盛

皮疹颜色暗红不鲜，表面有水疱、渗液，部分干燥结痂，伴有纳差，大便稀溏，腹胀，吐乳，舌质淡，苔白腻，脉濡缓，指纹淡红。

治法：健脾除湿。

方药：除湿胃苓汤加减。

处方：苍术2克，厚朴1克，陈皮3克，滑石3克，炒白术3克，党参3克，猪苓2克，栀子2克，白鲜皮2克，地肤子2克，泽泻3克，甘草2克。

加减：胃纳不香或吐乳者，加藿香、佩兰；大便稀溏者，加炮姜、葛根；剧痒渗水过多者，加苦参。

3. 血虚风燥

皮损反复发作，皮肤肥厚粗糙，皮疹干燥、脱屑，色素沉着，苔藓样改变，分布局限，瘙痒剧烈，抓破有少量渗液，伴口干，夜寐不安，大便干结，舌质淡，苔薄白或少苔，脉细数，指纹淡。

治法：养血润燥，祛风止痒。

方药：养血定风汤加减。

处方：生地黄3克，当归2克，赤芍2克，川芎2克，天冬2克，麦冬2克，僵蚕1克，牡丹皮2克。

加减：皮损粗糙、肥厚严重者，加丹参、鸡血藤、地龙；瘙痒剧烈者，加蜈蚣、乌梢蛇；口干、大便干结者，加天花粉、玄参；夜寐不安者，加珍珠母、牡蛎、首乌藤、酸枣仁。

【中成药】 ▶

（1）化毒散　具有清热解毒之功效，可用于湿热俱盛型。

（2）导赤丹　具有清热利湿之功效，可用于湿热俱盛型。

（3）参苓白术散　具有健脾利湿之功效，可用于脾虚湿盛型。

来源：刘弼臣，李素卿，陈丹. 中医儿科治疗大成. 石家庄：河北科学技术出版社，1998.

【外用药】 ▶

（1）红肿渗液明显，用10%黄柏水或苦参、黄芩、黄柏各10%～15%或马齿苋30克，水煎湿敷或渍洗。

（2）少量糜烂渗出，用青黛散麻油调敷。

（3）以红斑、丘疹为主，无渗液时，用三黄洗剂或炉甘石洗剂外搽。

（4）皮损浸润肥厚、苔藓样变，用加味黄芩膏或黑豆馏油膏外搽。

【其他疗法】 ➡

1. 针疗法

针刺百会、太冲、列缺、合谷，每日 1 次，连续 10 次。

2. 食疗

（1）车前瓜皮薏米粥：车前草 5 克，冬瓜皮 15 克，薏苡仁 50 克。前两者煎水取汁，入薏苡仁煮粥，分次服，能够健脾除湿清热。

（2）百合粥：山药 100 克，大枣 5 个，桑椹、百合各 15 克。山药研为细末，大枣去核，与百合、桑椹加水煮至烂熟时，放山药粉煮成粥糊，分次服，能够健脾养血润燥。

来源：俞景茂. 中医儿科临床实践. 贵阳：贵州科技出版社，2005.

【单方验方】 ➡

（1）半边莲、乌蕨、白英各 15 克，金银花 6 克，红枣 7 枚。煎汤代茶，每 1 个疗程 5 ~ 10 剂。

（2）婴儿除湿汤：金银花、连翘、白术、泽泻、赤小豆、马齿苋各 6 克，苍术 5 克，黄柏、白鲜皮、地肤子各 3 克，水煎分 2 次服。半岁以下患儿用半量。

来源：俞景茂. 中医儿科临床实践. 贵阳：贵州科技出版社，2005.

【预防调护】 ➡

（1）对婴幼儿除用药外，注意发现加剧病情的环境因素并尽力回避，注意观察食物反应，调整胃肠道功能，消除肠道寄生虫，避免接触已发现能致敏的食物、药物、动物皮毛等。

（2）避免过度洗烫，过度肥皂刺激及过度搔抓。

（3）避免营养过度，保持消化正常，发病期间不宜预防接种。

【临床心得】 ➡

（1）婴儿湿疹临床上总的治疗原则是祛风清热，健脾化湿。一般皮疹发作期以利湿，清热，祛风为主，发病后期和皮疹消退后宜加强健脾和胃化湿，以求巩固疗效，增强体质，防止复发。

（2）脾胃为后天之本，治疗期间时刻要注意兼顾患儿脾胃，切不可用药太过寒凉，以免伤及脾胃。

（3）局部外用药时，由于婴儿皮肤薄嫩，要注意避免应用刺激性大的药物。

第十一章

新生儿疾病

第一节 胎 怯

胎怯是指新生儿体重低下，身材矮小，脏腑形气均未充实的一种病证。"儿科之圣"钱乙早在《小儿药证直诀·胎怯》对该病已有明确记载："胎怯，生下面色无精光，肌肉薄，大便白水，身无血色，时时哽气多哕，目无精彩"。胎怯以患儿出生体重低下为特点，西医学称为低出生体重儿，包括早产儿和小于胎龄儿。

【病因病机】➡

先天禀赋不足，胎儿禀受父母先天之精不足，或在胞宫内禀受于其母之气血充养不足，导致胞中胎萎不长，生长发育不良等。

1. 肾精薄弱

古人云："夫男女之生，受气于父，成形于母。故父母强者，生子亦强；父母弱者，生子亦弱。"胎儿先天之精禀受于父母之精气而成，若父母精血不足，则胎儿先天之精缺乏。再加上胎中禀受于其母之气血充养不足，则气血生化乏源，导致胎萎不长。

2. 脾肾两虚

先天之精需要后天之精的不断充养，后天之精需要先天之精气的蒸发而吸收转化。胎怯儿先天之精不足，胎中禀受其母之气血不足，无以助脾胃运化，导致气血充养不足，形成脾肾两虚。

【临床表现】 ➡️

出生时身材短小，可伴反应低下、气弱声低、吮乳无力、筋弛肢软等全身脏腑虚弱的多种临床表现。

【诊断与鉴别诊断】 ➡️

1. 诊断

（1）早产儿　是指出生时胎龄＜37周的新生儿，出生体重＜2500克（≤2499克），身长＜46厘米。其中出生体重＜1500克者为极低出生体重儿（VLBW），＜1000克为超低出生体重儿（ELBW）。根据胎龄和体重，又可分为以下两种。

①低危早产儿　胎龄≥34周且出生体重≥2000克，无早期严重合并症及并发症、生后早期体重增长良好的早产儿。

②高危早产儿　胎龄＜34周或出生体重＜2000克，存在早期严重合并症或并发症、生后早期喂养困难、体重增长缓慢等任何一种异常情况的早产儿。其临床问题较多、病死率较高，是早产儿管理的重点。

小于胎龄儿是指：胎龄满37周（37~42周）的低出生体重儿。也称足月小样儿。

（2）病史　多有早产、多胎、孕妇体弱、孕妇疾病等造成先天不足的各种病因，或有羊水污染，胎盘、脐带异常等病史。

本病根据病史、临床症状、体征，诊断不难明确。

2. 鉴别诊断

西医学的低出生体重儿，包括早产儿和小于胎龄儿，两者区别如下（表11-1）。

表11-1　早产儿和小于胎龄儿鉴别

鉴别要点	早产儿	小儿胎龄儿（足月小样儿）
胎龄/周	＜37	37~42
体重/克	＜2500	＜2500
身长/厘米	＜46	多在正常范围（≥48）
皮肤	薄、发亮，甚至水肿，毳毛多，胎脂多	红润，皮下脂肪丰满，毳毛少，胎脂少
头发	细而乱，如绒线头	少，细丝状，分条清楚
耳	耳壳软，缺乏软骨，耳舟不清	耳软骨已发育，耳舟形成，直挺

鉴别要点	早产儿	小儿胎龄儿（足月小样儿）
乳腺	无结节或结节小（＜4mm）	有结节，结节稍大（平均7mm）
外阴	（男）睾丸未降，（女）大阴唇未盖住小阴唇	（男）睾丸已降，（女）大阴唇可盖住小阴唇
指甲	软，未达指（趾）端	稍软，已达指（趾）端
趾纹	纹理少	纹理遍及整个足底

【辨证施治】

以下药物剂量以新生儿用量为参考。

1. 肾精薄弱型

本证最常见，多见于早产儿。表现为体短形瘦，头大囟凹，头发稀黄，耳壳薄软，哭声低微，骨弱肢柔，肌肤不温，指甲软短，指纹淡。

治法：填精益髓，补肾温阳。

方药：补肾地黄丸加减。

处方：紫河车1克，熟地黄3克，枸杞子3克，杜仲3克，附子1克（先煎），肉苁蓉2克，茯苓3克，山药3克。

加减：不思乳食者，加麦芽、谷芽、砂仁；兼气虚者，加黄芪、党参；肢体不温者，加附子、鹿茸；唇甲青紫者，加红花、桂枝。

2. 脾肾两虚型

本证多见于小于胎龄儿、双胎儿或高龄产妇所育儿。表现为肌肉瘠薄，皮肤干皱，多卧少动，四肢不温，哭声低弱无力，吮乳乏力，易呛奶，溢乳，大便稀溏，病情重者可见全身水肿，指纹淡。

治法：健脾益肾，温运脾阳。

方药：保元汤加减。

处方：黄芪5克，人参2克，白术3克，茯苓3克，陈皮2克，砂仁1克，肉桂0.5克，干姜1克。

加减：呕吐者，加半夏，干姜易生姜；泄泻者，加苍术、山药；腹胀者，加木香、枳壳；喉中痰多者，加半夏、川贝母；气息微弱者，加蛤蚧。兼肺虚，气弱声低，皮肤薄嫩者，重用黄芪、白术，加黄精，少佐防风；兼心虚，神萎唇淡，虚里动疾者，加当归、麦冬、龙骨；兼肝虚，筋弛肢软，易作瘛疭者，加熟地黄、枸杞子、牡蛎。

【中成药】 ⊙

生脉注射液：每次 5 毫升，加入 10% 葡萄糖注射液 50 毫升中静脉滴注，每日 1 次。用于气弱欲绝者。

【其他疗法】 ⊙

1. 抚触疗法

每次治疗分 2 个步骤：（1）患儿先俯卧位，开始温和适宜压力的抚触治疗，从头部开始，然后依次上肢、下肢和背部；（2）俯卧位活动 10 分钟后，翻转患儿按面部、胸部、上肢、腹部、下肢顺序对身体的不同区域进行按摩。每日抚触治疗 2 次，均在白天（8:30 ~ 17:00）两次喂养之间进行，进食至少 15 分钟后。开始两天仅每次俯卧位抚触 10 分钟，以后渐延长至每 2 次俯卧位、仰卧位共 20 分钟，持续 14 天。

来源：张素珍，孟永勤，丁焱. 抚触预防早产低出生体重儿呼吸暂停的临床研究［J］. 中华护理杂志，2008，（10）：913 - 914.

2. 捏脊疗法

用双手拇指指腹和示指中节靠拇指的侧面在患儿背部皮肤表面（沿着脊柱的两旁），把皮肤捏起来，边提捏，边向前推进，由尾骶部捏到枕项部，重复 3 ~ 5 遍。

3. 中医宫音疗法

播放中国传统正调式宫音 CD 进行辅助治疗。将音乐播放器放于距离患儿头部 30 厘米位置的温箱内部，音量保持在 40 ~ 50 分贝。每日在患儿喂养前 60 分钟左右开始播放宫音，30 分钟/次，2 次/天，12 天/疗程。

来源：黄月佳，罗桂平，方座华. 中医宫音治疗对早产儿生长发育影响的临床研究［J］. 中医临床研究，2015，7（08）：112 - 114，117.

【单方验方】 ⊙

助长口服液

组成：人参、紫河车、鹿角片、麦芽等。

用法：每次 1 毫升，每日 3 次，自初生起服，连服 1 个月。

功效：补肾健脾。

应用：新生儿胎怯。

来源：汪受传，姚惠陵，王明明. 助长口服液治疗胎怯的临床及实验研究［J］. 中医杂志，2000，（12）：737－738.

【预防调护】 ●▶

（1）妇女应适龄婚配、婚前体检。妊娠期禁烟酒、避免过度劳累，逐月养胎，定期产检，保持心情舒畅。

（2）保暖及抚触，保证患儿体温稳定在 36.5～37.5℃（肛温），经常抚触患儿头部、四肢、胸背部等。

（3）母乳喂养，在无母乳或母乳量不足时，尽量选用早产儿配方乳喂养。

（4）预防感染、增强体质。

【临床心得】 ●▶

（1）医护人员要加强对早产儿父母的知识宣教。婴儿包好放在父母怀里，可同时抚触患儿头部、四肢、胸背部等，不仅能使婴儿全身肌肉得到放松和缓解，消除患儿不安和紧张情绪，使婴儿易进入睡眠状态，提高睡眠质量，还能同时增进母子感情；怀抱患儿时，姿势要正确：头颈部保持一定斜度，不易发生胃肠道反流；颈部略向后伸展，则可使呼吸道拉伸，避免受食管压迫，从而保持呼吸道通畅。

（2）对于低出生体重儿，尤其是极低、超低出生体重儿，由于其皮肤发育不成熟，耐受性差，所以在外用药的选择、药物浓度配比、敷药时间等方面需非常谨慎。

（3）抚触疗法在促进患儿生长发育、减少呼吸暂停、改善消化功能等方面有明确疗效。但对病情不稳定的超低出生体重儿不宜进行抚触，因其中枢神经系统发育极不成熟，很容易受环境因素影响出现生理变化和行为紊乱。

（4）早产儿追赶生长的最佳时期是生后第 1 年，尤其是前 6 个月。第 1 年是早产儿脑发育的关键期，追赶生长直接关系到早产儿神经系统发育。如出院后喂养得当、有充足均衡的营养摄入、无严重疾病因素影响，大多数适宜胎龄的早产儿能在 1～2 年追赶上同年龄的婴幼儿。

第二节　胎　黄

胎黄是以新生儿皮肤、黏膜、巩膜发黄为特征的临床常见疾患，中医称为"胎黄"或"胎疸"。该病是因胆红素在体内积聚而引起的皮肤黏膜或其他器官黄染，由于新生儿生理代谢特点，约60%的足月儿和80%的早产儿可见黄疸。西医学称为新生儿黄疸，包括新生儿生理性黄疸和病理性黄疸。生理性黄疸不需要治疗，病理性黄疸轻者预后较好，重者预后较差，遗留后遗症甚者危及生命。

【病因病机】 ◗

湿热与寒湿是胎黄的主要致病因素。孕母素体湿盛或内蕴湿热之毒，遗于胎儿；或胎产之时，出生之后，婴儿感受湿热邪毒；或湿热蕴结肝经日久，气血瘀阻而发黄。若小儿先天禀赋不足，脾阳素虚，或后天喂养不当，损伤中阳，中阳失运，湿从寒化，寒湿阻滞，肝失疏泄，胆汁外溢，发为黄疸。此外，尚有因先天缺陷，胆道不通，胆液不能疏泄，横溢肌肤而发黄。

（1）湿热郁蒸　母亲体内湿热之毒遗于胎儿，郁阻脾胃，熏蒸肝胆，导致肝胆疏泄失常。

（2）寒湿阻滞　先天禀赋不足，脾阳虚弱，湿浊内生，或为湿邪所侵，湿从寒化，而致寒湿阻滞。

（3）气滞血瘀　先天禀赋异常，如胆道不通或阻塞，胆汁不能循经疏泄，瘀积于里，或湿热、寒湿蕴结，肝经气血瘀阻，瘀积发黄。

若热毒炽盛，湿热化火，邪陷厥阴，则会出现神昏、抽搐之险象。若正气不支，气阳虚衰，可成虚脱危证。

【临床表现】 ◗

黄疸出现早（出生24小时内），发展快，黄色明显，或持续不退，或消退后再次出现。肝脾可肿大，或精神倦怠，或不欲吮乳。大便或正常，或呈灰白色。

【诊断与鉴别诊断】 ◗

1. 诊断

（1）生理性黄疸

① 足月儿生后2~3天出现黄疸，4~5天达高峰，5~7天消退，最迟不超过2周；早产儿黄疸多于生后3~5天出现，5~7天达高峰，7~9天消退，最长可延迟到3~4周。

② 黄疸程度较轻。血清总胆红素足月儿 <221 微摩尔/升（12.9毫克/分升），早产儿 <257 微摩尔/升（15毫克/分升）。血清结合胆红素 <34 微摩尔/升（2毫克/分升）。每日血清胆红素升高 <85 微摩尔/升（5毫克/分升）或每小时 <0.85 微摩尔/升（0.5毫克/分升）。

③ 一般情况好，不伴有其他症状。

④ 排除引起病理性黄疸的各种疾病。

（2）病理性黄疸

① 黄疸出现过早或过晚。常于生后 24～36 小时出现，或晚于生后 1 周、数周出现。

② 黄疸持续时间长，足月儿＞2 周，早产儿＞4 周。

③ 黄疸退而复现。

④ 血清总胆红素足月儿＞221 微摩尔/升（12.9 毫克/分升），早产儿＞257 微摩尔/升（15 毫克/分升）。或每日血清胆红素升高＞85 微摩尔/升（5 毫克/分升）或每小时＞0.85 微摩尔/升（0.5 毫克/分升）；

⑤ 血清结合胆红素＞34 微摩尔/升（2 毫克/分升）。

⑥ 有不同程度的各种伴随症状。并依据伴随症状、体征和理化检查结果，进一步作出疾病诊断。

2. 鉴别诊断

与不同疾病引起的病理性黄疸鉴别（表 11-2）。

表 11-2　不同疾病引起的病理性黄疸鉴别

疾病	黄疸开始时间	黄疸持续时间	血清胆红素	黄疸类型	临床特征
新生儿溶血	生后 24h 内或第 2 天	1 个月或更长	非结合胆红素为主	溶血性	贫血，肝脾肿大，母婴血型不合，严重时可并发胆红素脑病
母乳性黄疸	生后 4～7 天	2 个月左右	非结合胆红素为主		无临床症状
新生儿败血症	生后 3～4 天或更晚	1～2 周或更长	早期：非结合胆红素为主，晚期：结合胆红素为主	溶血性及肝细胞性	感染中毒症状
G－6－PD 缺乏	生后 2～4 天	12 周或更长	非结合胆红素为主	溶血性	贫血，有发病诱因
新生儿肝炎	生后数日至数周	4 周或更长	结合胆红素为主	阻塞性及肝细胞性	黄疸和大便颜色动态变化，谷丙转氨酶升高
先天性胆道梗阻	生后 1～3 周	持续升高不退	结合胆红素为主	阻塞性及肝细胞性	早期一般情况可，晚期发生胆汁性肝硬化

【辨证施治】

以下药物剂量以新生儿用量为参考。

（一）常证

1. 湿热郁蒸型

本证属阳黄证，病初多见。面目皮肤发黄，色泽鲜明如橘皮，小便深黄，哭闹不安，吮乳少，呕吐腹胀，大便秘结，或有发热，舌质红，苔黄腻。起病急，热重于湿，常伴发热哭闹；湿重于热，多无发热，常见纳呆，苔腻；均表现为湿热壅盛之象。病情加重，易发生胎黄动风证和胎黄虚脱之变证。

治法：清热利湿退黄。

方药：茵陈蒿汤加减。

处方：茵陈3克，栀子2克，大黄2克，泽泻2克，车前子3克，黄芩3克，金钱草3克。

加减：热重者，加虎杖、龙胆；湿重者，加猪苓、滑石；呕吐者，加半夏、竹茹；腹胀者，加厚朴、枳实。

2. 寒湿阻滞型

本证属阴黄，起病缓，病程长。面目皮肤发黄，色泽晦暗，日久难退，精神萎靡，四肢欠温，吮乳少，大便溏薄色灰白，小便短少，舌质淡，苔白腻。

治法：温中化湿退黄。

方药：茵陈理中汤加减。

处方：茵陈3克，干姜1克，党参3克，白术3克，薏苡仁3克，茯苓3克。

加减：寒盛者，加附片；肝脾肿大，络脉瘀阻者，加三棱、莪术；食少纳呆者，加神曲、砂仁。

3. 气滞血瘀型

本证病程长，症状重。面目皮肤发黄，色泽晦暗加深逐渐转为墨绿色，右胁下痞块质硬，肚腹膨胀，青筋显露，或见瘀斑、衄血，唇色暗红，舌质紫，可见斑点。

治法：理气化瘀消积。

方药：血府逐瘀汤加减。

处方：桃仁2克，红花2克，赤芍2克，丹参2克，当归2克，生地黄2克，柴胡2克，郁金2克，川芎2克。

加减：大便干结者，加大黄；皮肤瘀斑、便血者，加牡丹皮、仙鹤草；腹胀者加木香、香橼皮；胁下痞块质硬者，加穿山甲、水蛭。

（二）变证

1. 胎黄动风型

本证多由阳黄发展而来，病情重，病变快。表现为黄疸迅速加重，嗜睡，尖叫，昏迷，面目凝视，口角抽动或全身抽搐，舌质红，苔黄腻。

治法：平肝息风，清热退黄。

方药：羚角钩藤汤合茵陈蒿汤加减。

处方：羚羊角0.5克，钩藤2克，天麻2克，茵陈3克，车前子3克，生大黄2克，僵蚕2克，栀子2克，黄芩2克。

2. 胎黄虚脱型

本证为黄疸危证。黄疸迅速加重，面色苍白，水肿，不吃不哭，四肢厥冷，胸腹欠温，脉微欲绝。

治法：大补元气，温阳固脱。

方药：参附汤合生脉散加减。

处方：人参2克，附子1克，干姜1克，五味子1克，麦冬2克，茵陈3克，金钱草3克。

【中成药】

茵栀黄口服液：每次5毫升，2次/天，连续服用3天。用于湿热郁蒸型，脾虚大便溏者慎用。

【外用药】

1. 中药洗浴

苍术15克，金钱草20克，黄柏30克，茵陈30克（后下），金银花30克，黄芩30克，加水2000毫升，煎水去渣后用药液外洗，1~2次/天，连用7天。用于湿热郁蒸型。

2. 灌肠法

茵陈6克、栀子4克、大黄1克、甘草2克，煎汤20毫升保留灌肠，每日或隔日1次。用于湿热郁蒸型。

3. 新生儿退黄洗液

（由茵陈、大黄、栀子、柴胡、郁金、枳壳、丹参、白术、党参、金钱草、车前子、甘草组成，250毫升/瓶）取药液500ml加入10L温水中，浸泡15~20min（浸泡前用防水脐贴保护脐部），1次/天，连续4天，可促进新生儿胆红素被排出，减轻或预防新生儿黄疸。

来源：王利民，武秀娟，吴怀楚等. 药浴早期干预新生儿黄疸的临床效果研究［J］.

中国妇幼保健，2010，25（08）：1058－1059.

4. 穴位贴敷治疗

在中药药浴的基础上，贴敷日月、期门、神阙等穴位（药物为茵陈、连翘、黄柏、栀子、大黄、荆芥等），贴敷时间控制在 15～20 分钟，1 次/天。此外，也可以根据患儿的患病情况，在贴敷穴位时医护人员对患儿进行穴位的按压，按压穴位主要为内关、合谷、胆俞、肝俞等，按压的频率控制在 80～90 次/分钟，可以使得患儿的肠胃蠕动速度加快，对患儿胎粪的排出有着极为重要的作用。

来源：王开仕.中药药浴联合穴位贴敷对新生儿黄疸早期干预的临床研究［J］.内蒙古中医药，2016，35（05）：94.

【其他疗法】 ➡

1. 光照疗法

用蓝光、绿光或白光照射。有条件的可用光导纤维光疗毯或发光二极管光疗装置。适用于溶血性黄疸血清未结合胆红素增高者。

2. 抚触法

参照胎怯中的抚触治疗方法。

3. 推拿疗法

补脾经、清肝经、清大肠经及摩腹，为"小儿推拿四法"。每次 10～15 分钟，于哺乳后 1 小时或沐浴后进行。操作步骤：（1）补脾经：新生儿仰卧位，将新生儿拇指屈曲，循拇指桡侧边缘从指尖向指根方向直推 300 次。（2）清肝经：沿示指末节螺纹面向指根方向直推 200 次。（3）清大肠经：循示指桡侧边缘从指尖向指根方向直推 200 次。（4）摩腹：新生儿腹部覆盖治疗巾，术者单掌置于腹部，以脐为中心，避开脐，顺时针摩腹 5 分钟。起到疏肝利胆，祛湿退黄的作用。

来源：胡鸢，王春林，张吉等.小儿推拿四法对新生儿黄疸早期干预的临床观察［J］.云南中医中药杂志.2017，38（11）：67－68.

【单方验方】 ➡

熟大黄药液

组成：新生儿出生后 6 小时，以熟大黄 0.1 克/（千克·天），加水煎至 5 毫升，间断喂服。

功效：宣泄胃肠湿热，疏通脾胃。

应用：新生儿高胆红素血症。

来源：李克华．熟大黄口服液预防新生儿高胆红素血症100例［J］．山西中医学院学报，2003，4（2）：26－27．

（1）母亲妊娠期间，注意饮食卫生，忌烟酒及辛热之品，不滥用药物。孕母有肝炎病史，或曾产育病理性黄疸患儿者，产前应测定血中抗体及动态变化。

（2）早期开奶，促使胎粪早排。保护新生儿脐部、臀部和皮肤，预防感染，注意保暖。

（3）密切观察出生后患儿皮肤颜色变化，了解黄疸的出现时间和消退时间。注意观察新生儿的全身症状，若有病情变化，及早就医。

（1）新生儿生理性黄疸的程度和持续时间受很多因素的影响，其中喂养为其最主要的因素。要促进生理性黄疸的消退，在喂养方面我们首先要做到三早：早接触，早吸吮，早开奶。早保证新生儿及时充足地摄入母乳，是减轻新生儿生理性黄疸的重要措施。一般出生后30分钟内可让婴儿吮乳。若乳汁不足，则补充奶粉。另外，新生儿全身抚触、新生儿游泳均有助于生理性黄疸的消退。

（2）中药与常规西药联合治疗新生儿黄疸，可加速降低血胆红素水平，缩短治疗时间，临床疗效显著。新生儿黄疸的外用药种类很多，操作方便，包括药浴法、灌肠法、脐疗法、抚触法、穴位疗法、光疗法等，治疗黄疸均有一定的疗效，但应注意外用药可引起发热、皮疹、腹泻等不良反应。目前临床上运用最广、最安全的主要为抚触法、中药洗浴配合光疗治疗。临床上需结合患儿的具体情况，加减运用。

第三节　脐部疾病（脐湿、脐疮、脐血、脐突）

脐部疾病是指小儿出生后结扎断脐护理不善，或先天异常而发生的脐部病症。其中脐部湿润不干者称为脐湿；脐部红肿热痛，流出脓水者称为脐疮；血从脐中溢出者称为脐血；脐部突起者称为脐突。脐湿、脐疮对应西医学的新生儿脐炎；脐血对应西医学的脐带出血；脐突对应西医学的脐疝、脐膨出。

【病因病机】 ➡

（1）脐湿是由于断脐后护理不当，湿浊之邪侵袭脐部创面皮肤所致。

（2）脐疮多由脐湿变化而来。湿浊之邪郁而化热，或污秽化毒，湿热之邪酿毒化火，毒聚成疮而致脐部溃烂化腐所致。

（3）脐血外因常见于断脐时结扎不当，过松则血渗不止，过紧则伤及血脉；内因则为胎热内盛，迫血妄行，或中气不足，脾不统血，而致出血。

（4）脐突是由于新生儿先天发育不全，脐孔没有得到很好的闭合，留有脐环，或腹壁部分缺损，腹壁肌肉嫩薄松弛，患儿于啼哭屏气之时小肠脂膜突入脐中所致。

【临床表现】 ➡

主要为脐部红肿、黏液或脓性分泌物渗出、黏膜外翻、脐部包块等，有臭味，创口迟迟不能愈合，部分患儿并发脐周蜂窝织炎、皮炎、糜烂、急腹症等。

【诊断与鉴别诊断】 ➡

1. 诊断

有脐带残端处理不当，消毒不严，水及尿液浸湿，脐带根痂撕裂伤等病史。根据主要临床症状，诊断不难明确。

2. 鉴别诊断

临床主要为脐湿、脐疮、脐血及脐突的鉴别（表 11-3）。

表 11-3　脐湿、脐疮、脐血及脐突的鉴别

病　名	特　点
脐湿	脐带根部或脱落后的根部有渗液
脐疮	脐部可见红肿，伴有少量浆液脓性分泌物，甚者有大量分泌物渗出，常有臭味
脐血	断脐后，血从脐孔渗出
脐突	脐部出现半球状或半囊状肿块突出，大小不一，通常哭闹时突出明显，安静时用手指压迫肿块可回纳，不易发生嵌顿

【辨证施治】 ➡

以下药物剂量以新生儿用量为参考。

1. 脐湿

本证病情较轻，以脐部渗出脂水，浸淫不干为表现，无明显全身症状。

治法：收敛燥湿。

方药：龙骨散外敷。

处方：龙骨 5 克，枯矾 0.5 克。

用法：适量，干撒于脐部。

加减：局部发红者加黄柏粉。

2. 脐疮

本证由脐湿发展而成，表现为脐部红肿热痛，甚则糜烂，脓水流溢。可伴有畏寒发热，烦躁不安，啼哭吵闹，唇红舌燥，甚则神昏、抽搐，则为变证。舌质红，苔黄腻，指纹紫。

治法：清热解毒，佐以外治。

方药：犀角消毒饮加减。

处方：金银花 2 克，水牛角 1 克，防风 2 克，荆芥 2 克，牛蒡子 2 克，黄连 1 克，连翘 2 克，蒲公英 2 克，甘草 2 克，同时局部外用如意金黄散外敷。

加减：大便秘结，舌苔黄燥者，加大黄；脐部渗出混有血液者，加景天、三七、紫草；若伴神昏、抽搐者，加安宫牛黄丸或紫雪丹。

3. 脐血

断脐后，脐部渗血不止。或见发热，面赤唇焦，舌红口干，皮肤紫癜，吐血，便血。或见精神萎靡，手足欠温，拒乳。

治法：结扎松者则重新结扎；胎热内蕴者清热凉血止血；气不摄血者益气摄血。

方药：胎热内蕴用茜根散；气不摄血者用归脾汤。

处方：茜根散：茜草根 3 克，黄芩 2 克，生地黄 2 克，阿胶 1 克，侧柏叶 2 克，甘草 2 克。

归脾汤：党参 3 克，黄芪 3 克，白术 2 克，茯神 3 克，当归 2 克，龙眼肉 3 克，酸枣仁 3 克，远志 2 克，木香 2 克，甘草 2 克，生姜 1 片，大枣 1 枚。

加减：胎热内盛者，加水牛角、牡丹皮、赤芍、紫草、仙鹤草；尿血者，加大蓟、小蓟；便血者，加槐花、地榆；形寒肢冷者，加炮姜炭。

4. 脐突

脐部出现半球状或囊状肿块突出，通常哭闹时突出明显，安静时用手指压迫肿块可回纳，不易发生嵌顿，一般脐部皮色如常，无其他症状。脐膨可同时并有其他先天性畸形，如肛门闭锁、膀胱外翻等。

治法：压脐法外治。

方法：先将突出脐部的小肠脂膜推回腹内，再以纱布棉花包裹光滑质硬的薄片，垫压脐部，外用纱布包紧。若脂膜突出过大，不能回纳，并见哭闹不安，或年龄已逾2岁仍未痊愈，应考虑手术治疗。

【中成药】

（1）小儿化毒散　口服，每次0.2~0.3克，2次/天。外用适量，敷于患处。用于脐疮。

（2）云南白药粉　先用生理盐水或新洁尔灭清除脐部分泌物，然后涂聚维酮碘溶液待干后撒上云南白药，约1克/次，1~2次/天，再用消毒纱布覆盖后用绷带包扎。用于脐血。

【外用药】

（1）冰硼散　由冰片、硼砂、玄明粉、朱砂等组成，适量，吹敷于脐周。用于脐湿、脐疮。

（2）复方海螵蛸散　由海螵蛸、三七、青黛、冰片等组成，适量，外撒于脐周。用于脐疮。

【单方验方】

茶柏散

组成：儿茶3克，黄柏2克。按上述比例将儿茶、黄柏共研细末，备用。将感染灶常规消毒后，用适量茶柏散涂润患处即可。

功效：燥湿解毒，敛疮生肌。

应用：一切痈疽疮疡肿毒破溃，久不收口，脓血外溢及创口感染。尤其是对各种抗生素治疗效果不显者。

来源：刘悦芬．茶柏散妙用治疗疮疡感染120例观察［J］．中医函授通讯，1997，（01）：42.

【预防调护】

（1）新生儿断脐时要严格无菌操作，断脐后，注意脐部残端的保护，保持干燥清洁，让其自然脱离，防止水液、尿液浸湿。

（2）脐部换药时注意消毒，用消毒棉签蘸取0.2%络合碘从脐带根部由内向外轻轻擦拭，清洁后可用纱布盖住。避免使用紫药水，以免影响对脐部皮肤的观察。若有结痂，不可强剥。

（3）减少婴儿啼哭叫扰，若反复啼哭不停，脐突久不回复，应及时去医院就诊。

【临床心得】 ⊙

（1）脐带脱离因人而异，正常情况在出生后1～2周可自然脱落。新生儿脐部护理非常重要。有研究发现0.2%络合碘消毒效果优于75%酒精，是一种较好的脐部护理消毒剂。脐部护理时，避免用紫药水，以免影响脐部皮肤观察。

来源：路运华，石国素．0.2%络合碘在新生儿脐部护理中的应用效果［J］．实用临床医药杂志，2015，19（22）：191－192.

（2）新生儿脐部护理有两种，一种是包扎法，即断脐后，经沐浴、消毒，采用无菌纱布或脐带卷覆盖并包裹；另一种是暴露法，即自然干燥法，新生儿每日沐浴后不需消毒，不用包扎，暴露脐部，保持其干燥清洁，直至脐残端自然脱落。暴露法是世界卫生组织提倡的新生儿断脐方法。临床研究表明，自然干燥法对新生儿脐部愈合是安全的，且方便、经济，采用自然干燥法方式，结合优质护理，可减少脐部感染。

来源：侯海萍，谢巧庆，谭宝琴等．预防新生儿脐部感染的护理干预研究［J］．中华医院感染学杂志，2015，25（23）：5478－5479，5496.

（3）中医的脐突包括西医学的脐疝和脐膨出。脐疝如果突出小，无其他特殊情况，可以先予以非手术治疗，如用带弹性的腹带加压包扎，或缠上脐疝带等方法，患儿多在2岁左右随着发育后腹壁增强可以自愈。但如果脐突太大，直径大于2厘米，或2岁后仍不自愈，应手术治疗。脐膨出为先天畸形，多考虑手术治疗。

附录

小儿推拿
常用穴位

　　小儿推拿穴位包括经穴、经外奇穴、特定穴位、经验穴、阿是穴等。关于经穴和经外奇穴方面书籍很多，有些经验穴未得到公认，阿是穴则无固定位置。本书重点叙述小儿推拿特定穴位。这些穴位不仅有"点"状，而且还具有"线"状及"面"状，这是特点之一。有相当多穴位都聚结在两手，正所谓"小儿百脉汇于两掌"，这是特点之二。

　　此处着重介绍小儿推拿穴位位置、操作方法、次数（时间）、主治及临床应用。其中"次数"仅供6个月至1周岁患儿临床治疗时参考，临诊时尚要根据患儿年龄大小、身体强弱、疾病轻重等情况而有所增减。

　　上肢部穴位治疗时，一般不分男女，仅操作一只手即可，临床习惯于推拿左手（亦可推拿右手）。小儿推拿操作的顺序，临床上一般有三种方法。

　　① 先头面，后上肢，再胸腹、腰背，最后下肢。

　　② 先推主穴，后推配穴。

　　③ 先推配穴，后推主穴（如捏脊等）。亦有根据病情或患儿体位而定顺序。但是对于疼痛较敏感的穴位，或具有较重刺激力的手法一般都放在最后操作，以利得到患儿的配合。

1. 头面颈部穴位

（1）攒竹（天门）线状穴

位置：两眉中间至前发际成一直线。

操作：两拇指自下而上交替直推，称推攒竹，又称开天门。次数：30～50次。

主治：感冒、发热、头痛、精神萎靡、惊剔不安等。

临床应用：①为小儿推拿常用手法（加推坎宫，揉太阳）之一，可用于外感表证及内伤杂病；②若惊惕、烦躁可与清肝经、按揉百会等合用。

（2）坎宫（太阳）线状穴

位置：自眉头沿眉向眉梢成一横线。

操作：两拇指自眉心向眉梢作分推，称推坎宫（图附1），又称分阴阳。次数：30～50次。

主治：外感发热，头痛目赤。

临床应用：①为小儿推拿常用手法之一，可用于外感表证及内伤杂病；②目赤痛可与清肝经、掐小天心等合用。

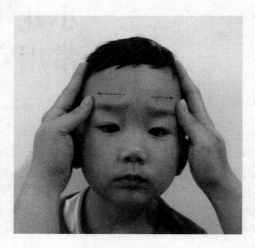

图附1 推坎宫

（3）太阳 点、线结合穴

位置：眉后凹陷处。

操作：①两拇指桡侧自前向后直推，称推太阳；②用中指指端揉或运，称揉太阳或运太阳。次数：30～50次。

主治：头痛发热，目赤痛。

临床应用：①为小儿推拿常用手法之一，可治外感、内伤；②目赤痛除推、揉法外，可加点刺放血，以增强疗效。

（4）风池 点状穴

位置：乳突后方，项后枕骨下大筋外侧凹陷中。

操作：两手四指扶患儿头侧，两拇指端按揉，称揉风池。或用拇指拿之，称拿风池。次数：30～50次。

主治：感冒，头痛，发热无汗，颈项强痛。

临床应用：拿风池能发汗解表，祛风散寒。若再配合推攒竹、掐揉二扇门等，发汗解表之力更强。

（5）天柱骨 线状穴

位置：颈后发际正中至大椎成一直线呈线状穴。

操作：用拇指或示指自上而下直推，称推天柱。次数：100~500次。

主治：发热、呕吐、项强、惊风等症。

临床应用：①外感发热、项强可与拿风池等合用；②呕吐可与揉板门、揉中脘等合用。民间常可用汤匙蘸水自上而下刮天柱骨，刮至皮下轻度瘀血即可。作用同推天柱。

2. 胸腹部穴位

（1）天突

位置：胸骨上窝正中。

操作：中指端按或揉，称按天突或揉天突（图附2）。次数：10~15次。

主治：咳喘胸闷、痰壅气急、恶心呕吐等。

临床应用：①咳喘痰壅，可与推揉膻中、运内八卦等合用；②恶心呕吐。

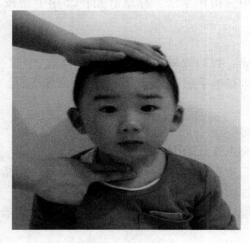

图附2　按揉天突

（2）乳旁、乳根　点状穴（常合并应用）

位置：乳头向外旁开2寸为乳旁，乳头向下2寸为乳根。

操作：示、中两指分别置乳旁、乳根穴用揉法，称揉乳旁、揉乳根。次数：20~50次。

主治：咳喘，胸闷。

临床应用：咳喘、胸闷，可与揉膻中、揉肺俞等合用。

（3）腹　面状与线状相结合穴位。

位置：腹部（以中腹为主）。

操作：①两手沿肋弓角边缘向两旁分推，称分推腹阴阳；②以掌或四指端摩腹，称摩腹。次数：分推100~200次；摩5分钟。

主治：消化不良、腹痛腹胀、恶心呕吐等。

临床应用：①对于消化道疾病，可与揉中脘、推脾经等合用；②常与捏脊法、按揉足三里合用，作为小儿保健手法；③与揉脐、揉龟尾、推上七节合用，是医治小儿腹泻有效的组合穴位。

（4）脐　点状与面状相结合穴位。

位置：脐。

操作：用中指端或掌根揉，称揉脐。次数：100～300次。

主治：腹泻、便秘、腹胀腹痛、疳积等。

临床应用：①腹泻、便秘，可与摩腹、揉龟尾、推七节等合用；②疳积，可与捏脊、揉中脘、揉足三里等合用。

（5）肚角

位置：脐下2寸，旁开2寸。

操作：①用拇、示、中三指作拿法，称拿肚角；②用中指按，称按肚角。次数：3～5次。

主治：腹痛、腹泻。

临床应用：对虚寒腹痛、腹泻效果较好，可与揉脾经、摩腹、揉丹田等合用。本法刺激性较强，为防止患儿哭闹影响手法的进行，可在诸手法施毕后，再拿此穴。

3. 腰背部穴位

（1）肩井　点状穴

位置：大椎与肩峰最高点连线的中点处。

操作：拇指与示、中二指对称用力提拿本穴，称拿肩井。用指端按之，称按肩井。

主治：感冒、咳喘、惊厥、颈项强痛、上肢活动不利等。

临床应用：按拿肩井能宣通气血、发汗解表。临床上还作为治疗结束后的总收法。

（2）脊柱　线状穴

位置：大椎至长强成一直线，是小儿身体上最长的线状穴。

操作：①用示、中二指螺纹面自上而下作直推，称推脊。若加天柱骨一起自上而下直推，就称为大推脊，其清热作用更强。②用捏法自下而上，称捏脊法。次数：推300～500次或更多；捏3～5遍。

主治：发热、惊风、疳积、腹泻、便秘等。临床应用：①能清热，在推脊时可蘸少量冰水或酒精，是一种有效的物理降温方法，多与退下六腑、清天河水、推涌泉等合用；②捏脊能调阴阳、理气血、和脏腑、通经络、培元气，具有强健身体的功能，是小儿保健常用主要手法之一。多与补脾经、补肾经、推上三关、摩腹、按揉足三里等合用，对治疗先、后天不足的一些慢性病症，均有一定的效果。

（3）七节骨（七节）　线状穴

位置：第四腰椎棘突向下至尾椎骨端（长强）成一直线。

操作：用拇指桡侧面或示、中二指螺纹面自下而上或自上而下作直线推动，分别称为推上七节和推下七节（图附3）。次数：100～300次。

主治：泄泻，便秘，脱肛。

临床应用：①推上七节能止泻，可与揉龟尾、摩腹、揉脐等穴相合用。推上七节还可治疗气虚下陷的脱肛、遗尿，可与按揉百会、揉丹田等合用；②推下七节能通便，可与揉阳池合用。

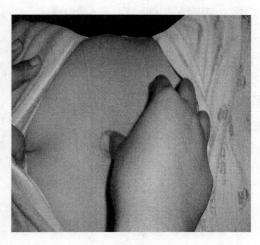

图附3　推七节骨

（4）龟尾

位置：尾椎骨端（即督脉经长强）。

操作：以拇指端或中指端揉，称揉龟尾。次数：100～300次。

主治：泄泻，便秘，脱肛，遗尿。

临床应用：本穴能通调督脉之经气，调节大肠（具有双向性）的功能。①对泄泻、便秘可与推七节、摩腹、揉脐等合用；②对脱肛、遗尿可与揉丹田、按揉百会等合用。

4. 上肢部穴位

（1）脾经　面状、线状相结合穴位。

位置：拇指末节螺纹面。

操作：①将患儿拇指屈曲，循拇指桡侧边缘由远端向掌根方向直推为补，称补脾经。②拇指伸直，由指端经螺纹面向指根方向直推为清，称清脾经。补脾经、清脾经，统称推脾经。③在拇指末节螺纹面作旋推法，亦称为补脾经。次数：100～500次。

主治：腹泻、便秘、食欲缺乏、消化不良等。

临床应用：①补脾经能健脾胃、补气血。对食欲缺乏、消化不良可与揉中脘、指揉脾俞、按揉足三里等合用；②清脾经能清热利湿，可与清天河水、清大肠等合用。小儿脾胃薄弱不宜攻伐太甚，在一般情况下，脾经穴多用补法；仅体壮邪实者方能用清法，或清后加补。

（2）肺经　面状、线状相结合穴位。

位置：无名指末节螺纹面（图附4）。

操作：旋推为补，称补肺经；由指端向指根方向直推为清，称清肺经。补肺经和清肺经统称推肺经。次数：100~500次。

主治：感冒、发热、咳嗽、胸闷、气喘、虚汗、脱肛等。

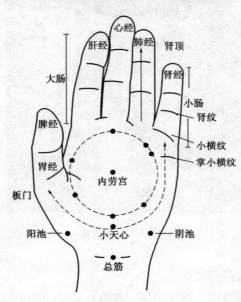

图附4　手掌常用穴位

临床应用：①补肺经能补益肺气，可与揉肺俞等合用；②清肺经能宣肺清热，疏风解表，化痰止咳，可与推膻中、揉风门等合用。

（3）肾经　面状、线状相合穴位。

位置：小指末节螺纹面。

操作：由指根向指端方向直推为补，或旋推，称补肾经；由指端向指根方向直推为清，称清肾经。补肾经和清肾经统称推肾经。次数：100~500次。

主治：先天不足，久病体虚，虚喘，肾虚腹泻、遗尿，膀胱蕴热，小便淋漓刺痛。

临床应用：①补肾经能补肾益髓，温养下元，可与揉肾俞、揉丹田等合用；②清肾经能清利下焦湿热，可以清小肠代之。

（4）四横纹（四缝穴）　短线状穴位。

位置：掌侧示、中、环、小指近节指间关节横纹处。

操作：①四指并拢从示指横纹推向小指横纹，称推四横纹；②用拇指甲分别掐示、中、环、小指近节指间横纹，称掐四横纹。次数：推100～300次；掐5次。

主治：腹胀、疳积、消化不良等。

临床应用：①推四横纹多用于治疗消化不良、疳积，可与补脾经、揉中脘等合用；②掐四横纹也有同样效果；③也可选用毫针或三棱针点刺四横纹出血（液），效果也很好。

（5）内八卦

位置：手掌面，以掌心为圆心，从圆心至中指根横纹约2/3处为半径所作圆。

操作：用运法，称运内八卦。次数：100～300次。

主治：咳嗽痰喘、胸闷纳呆、腹胀呕吐等。

临床应用：运内八卦能宽胸利膈，理气化痰，行滞消食，可与推脾经、推肺经、揉中脘、按揉足三里等合用。

（6）清天河水　线状穴位。

位置：前臂正中，总筋至洪池（曲泽）成一条直线。

操作：用示、中二指指腹自腕推向肘部，称推天河水，或称清天河水；用示、中二指蘸水自总筋处一起一落弹打如弹琴状，直至洪池，同时一面用口吹气随之，称打马过天河。次数：100～300次。

主治：外感发热、潮热、内热等一切热证。

临床应用：①清天河水性微凉，较平和，能清热解表，泻火除烦，可用于一切热证；对外感发热，可与清肺经、推攒竹、推坎宫、揉太阳等合用，对于内热，可与清心经、清肝经、揉涌泉等合用；②打马过天河清热之力大于清天河水，多用于实热、高热等证。

5. 下肢部穴位

（1）百虫　点状穴

位置：膝上内侧肌肉丰厚处。

操作：按或拿，称按百虫或拿百虫。次数：5～10次。

主治：四肢抽搐，下肢痿痹。

临床应用：按、拿百虫能通经络、止抽搐，多用于下肢痹痛和瘫痪等症，可与拿委中、按揉足三里、揉解溪等合用。若用于惊风、抽搐，手法应加强刺激。

（2）箕门　线状穴位

位置：大腿内侧，膝盖内上缘至腹股沟中点一直线。

操作：以示、中二指自膝盖内上缘向腹股沟部作直推，称推箕门。次数：100～300次。

主治：小便赤涩不利、尿闭、水泻等。

临床应用：箕门性平和，有较好的利尿作用。①用于尿潴留，可与揉丹田、按揉三阴交等合用；②用于小便赤涩不利，可与清小肠合用。

（3）涌泉

位置：足掌心前方正中，屈趾时呈凹陷处。

操作：以拇指端揉之，称揉涌泉；以拇指面向趾部直推，称推涌泉；以拇指甲掐之，称掐涌泉。一般推、揉各50~100次，掐3~5次。

主治：惊风、发热、虚热、口舌生疮、泄泻、呕吐等。

临床应用：本穴属肾经，推揉之能引火归原，退虚热。①用于五心烦热、久热不退，多与揉二马、清天河水等合用。②揉涌泉能止吐、泻，左揉止吐、右揉止泻。

参 考 文 献

[1] 汪受传，虞坚尔主编．中医儿科学．北京：中国中医药出版社，2012.
[2] 刘明军，王金贵主编．小儿推拿学．北京：中国中医药出版社，2012.